国际经典重症医学译著

Monitoring Tissue Perfusion in Shock

From Physiology to the Bedside

休克的组织灌注监测

——从生理到临床

原著 ［荷兰］Alexandre Augusto Pinto Lima

　　　［巴西］Eliézer Silva

主译 陈 晗 于荣国

中国科学技术出版社

·北 京·

图书在版编目（CIP）数据

休克的组织灌注监测：从生理到临床 / (荷) 亚历山大·奥古斯托·平托·利马（Alexandre Augusto Pinto Lima), (巴西) 埃利泽·席尔瓦 (Eliézer Silva)原著；陈晗，于荣国主译. — 北京：中国科学技术出版社, 2020.1

ISBN 978-7-5046-8349-6

Ⅰ.①休… Ⅱ.①亚… ②埃… ③陈… ④于… Ⅲ.①休克—灌注疗法 Ⅳ.①R441.9

中国版本图书馆CIP数据核字(2019)第178553号

著作权合同登记号：01-2019-4588

策划编辑　焦健姿　王久红
责任编辑　黄维佳
装帧设计　佳木水轩
责任校对　龚利霞
责任印制　李晓霖

出　　版　中国科学技术出版社
发　　行　中国科学技术出版社有限公司发行部
地　　址　北京市海淀区中关村南大街16号
邮　　编　100081
发行电话　010-62173865
传　　真　010-62179148
网　　址　http://www.cspbooks.com.cn

开　　本　889mm×1194mm 1/16
字　　数　249千字
印　　张　16.5
版　　次　2020年1月第1版
印　　次　2020年1月第1次印刷
印　　刷　北京威远印刷有限公司
书　　号　ISBN 978-7-5046-8349-6 / R·2426
定　　价　128.00元

主 译 陈 晗 于荣国

译 者 （以姓氏笔画为序）

于荣国 江 莹 许镜清 李 俊

李 敏 张晓光 张颖蕊 陈 凯

陈 晗 陈开化 尚秀玲 周晓芬

赵建祥 龚书榕

Abstract **内容提要**

本书引进自德国 Springer 出版社，旨在更新床旁组织监测的最新进展，包括从全身和局部灌注的生理学原理到应用这些原理来指导临床休克复苏的整个过程。著者将血流动力学最核心的知识精准地提炼出来，对从基础知识到临床应用、从全身监测到局部监测的各方面知识进行了全面梳理。

全书分四部分共 14 章，以绪论开篇，然后分别介绍了氧输送和氧消耗原理、全身组织灌注测量、局部组织灌注测量的相关内容。本书内容实用，阐释简明，适合各层次的读者阅读参考。

用血流动力学的方法管理休克

休克，虽然已被认识多年，但仍是重症患者死亡的主要原因之一。休克可由多种原因引起，均以有效循环容量减少、组织灌注不良为共同特征，之后的病程进展也具有共同的病理生理通路。这一过程的继续发展会将机体带入器官功能衰竭的深渊。可见，组织灌注不良是休克导致器官功能衰竭、危及患者生命的重要核心环节。多年来，虽然有关休克时组织灌注的理论不断完善，但临床常规治疗仍主要停留在大循环层面。休克的治疗对监测方法和指标有着明确的依赖性。监测方法的发展、监测指标的增多，使得人们对休克的认识不断深入，治疗方法也在不断进步，甚至促使一些已经取得共识的理念和约定俗成的治疗方法也发生了改变。这些新的监测指标应用于临床，揭示了微循环、细胞功能的变化，并引导休克治疗走向新的目标。

重症血流动力学是研究血液及其组成成分在机体内运动特点和规律性的科学。临床上通常应用血流动力学指标来揭示机体的生理或病理改变，了解治疗的反应性，掌握病情的发展过程。血流动力学治疗是以血流动力学理论为基础，根据机体的实时状态和反应，进行以目标为导向的定量治疗过程。随着血流动力学监测新方法的不断增多与成熟，临床上对休克导致组织灌注改变的理解也日趋完善，反映组织灌注的监测指标也从实验室走到临床。重症血流动力学治疗的临床应用，形成了以血流管理为基础，从大循环到微循环，直至组织细胞、器官功能的系统化治疗体系。

本书系统阐述了休克监测指标的发展和相关理论的形成过程。从基础理论开始，以休克的生理学改变为主线，对位于不同生理位点的血流动力学监测指标进行了深入细致的讲解，包括压力指标、容积指标、流量指标及其衍生指标、大循环指标、微循环指标、细胞代谢指标等的测量、计算方法和临床应用特点，同时还对Guyton 理论、氧输送和机体反应性、心脏功能管理等系统理论进行了介绍。本书的翻译者们均来自临床工作一线，不但对原著有较好的理解，而且具备与内容相关的临床经验，翻译起来得心应手。相信本书的中文翻译版会更加贴近国内读者临床实际，有助于理解和掌握。

乐为序。

刘大为

血流动力学是重症医学领域恒久不灭的热门话题，也是 ICU 医师日常工作中时刻面临的临床问题。很显然，本书的著者没有计划把这本书写成一本"大部头"，但这并不妨碍本书成为一本非常实用的临床参考书。著者将血流动力学最核心的知识精准地提炼出来，在 14 章的篇幅中对从基础知识到临床应用、从全身监测到局部监测的各方面知识进行了全面梳理。

本书各章节的著者都是国际血流动力学领域的顶级知名专家，他们结合自身经验，针对各个特定的话题进行了有针对性的讨论。更令人惊喜的是，对于同一个话题，不同著者会从不同角度予以解读。所以说，书中各章节之间存在一定的互补性，随之带给我们的惊喜莫过于，初看可能不容易理解的内容，在阅读其他章节时，会忽然间豁然开朗。在翻译过程中，我们对此深有感触，希望读者也能有醍醐灌顶之感而后会心一笑。

作为一部好的翻译著作，最关键的是要将著者试图表达的内容准确地呈现给读者——不仅要准确翻译原文的语句，更多时候还要尽可能尝试将著者想要叙述某句话的"语气"和"潜台词"原汁原味地表达出来，因为很多内容其实是隐藏在字里行间的。经常参阅英文文献的朋友对此一定有所感悟。除此之外，为求翻译的准确性，我们还查阅了大量参考文献，很多时候面对著者一句看似简单的引述，我们都会进行相关原始研究的查阅及核对。对于一些不容易理解的"潜台词"，或涉及相关背景的某些知识，我们还特意加上了译者注。

本书的翻译团队成员均来自福建省立医院重症医学三科，翻译本书对于所有译者也是一次很好的学习机会。由于我们知识水平和编写水平所限，加之时间较为仓促，书中可能存在一些不妥或失当之处，敬请各位专家、同道和读者不吝赐教，以期再版时得以改进。

　　最后，衷心感谢对本书出版给予大力支持的朋友们。感谢余腾飞先生对本书图片汉化的巨大帮助，感谢首都医科大学附属朝阳医院（西院）李倩大夫在百忙之中协助校对稿件，也感谢其他在翻译过程中积极参与讨论的朋友们。

译　者

现代血流动力学监测时代，从多方面考量，应该始于 1970 年 Swan 和 Ganz 对血流导引肺动脉导管的开发。这项技术对理解休克的病理生理及在危重患者床旁治疗中应用循环生理学原理做出了极大的贡献。随着各种诊断和监测技术的不断涌现，心输出量的测量水平发展至鼎盛，这些技术使我们能够监测到同样易于出现灌注不足的外周血管床。得益于临床监测的最新进展，人们获得了更及时、更有价值的信息。过去10 年中获得的证据表明，尽管全身血流动力学参数可能正常，但组织水平仍可能存在氧合不足的区域。基于这些原因，本书旨在更新床旁组织监测的最新进展，包括全身和局部灌注的生理学原理和应用这些原理来指导临床休克复苏。

开篇的第一部分为绪论。接下来，第二部分回顾了氧的输送及组织对氧的消耗，还对其中过程所涉及的生理学知识进行了整体阐释，以及如何应用这些知识去理解和治疗危重症患者的组织氧合。第三部分讨论了以心脏功能评估为中心的全身血流动力学监测，以及其如何参与全身氧输送与组织氧需求之间的相互作用。这一讨论延伸了对灌注不足全身性标志物的评估，以及其在器官灌注充分性方面的生理意义，重点在于中心静脉血氧饱和度、中心静脉 – 动脉二氧化碳分压差和乳酸。最后，第四部分强调了局部组织灌注评估的重要性，重点关注用于评估休克外周灌注常用无创性技术的当前发展和技术考量，涵盖了从临床评估到基于光学监测的方法、经皮氧张力监测和局部二氧化碳图。此外，还讨论了在心血管系统不能充分维持全身及局部组织血流的情况下，特别是心源性和脓毒性休克时，监测组织灌注的临床挑战和治疗意义。

本书是一部非常有价值、易学易用的指南，适合各层次的读者。由于每年发表的研究报道中仍会涌现出组织灌注监测的新理念，所以我们会持续关注，并希望在未来的版本中可以继续扩展这一领域。

Alexandre Augusto Pinto Lima

Eliézer Silva

Contents 目　录

第一部分　绪　论
Introduction

第二部分　氧输送和氧消耗原理
Principles of Oxygen Transport and Consumption

Monitoring Tissue
Perfusion in Shock
From Physiology to the Bedside

休克的组织灌注监测
——从生理到临床

第一部分

绪 论
Introduction

1 Holistic Monitoring and Treatment in Septic Shock
脓毒性休克的整体监测与治疗

Glenn Hernández, Lara Rosenthal, Jan Bakker 著

周晓芬 译

陈 晗 校

最近欧洲重症监护协会（European Society of Intensive Care）特别工作组将休克定义为一种威胁生命的、与细胞氧利用不足有关的急性循环衰竭[1]。在休克状态下，血液循环不能输送充足的氧来满足组织需求，从而导致细胞功能紊乱。其结果是细胞恶性缺氧，即氧输送和氧消耗间的生理独立性丧失，伴有血乳酸的升高。存在急性感染时，脓毒性休克就是这种综合征的代表。

为了便于识别，在旧的定义中更多地强调了常见临床症状的意义。1992 年，美国胸科医师协会和重症医学会共识会议中对定义达成了共识，两个协会都将顽固性低血压和灌注异常作为必要组成部分纳入脓毒性休克的定义中[2]。在过去十年中采用了更简化的定义，主要依据的是对缩血管药物的需求[3]。在该定义中，诊断脓毒性休克不需要灌注异常。最新的 Sepsis-3 会议将脓毒性休克定义为对于存在感染的患者，同时存在低血压和高乳酸血症[4]，而无须考虑循环功能障碍的其他标志如外周灌注异常，然而外周灌注异常是包含在欧洲重症学会脓毒性休克定义中的[1]。在 Sepsis-3 的定义中，在没有低血压的情况下血乳酸水平的增高不属于脓毒性休克。

本章的目的是提供基于病理生理学定义的灌注监测与治疗的整体视角，包括脓毒性休克中大循环与微循环的症状及其与组织缺氧的关系[1]。

一、整体视角

在危重患者的病情诊断中体格检查仍然占有重要地位[5]，不过有人认为纠正生命体征的异常比详细的体格检查更重要[6]，甚至认为可以放弃体格检查[7]。对骨盆不稳定的创伤患者进行简单的评估[8]、主观评估 ICU 患者末梢皮肤温度[9]，甚至对脓毒性休克患者的皮肤颜色改变程度进行简单评估[10]，都能对患者预后提供重要信息，简单的体格检查即可准确区分不同种类的休克[11]。从整体来看，不安的心理很可能已导致外伤病人发病甚至死亡[12]。

在古代，治疗手段很有限，临床观察显得更为重要。在中医中，瘀 / 滞、虚、亏是气血阴阳等重要概念的重要特征。虽然将这些概念及其评估方式翻译成现代重症医学语言并不容易，但危重症患者仍然遵循着这些原则。

气虚可表现为嗜睡、虚弱和出汗，气瘀则表现为情绪低落和疼痛。中医中的血虚可能与贫血有关，但也可以指局部血液灌注异常导致的局部血液不足。更有趣的是，对阴阳概念的翻译，可以理解为自主神经系统各组成部分间的平衡。阴是副交感神经（负责恢复），阳则是交感神经（负责应急反应）。在危重症的即时反应中，交感神经系统扮演着重要的角色。治疗中也是如此，我们经常使用药物刺激交感神经系统以改善血流动力学，或用 β 受体阻滞药阻断它。即使只用这些旧概念，业已经证明有嗜睡、出汗和外周灌注异常表现（中医称气血两亏）的这类患者具有更高的死亡率[13]。

中医的平衡理念非常重要，虚 / 滞的改善即意味着健康的最优化。临床监测就是这样一个非常重要的理念。使危重患者康复到最佳状态，仅靠几个大循环指标难以实现，其治疗也必须依赖于所有系统的监测。因此，本书将基于我们目前对危重症病理生理学的理解，逐步解释各系统监测的具体内容。

二、以生理学为基础的灌注监测

不管采用什么诊断标准，脓毒性休克复苏的根本挑战都是组织灌注的评估。在过去几十年中，胃黏膜二氧化碳分压监测[14]、乳酸[15, 16]、混合静脉血氧饱和度（mixed venous oxygen saturations，S_vO_2）[17] 或中心静脉血氧饱和度（central venous oxygen saturations，$S_{cv}O_2$）[16, 18]、外周灌注[9, 19]、组织氧饱和度（oxygen tissue saturation，S_tO_2）[20, 21]、中心静脉 – 动脉二氧化碳分压差（central venous–arterial PCO_2 gradient，$P_{cv-a}CO_2$）[22] 及混合静脉 – 动脉二氧化碳分压差[23] 等参数均已用于监测组织灌注状态，或被作为脓毒性休克的潜在复苏目标。近来，组织灌注与脓毒症相关微血管功能障碍在病理生理学上的联系受到关注[24-26]，微循环为导向治疗策略的研究开始出现在文献报道当中[27]。然而，鉴于脓毒症是一种影响循环各方面的泛系统疾病（心肌、肺循环血管、体循环血管和微循环），没有一项指标能被普遍接受为指导脓毒症休克复苏的唯一参数，而且这些参数也在相当互斥的研究中进行了验证[16]。结果，很显然我们还缺乏全面综合的评估方法，但也有例外[15]。这种（寻找单一指标的）趋势与我们的整体化评估策略相违背，也与在神经重症患者中使用所有可行的技术——而不是仅仅依靠其中一两个——来监测脑灌注 / 功能的建议相左[28]。不过就像许多针对特定器官的治疗策略一样，它们在针对其他系统时也不够详细[29]。

$S_{cv}O_2$ 这个复杂的生理参数，就是一个很好的例子。Rivers 等[18] 具有里程碑意义的研究之后，它被广泛应用为危重患者的复苏目标，一直到最近一些大型试验[30] 无法证实这些结论。然而，仅仅使用静态 $S_{cv}O_2$ 作为目标，而不分析其复杂的变化原因[31-33] 或其他众多影响 $S_{cv}O_2$ 的参数，直接限制了 $S_{cv}O_2$ 的临床应用。低 $S_{cv}O_2$ 明确提示氧输送（oxygen transport，DO_2）与氧消耗（oxygen consumption，VO_2）间的不平衡。这一发现应该催生出积极的 DO_2/VO_2 优化策略，正如 Rivers 等所做的那样[18]。人们也认识到 DO_2/VO_2 优化在一定程度上可以通过减少氧需求来实现[31]。与低 $S_{cv}O_2$ 相反，在 ICU 患者中经常观察到 $S_{cv}O_2$ 值正常，这不应被解读为全身组织灌注正常的证据，因为严格来说 $S_{cv}O_2$ 是反映上腔静脉区域的局部指标。因此，纠正 $S_{cv}O_2$ 并不意味全身组织缺氧均已纠正[31-33]。此外理论上来说，严重的微循环紊乱可能损害组织的氧摄取能力，如此一来尽管存在组织缺氧，$S_{cv}O_2$ 值仍可正常甚至高于正常[33]。

因此，用单个灌注指标来反映整个心血管系统按照局部氧需求为组织供氧的能力，这一理念显得过于反生理与简单化[33]。实际上，使用单个代表性参数存在几个概念性问题。

1. 至少对判断预后而言，指标间相对的好坏并不清楚。文献表明，持续性高乳酸血症似乎是最强的预后指标[34]，但其所涉及的发病机制很复杂且具有时间依赖性[35, 36]，可能最终代表的是一种不平衡状态，而非简单的缺氧表现，因而将它作为治疗目标是有问题的[37-39]。与乳酸水平异常的患者相比，在循环极度不稳的情况下能够维持乳酸水平正常者，其死亡率极低，这部分患者可能是最佳的生理应答者[40]。因此，除了其判断预后的意义，发生高乳酸血症本身就是一种很强的全身性生物学信号。但有的指南不加区别地建议使用乳酸或 $S_{cv}O_2$ 作为复苏目标[41]，过于简单化而忽略了循环的其他重要方面。

2. 如果休克的特征是组织灌注不足或缺氧，那么推荐参数的异常变化应该与灌注不足有关。然而对很多参数而言情况并非如此。高乳酸血症或毛细血管充盈时间延长可能仅仅与肾上腺素能诱导的有氧乳酸生成或血管收缩有关[33]。尿量减少通常是多因素的。因此，有些相关参数可能会受到非缺氧条件的影响因而变得不特异，而将这些参数作为唯一的灌注指标有时候是不可靠的。

3. 目前推荐的脓毒性休克治疗策略是基于灌注相关指标在氧供增加后（主要通过增加心输出量）会改善的假设，这一概念可以定义为流量反应性[35, 42]。然而，代表组织灌注的传统参数也可以由非流量依赖性或混合性机制决定。因此，仅建议使用提升 DO_2 的操作来使某个指标达到正常，而不考虑所并存的特定发病机制是不理性的，并可能最终导致严重不良事件，如液体过负荷或心律失常[43, 44]。这凸显了如下事实，即过度刺激某一个系统可能会对整个机体造成明显的不良反应。此外，将复苏方向集中在错误的目标上可能会导致危险的不平衡治疗：例如，若灌注不足已经纠正，以无容量反应性作为复苏目标可能导致液体过负荷而不带来任何益处[45]。

4. 实验或临床研究还尚未很好地阐明单个血流动力学参数在恢复过程中的动态变化情况。在 DO_2 最优化后，由于其致病机制的不同（由缺氧性还是非缺氧性机制占主导），血流动力学参数的恢复时程存在很大变异[19, 35]。在选择复苏策略时应考虑到这一点，以便在不同的时间点确定最合适的目标，避免复苏过度或不足。

5. 宏观血流动力学与代谢状况、末梢状态、局部或微循环灌注参数之间的关系是有争议的，并且在复苏过程中可能会发生变化 [19, 35, 42]。

6. 某个参数恢复正常不一定意味着其他参数的正常化。更有甚者，$S_{cv}O_2$ 趋于正常，甚至超过正常值，有时可能反映的是微血管功能障碍进一步恶化，而非全身循环改善 [32]。

7. 对于部分参数，其正常 / 恰当值是多少还不清楚，如微循环灌注血管密度或鱼际肌组织氧饱和度等。

在上述各种情况下分析灌注相关参数的应用价值时，很显然所有参数在单独应用时都存在明显的局限性，不足以充分反映脓毒症相关持续性循环功能障碍期间的组织灌注情况。因此，唯一合理的灌注监测方法是多模态监测，将宏观血流动力学、代谢状况、末梢状态、局部和微循环灌注参数整合起来以克服这些局限性。通过这种方法也能让我们对低灌注的主要动因有个充分的了解，并据此进行生理学导向的干预。比如说，通过对全身血流动力学、$S_{cv}O_2$、$P_{cv-a}CO_2$ 和周围灌注的同时评估，首先排除低流量状态，我们了解乳酸水平升高可能的机制就容易得多 [33, 46]。

三、初始循环功能障碍

脓毒症相关的循环功能障碍通常表现为早期低血容量状态，可以通过初始液体复苏完全逆转，也可能最终发展为持续循环功能障碍。复苏的初始阶段所有灌注参数趋于同时改善，其过程相对可预测；与之相反，持续循环功能障碍表现形式更为复杂且存在异质性。虽然脓毒症相关循环功能障碍有多种发病机制的参与，显然低血容量是入院患者在接受复苏前休克的主要原因 [1, 33]。根据低血容量的严重程度和发病时间长短，患者可能表现为外周灌注不足、高乳酸血症、低 $S_{cv}O_2$ 和微循环流量改变，伴或不伴低血压。

有研究探讨了复苏前血流动力学参数与灌注参数间的关系。Trzeciak 等 [47] 发现宏观血流动力学参数、乳酸和微循环流量的改变之间存在早期显著相关。Payen 等[48]在 43 例接受初始复苏的脓毒性休克患者中再次证实了这些发现。初始复苏的基石是液体复苏，一系列的动态研究评估了快速大量液体复苏的效果。Pottecher 等[49]观察到脓毒性休克患者进行液体复苏后，其舌下微循环灌注有改善。微循环流量的改善与全身血流动力学的变化显著相关，但是在微循环已经正常的情况下，通过补液增加心输出量或提高血压并不会带来任何好处[45]。另一项脓毒性休克研究中，早期液体复苏同时改善了平均动脉压、心指数、S_vO_2 或 $S_{cv}O_2$、乳酸水平、脉压变异度及微循环流量[50]。还有一项研究评估了初始复苏不同时间点的代谢和末梢灌注参数变化，Hernandez 等[19]发现，41 例脓毒性休克患者在 6h 的液体复苏过程中，毛细血管再充盈时间、乳酸和心率同步改善。

综合这些数据表明，大循环、灌注参数和微循环流量指标之间存在错综复杂的联系。所有这些指标都受低血容量的影响，并且在有液体反应性的患者中有同步改善的趋势。根据先决条件如前负荷反应性、肾上腺素能介导的血管收缩和液体重新分布，以及局部微血管功能障碍的不同，其临床表现可以存在差异。这一阶段的关键是迅速且完全地逆转继发于低血容量的低流量状态。诸如乳酸和末梢灌注的主观评估等简单、易获得且经过验证的监测工具可用于指导这一过程。上述参数恢复正常，提示初始循环功能障碍得到了成功纠正[51]。

四、持续性循环功能障碍

与复苏前阶段相比，持续性循环功能障碍的发病机制更复杂。血管功能障碍可导致血管麻痹、毛细血管渗漏和血液分布异常。心肌抑制常以左心室射血分数降低为表现[1]。微循环功能障碍可能加速组织缺氧和（或）多器官功能障碍的发生，近年来越来越受重视[26]。对于不同个体，这些机制所占的相对优势不同，受其影响持续性脓毒症相关循环功能障碍的最终表现也不同。近年来也有许多文献提示持续性脓毒症相关循环功能障碍中，血流动力学和灌注状态存在异质性。因此，与所有灌注指标趋于同步改善的复苏前阶段相反，在持续性循环功能障碍阶段，各灌注指标可能会发生不可预测甚至相反的变化。因此，仅仅基于某个指标评估灌注状态可能导致不完整、不准确和甚至误导性的结论，凸显了在此阶段采用多模态整体评估的必要性。

参 考 文 献

[1] Cecconi M, De Backer D, Antonelli M, Beale R, Bakker J, Hofer C, Jaeschke R, Mebazaa A, Pinsky MR, Teboul JL, Vincent JL, Rhodes A. Consensus on circulatory shock and hemodynamic monitoring. Task force of the European Society of Intensive Care Medicine. Intensive Care Med. 2014;40:1795–815.

[2] Bone RC, Balk RA, Cerra FB, Dellinger RP, Fein AM, Knaus WA, Schein RM, Sibbald WJ. Definitions for sepsis and organ failure and guidelines for the use of innovative therapies in sepsis. The ACCP/SCCM Consensus Conference Committee. American College of Chest Physicians/Society of Critical Care Medicine. Chest. 1992;101:1644–55.

[3] Levy MM, Fink MP, Marshall JC, Abraham E, Angus D, Cook D, Cohen J, Opal SM, Vincent JL, Ramsay G, International Sepsis Definitions Conference. 2001 SCCM/ ESICM/ ACCP/ATS/SIS International Sepsis Definitions Conference. Intensive Care Med. 2003;29: 530–8.

[4] Rhodes A, Evans LE, Alhazzani W, Levy MM, Antonelli M, Ferrer R, Kumar A, Sevransky JE, Sprung CL, Nunnally ME, Rochwerg B, Rubenfeld GD, Angus DC, Annane D, Beale RJ, Bellinghan GJ, Bernard GR, Chiche JD, Coopersmith C, De Backer DP, French CJ, Fujishima S, Gerlach H, Hidalgo JL, Hollenberg SM, Jones AE, Karnad DR, Kleinpell RM, Koh Y, Lisboa TC, Machado FR, Marini JJ, Marshall JC, Mazuski JE, McIntyre LA, McLean AS, Mehta S, Moreno RP, Myburgh J, Navalesi P, Nishida O, Osborn TM, Perner A, Plunkett CM, Ranieri M, Schorr CA, Seckel MA, Seymour CW, Shieh L, Shukri KA, Simpson SQ, Singer M, Thompson BT, Townsend SR, Van der Poll T, Vincent JL,

Wiersinga WJ, Zimmerman JL, Dellinger RP. Surviving Sepsis campaign: international guidelines for management of sepsis and septic shock: 2016. Intensive Care Med. 2017;43(3):304–77.

[5] Metkus TS, Kim BS. Bedside diagnosis in the intensive care unit. Is looking overlooked? Ann Am Thorac Soc. 2015;12:1447–50.

[6] John BV, Thomas SM. Physical examination. Lancet. 2003;362:2023; author reply 2024.

[7] Ioannidis JP. Physical examination. Lancet. 2003;362:2023; author reply 2024.

[8] Pehle B, Nast-Kolb D, Oberbeck R, Waydhas C, Ruchholtz S. [Significance of physical examination and radiography of the pelvis during treatment in the shock emergency room]. Unfallchirurg. 2003;106:642–8.

[9] Lima A, Jansen TC, Van Boommel J, Ince C, Bakker J. The prognostic value of the subjective assessment of peripheral perfusion in critically ill patients. Crit Care Med. 2009;37:934–8.

[10] Ait-Oufella H, Lemoinne S, Boelle PY, Galbois A, Baudel JL, Lemant J, Joffre J, Margetis D, Guidet B, Maury E, Offenstadt G. Mottling score predicts survival in septic shock. Intensive Care Med. 2011;37:801–7.

[11] Vazquez R, Gheorghe C, Kaufman D, Manthous CA. Accuracy of bedside physical examination in distinguishing categories of shock: a pilot study. J Hosp Med. 2010;5: 471–4.

[12] Smith T, Den Hartog D, Moerman T, Patka P, Van Lieshout EM, Schep NW. Accuracy of an expanded early warning score for patients in general and trauma surgery wards. Br J Surg. 2012;99:192–7.

[13] Vincent JL, Ince C, Bakker J. Clinical review: circulatory shock—an update: a tribute to Professor Max Harry Weil. Crit Care. 2012;16:239.

[14] Palizas F, Dubin A, Regueira T, Bruhn A, Knobel E, Lazzeri S, Baredes N, Hernandez G. Gastric tonometry versus cardiac index as resuscitation goals in septic shock: a multicenter, randomized, controlled trial. Crit Care. 2009;13:R44.

[15] Jansen TC, van Bommel J, Schoonderbeek FJ, Sleeswijk Visser SJ, van der Klooster JM, Lima AP, Willemsen SP, Bakker J. Early lactate-guided therapy in intensive care unit patients: a multicenter, open-label, randomized controlled trial. Am J Respir Crit Care

[34] Vincent JL, Quintairos ESA, Couto L Jr, Taccone FS. The value of blood lactate kinetics in critically ill patients: a systematic review. Crit Care. 2016;20:257.

[35] Hernandez G, Luengo C, Bruhn A, Kattan E, Friedman G, Ospina-Tascon GA, Fuentealba A, Castro R, Regueira T, Romero C, Ince C, Bakker J. When to stop septic shock resuscitation: clues from a dynamic perfusion monitoring. Ann Intensive Care. 2014;4:30.

[36] Jansen TC, van Bommel J, Bakker J. Blood lactate monitoring in critically ill patients: a systematic health technology assessment. Crit Care Med. 2009;37:2827–39.

[37] Monnet X, Delaney A, Barnato A. Lactate-guided resuscitation saves lives: no. Intensive Care Med. 2016;42:470–1.

[38] Bloos F, Zhang Z, Boulain T. Lactate-guided resuscitation saves lives: yes. Intensive Care Med. 2016;42:466–9.

[39] Bakker J, de Backer D, Hernandez G. Lactate-guided resuscitation saves lives: we are not sure. Intensive Care Med. 2016;42:472–4.

[40] Hernandez G, Castro R, Romero C, de la Hoz C, Angulo D, Aranguiz I, Larrondo J, Bujes A, Bruhn A. Persistent sepsis-induced hypotension without hyperlactatemia: Is it really septic shock? J Crit Care. 2011;26:435 e439–14.

[41] Dellinger RP, Levy MM, Rhodes A, Annane D, Gerlach H, Opal SM, Sevransky JE, Sprung CL, Douglas IS, Jaeschke R, Osborn TM, Nunnally ME, Townsend SR, Reinhart K, Kleinpell RM, Angus DC, Deutschman CS, Machado FR, Rubenfeld GD, Webb S, Beale RJ, Vincent JL, Moreno R, Surviving Sepsis Campaign Guidelines Committee including The Pediatric Subgroup. Surviving Sepsis Campaign: international guidelines for management of severe sepsis and septic shock. Intensive Care Med. 2012;39:165–228.

[42] Bakker J. Lactate levels and hemodynamic coherence in acute circulatory failure. Best Pract Res Clin Anaesthesiol. 2016;30:523–30.

[43] Dunser MW, Ruokonen E, Pettila V, Ulmer H, Torgersen C, Schmittinger CA, Jakob S, Takala J. Association of arterial blood pressure and vasopressor load with septic shock mortality: a post hoc analysis of a multicenter trial. Crit Care. 2009;13:R181.

[44] Sakr Y, Rubatto Birri PN, Kotfis K, Nanchal R, Shah B, Kluge S, Schroeder ME, Marshall JC, Vincent JL, Intensive Care Over Nations Investigators. Higher fluid balance increases

the risk of death from sepsis: results from a large international audit. Crit Care Med. 2017; 45: 386–94.

[45] Klijn E, van Velzen MHN, Lima AP, Bakker J, van Bommel J, Groeneveld ABJ. Tissue perfusion and oxygenation to monitor fluid responsiveness in critically ill, septic patients after initial resuscitation: a prospective observational study. J Clin Monit Comput. 2015;29: 707–12.

[46] Ospina-Tascon GA, Umana M, Bermudez W, Bautista-Rincon DF, Hernandez G, Bruhn A, Granados M, Salazar B, Arango-Davila C, De Backer D. Combination of arterial lactate levels and venous-arterial CO_2 to arterial-venous O_2 content difference ratio as markers of resuscitation in patients with septic shock. Intensive Care Med. 2015;41: 796–805.

[47] Trzeciak S, Dellinger RP, Parrillo JE, Guglielmi M, Bajaj J, Abate NL, Arnold RC, Colilla S, Zanotti S, Hollenberg SM, Microcirculatory Alterations in Resuscitation and Shock Investigators. Early microcirculatory perfusion derangements in patients with severe sepsis and septic shock: relationship to hemodynamics, oxygen transport, and survival. Ann Emerg Med. 2007;49:88–98, 98 e81–82.

[48] Payen D, Luengo C, Heyer L, Resche-Rigon M, Kerever S, Damoisel C, Losser MR. Is thenar tissue hemoglobin oxygen saturation in septic shock related to macrohemodynamic variables and outcome? Crit Care. 2009;13 Suppl 5:S6.

[49] Pottecher J, Deruddre S, Teboul JL, Georger JF, Laplace C, Benhamou D, Vicaut E, Duranteau J. Both passive leg raising and intravascular volume expansion improve sublingual microcirculatory perfusion in severe sepsis and septic shock patients. Intensive Care Med. 2010;36:1867–74.

[50] Ospina-Tascon G, Neves AP, Occhipinti G, Donadello K, Buchele G, Simion D, Chierego ML, Silva TO, Fonseca A, Vincent JL, De Backer D. Effects of fluids on microvascular perfusion in patients with severe sepsis. Intensive Care Med. 2010;36:949–55.

[51] Dunser MW, Takala J, Brunauer A, Bakker J. Re-thinking resuscitation: leaving blood pressure cosmetics behind and moving forward to permissive hypotension and a tissue perfusion-based approach. Crit Care. 2013;17:326.

第二部分

氧输送和氧消耗原理

Principles of Oxygen Transport and Consumption

2

Oxygen Transport and Tissue Utilization
氧的输送和组织利用

Ricardo Castro，Glenn Hernández，Jan Bakker　著

赵建祥　译

陈　晗　校

组织氧合与调节是细胞存活的关键特征，其他生命体也是如此。只有在氧供应充足的前提下，细胞才能够产生三磷酸腺苷（adenosine triphosphate，ATP）来维持正常的细胞功能[1]。ATP 主要通过线粒体 Krebs 循环中的氧化磷酸化作用产生[2]。这需要参与氧输送的三大系统共同完成：心血管系统、呼吸系统和血液。心血管与呼吸系统的功能是把大气中的氧运送到线粒体中。

一、氧的输送

氧输送（oxygen transport，DO_2）可以用以下公式计算。

$$DO_2 = C_aO_2 \times CO = [1.34 \times Hb \times S_aO_2 + (0.003 \times P_aO_2)] \times CO$$

其中，CO 为心输出量（cardiac output），C_aO_2 为动脉血氧含量（arterial oxygen content），Hb 为血红蛋白水平（hemoglobin level），S_aO_2 为动脉血氧饱和度（arterial oxygen saturation），P_aO_2 为动脉血氧分压（arterial oxygen partial pressure）。

从这个公式可以清楚地看出，大部分氧是通过与血红蛋白结合后被输送到组织中的。每 1g 血红蛋白的氧容量是 1.34ml，由于溶解于血液中的氧含量甚微，氧含

量主要取决于动脉血氧饱和度和血红蛋白浓度。海平面的氧分压约为 160mmHg，从肺部起始（约 100mmHg），到线粒体水平氧分压急剧下降至 $4 \sim 8$ mmHg（图 2-1）。动脉血氧饱和度（S_aO_2）的水平是由血红蛋白氧解离曲线决定的。在这条曲线中，对应于 X 轴上的氧分压，绘制出处于饱和状态的血红蛋白的比例。该曲线是理解血红蛋白如何携带与释放氧的重要工具，它提示当 S_aO_2 下降到低于 90% 时，即使 P_aO_2 很小幅度的变化也会引起 S_aO_2 的明显改变[3]。一般来说，当 S_aO_2 为 50% 时对应的 P_aO_2（P_{50}）约为 26mmHg[4]（图 2-2）。氧解离曲线的移动（会导致 P_{50} 的变化）与氧释放的改变相关。酸中毒、高碳酸血症与发热时曲线右移（P_{50} 升高），有利于氧的释放。正常 DO_2 约为 1000ml/min，如果用心指数代替 CO 则 DO_2 约为 500ml/（min·m^2）。

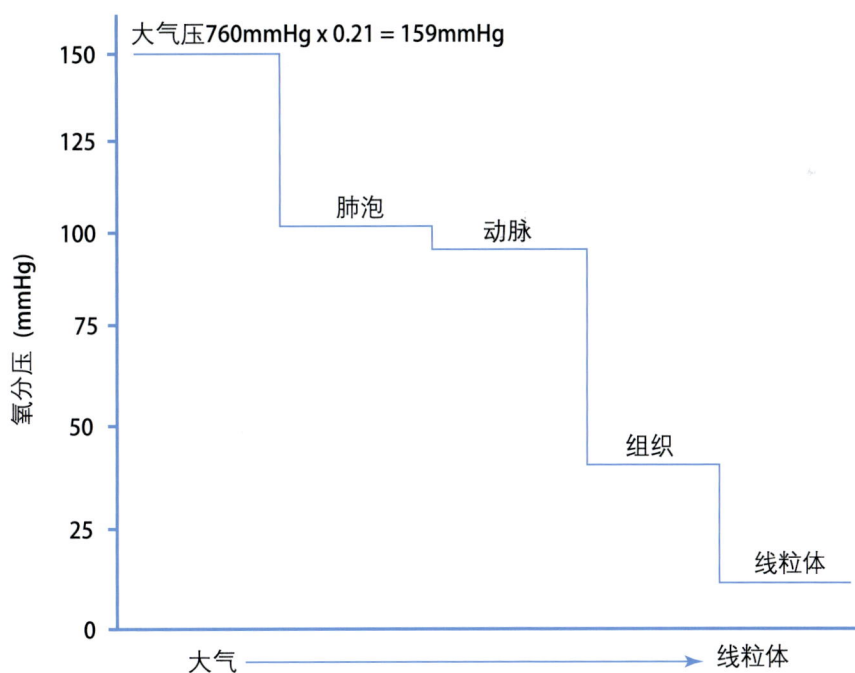

▲ 图 2-1　氧的下降过程
呼吸是一种细胞现象。细胞内氧分压必须保持在 $5 \sim 8$ mmHg

　　耗氧量（oxygen consumption，VO_2）是组织从血液中摄取并利用氧的速率。它可以直接测量，也可以计算得出。根据 Fick 方程的定义，VO_2 相当于动脉血与混合静脉血之间氧含量的差值（等于外周组织摄取氧的量）乘以心输出量（流经全身的血流量）。

$$VO_2 = (C_aO_2 - C_vO_2) \times CO$$

$$C_vO_2 = [1.34 \times Hb \times S_vO_2 + (0.003 \times P_vO_2)]$$

其中，C_aO_2 为动脉血氧含量（arterial oxygen content），C_vO_2 为静脉血氧含量（venous oxygen content），P_vO_2 为混合静脉血氧分压（mixed venous oxygen partial pressure），S_vO_2 为混合静脉血氧饱和度（mixed venous oxygen saturation），CO 为心输出量（cardiac output）。

氧摄取率（oxygen extraction ratio，ERO_2）是 DO_2 和 VO_2 之间的关系，正常值

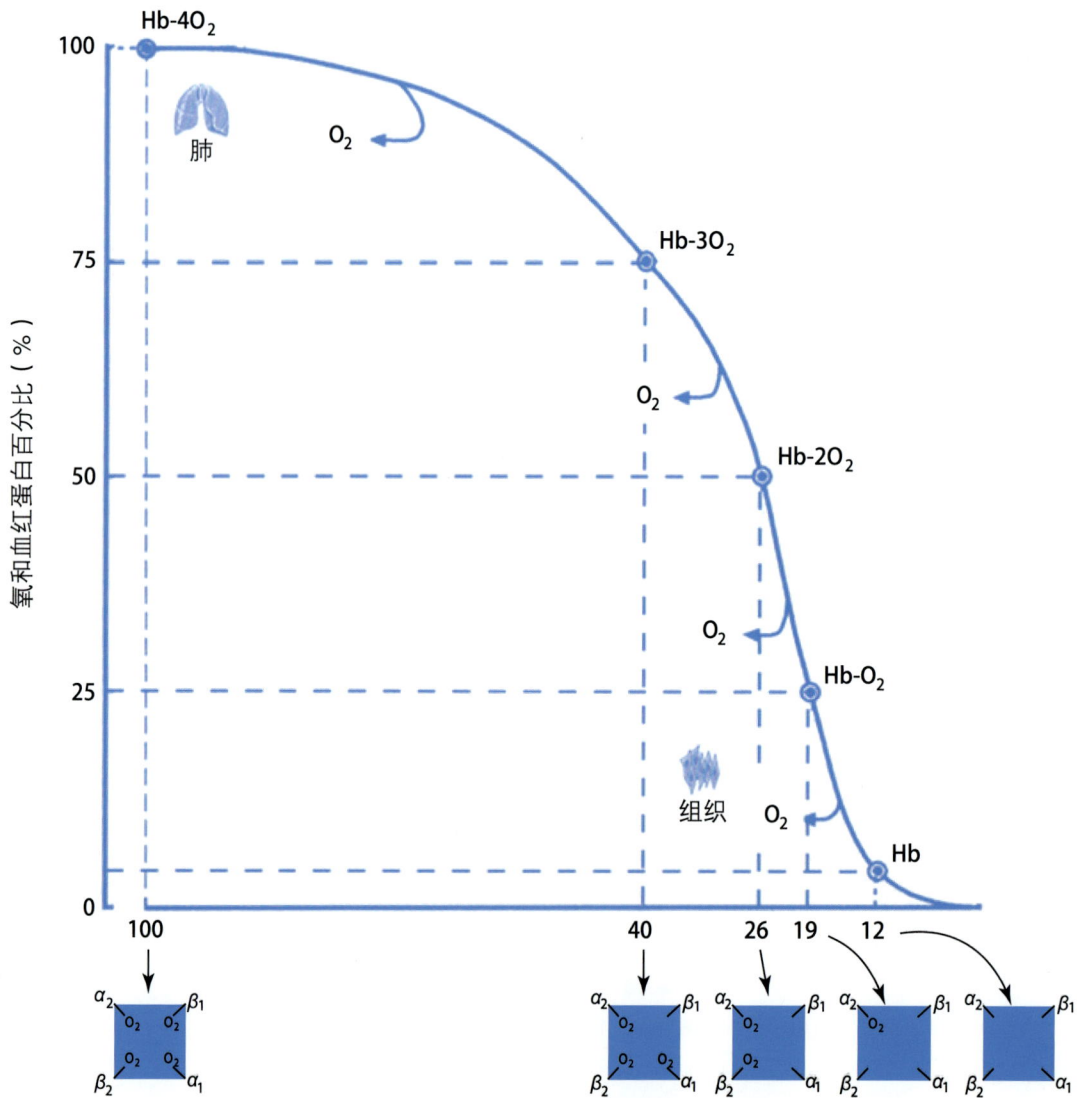

▲ 图 2-2　血红蛋白的氧解离曲线是 S 形的

当血红蛋白从氧分压高的肺中流到氧分压低的组织中，而后又返回肺部时，血红蛋白中四个亚基（α_1、α_2、β_1、β_2）发生改变以实现特定功能。在肺中氧气保持与血红蛋白紧密结合，但随体内组织中氧分压的下降，这种结合逐渐放松。随着红细胞远离肺部，第二个、第三个乃至更多的氧分子随着氧分压下降而释放，而当红细胞移动到肺部时则发生相反的过程（图片根据参考文献 [4] 绘制）

为 0.25 ～ 0.30。当我们简化 ERO_2 的公式后，就可以得到：

$$ERO_2 =（C_aO_2 - C_vO_2）/ C_aO_2 ≈ 1 - S_vO_2^{①}$$

因此，临床上用混合静脉血氧饱和度（mixed venous oxygen saturation，S_vO_2）或其替代指标中心静脉血氧饱和度（central venous oxygen saturation，$S_{cv}O_2$）估计氧输送和氧需求之间的平衡关系。在正常情况下，氧需求等于氧消耗，当 S_vO_2 下降时，它反映了氧需求和供给间的失衡。但供需失衡不等于氧消耗不能得到满足（氧消耗不能得到满足意味着组织缺氧），而是一种对氧含量或心输出量减少所致氧输送减少的代偿。氧输送不等同于向组织送达了氧，因为局部血流主要受与代谢率相关的组织因子调节。于是，心输出量根据组织的相对需求进行了重新分配，而这种调节发生在微循环中 [5]。因此在正常情况下，心脏输出量是由组织需求驱动的。

一旦氧到达组织，有一部分就进入间质，并自由扩散到细胞内和线粒体中。线粒体内耗氧的部位是细胞色素氧化酶 c，它是电子传递链中的终末电子受体。线粒体正常能够维持以最大速率产生 ATP 所需的氧消耗，直到其邻近的氧含量急剧降至 4 ～ 6mmHg 的临界值以下 [6, 7]。在慢性低氧血症条件下，该阈值明显升高，氧消耗抑制在氧含量低于 40mmHg 时可能就已经开始 [8]。

组织氧合的状态通常由以下 3 个术语之一来描述：第一，常氧（normoxia）是细胞 PO_2 高于临界值的状态；第二，低氧（hypoxia）是部分组织区域 PO_2 小于氧充足水平，因此线粒体以亚最大速率产生 ATP；第三，无氧（anoxia），即组织中没有氧气，线粒体 ATP 生成停止 [9]。CO_2 的可溶性更好，它可以迅速通过外周组织，并穿过毛细血管壁。由于这种特性，CO_2 从组织中的清除很少涉及弥散，而是依赖于组织的灌注。因此，许多疾病状态下心输出量的变化与中心静脉 CO_2 水平的变化相关 [10-12]。

氧的交换不仅发生在跨毛细血管壁时，还可以发生在任意两个存在氧分压差异或梯度的区域之间。因此，明显的跨动脉氧分压梯度广泛存在。Krogh 提出了一个更准确的组织氧转运模型。假设所有的毛细血管都相同且空间分布均匀，由此他设

---

① 关于该公式更详细的推导过程，请参见第 7 章。

计了一个简单的组织氧运输与消耗模型。该模型组成包括一根具有连续血流的毛细血管，以及围绕在其周围代表耗氧组织的同心圆柱体。之后该模型被逐渐优化，从而考虑到了毛细血管内红细胞压积的变化、氧气在血浆中的低溶解度，以及由于血液的颗粒性质而导致的血液与组织之间对氧弥散的阻力等[13]。弥散是氧从血液传递到组织细胞的机制，由于红细胞大小与毛细血管的直径相似，当红细胞一个个通过毛细血管时，氧气不断地从红细胞的血红蛋白中释放出来，并最终扩散到线粒体中被消耗。虽然血液中大部分（约98%）的氧与血红蛋白可逆性地结合，但氧从血液向组织运动的"驱动力"是跨血管壁存在的氧分压差，而非血红蛋白或动脉氧合水平[1, 2]。

二、临床意义

从 DO_2 的公式来看，似乎控制氧含量（氧饱和度和血红蛋白水平）和控制心输出量及其分配一样有效。但如前所述，这些组织并不能通过影响血液中的氧含量来适应组织对氧需求的变化，而是要通过改变血流量来适应。甚至，氧浓度升高会对组织氧合和预后产生不良影响[14-16]。因此，如何合理地利用氧是一个挑战[17]，临床医生越来越愿意应用保守的给氧策略[18]。尽管以前的研究结果[19-21]提示输血同样可能会对组织造成不良影响，但是最近关于微循环的研究已经表明，输血在改善微循环方面是有益的[22-24]。因此，输血的策略不应该只关注静态血红蛋白水平，而应关注微循环的状态。

近30年来，DO_2 的优化一直是改善急性循环功能障碍时组织氧合的基本策略之一，尤其是对高危手术患者或脓毒症患者。在大多数研究中，主要控制的变量是心输出量和血压。Shoemaker 等人开创性的研究显示在这些患者中，氧债与器官衰竭的发生和死亡有关[25]。在随后的研究中他们发现，使用血管活性药或液体使 DO_2 最大化达到超常水平，以降低氧债或预防氧债的出现，这样的治疗策略降低了死亡率[10]。其他研究者也证明，提升 DO_2 到高水平不仅能够增加 VO_2，而且能够改善严重脓毒症患者的生存率[26-28]。然而，也有其他大型研究显示，该方法并没有任何益处，甚至其中一项研究显示使用这种方法会增加患者死亡率[29, 30]。

Rivers 等[31] 的研究表明旨在改善心输出量和氧含量的治疗可显著提高急诊室内早期严重脓毒症患者的存活率。多年后，基于 Rivers 理念所重复的研究并没有显示出生存获益[32-34]，但这些研究中的患者人群（以及其他特征）与原始研究明显不同[35]。很显然对于存在液体复苏不足风险的患者，如手术后患者，早期优化血流动力学（主要通过改变 DO_2）的概念可以提高生存率[36, 37]。

血流动力学功能障碍患者的复苏不仅仅是使血流动力学正常化——即使以此为目标有可能最终被证明复苏不充分[38]——还应该把它看作可能存在内在负面影响的治疗。最近，容量过负荷的风险开始被不断强调[39, 40]，并且人们已经认识到液体复苏至固定不变的血流动力学目标可能对患者造成损伤[41, 42]。因此，这些液体复苏的静态临床终点指标已经从最新的脓毒症指南中移除[43]。就像之前关于输血的讨论一样，相较于以液体复苏、心输出量和血压的固定终点为目标，以最终目标——改善微循环灌注作为复苏终点似乎更符合生理。虽然已有研究表明微循环作为复苏目标可能是一个有意义的终点指标[22, 44-46]，但采用整体方案、涵盖组织灌注所有方面的临床研究仍然是必要的。

在临床中，一些旨在改善 DO_2 或 VO_2 的治疗方法不仅存在药物毒性的问题，而且其应用的目的本身也可能是有害的。尤其是血管活性药物（血管收缩药、血管扩张药、正性肌力药）就存在着明显的不良反应。

多巴酚丁胺可增加心肌的氧耗，由于不均衡的血管扩张作用而加剧不同器官之间的血流分布不均匀，这可能与死亡率的增加有关[30, 47]。一般来说，血管活性药物剂量及使用多种血管活性药与不良结局有关[48-50]。虽然血管扩张药物可以改善微循环，并已证实与氧耗的增加有关（氧耗增加可作为组织灌注改善的一个标志）[51-54]，但也可以导致血压下降[52] 并发生不良反应[55]，不过在部分患者效果是正面的[56, 57]。

综上所述，利用氧输送和组织对氧利用的理念进行休克患者的管理，形成一种结构化的管理方法，比使用固定临床终点指标更能使患者获益。

参 考 文 献

[1] Wilson DF, Erecinska M, Drown C, Silver IA. The oxygen dependence of cellular energy metabolism. Arch Biochem Biophys. 1979;195:485–93.

[2] Wilson DF, Owen CS, Erecinska M. Quantitative dependence of mitochondrial oxidative phosphorylation on oxygen concentration: a mathematical model. Arch Biochem Biophys. 1979;195:494–504.

[3] Barcroft J, Hill AV. The nature of oxyhaemoglobin, with a note on its molecular weight. J Physiol. 1910;39:411–28.

[4] Gomez-Cambronero J. The oxygen dissociation curve of hemoglobin: bridging the gap between biochemistry and physiology. J Chem Educ. 2001;78:757.

[5] Davis MJ, Hill MA, Kuo L. Local regulation of microvascular perfusion. Compr Physiol. 2011;Suppl 9: Handbook of physiology, the cardiovascular system, microcirculation. https:// doi.org/10.1002/cphy.cp020406.

[6] Wilson DF, Rumsey WL, Green TJ, Vanderkooi JM. The oxygen dependence of mitochondrial oxidative phosphorylation measured by a new optical method for measuring oxygen concentration. J Biol Chem. 1988;263:2712–8.

[7] Schlayer C. The influence of oxygen tension on the respiration of pneumococci (type I). J Bacteriol. 1936;31:181–9.

[8] Schumacker PT, Chandel N, Agusti AG. Oxygen conformance of cellular respiration in hepatocytes. Am J Phys. 1993;265:L395–402.

[9] Pittman RN. Regulation of tissue oxygenation. In: Neil GD and Granger JP (eds). Colloquium series on integrated systems physiology: from molecule to function to disease. Morgan & Claypool Life Sciences, San Rafael (CA), 2011. p. 2009–11.

[10] Bakker J, Vincent JL, Gris P, Leon M, Coffernils M, Kahn RJ. Veno-arterial carbon dioxide gradient in human septic shock. Chest. 1992;101:509–15.

[11] Grundler W, Weil MH, Rackow EC. Arteriovenous carbon dioxide and ph gradients during cardiac arrest. Circulation. 1986;74:1071–4.

[12] Vander Linden P, Bakker J, Schmartz D, Vincent JL. Arteriovenous PCO_2 differences

reflects tissue hypoxia during hemorrhagic shock in dogs. Circ Shock. 1991;34:87.

[13] Ellis CG, Potter RF, Groom AC. The Krogh cylinder geometry is not appropriate for modelling O_2 transport in contracted skeletal muscle. Adv Exp Med Biol. 1983;159: 253–68.

[14] Orbegozo Cortes D, Puflea F, Donadello K, Taccone FS, Gottin L, Creteur J, Vincent JL, De Backer D. Normobaric hyperoxia alters the microcirculation in healthy volunteers. Microvasc Res. 2015;98:23–8.

[15] Reinhart K, Bloos F, Konig F, Bredle D, Hannemann L. Reversible decrease of oxygen consumption by hyperoxia. Chest. 1991;99:690–4.

[16] Cornet AD, Kooter AJ, Peters MJ, Smulders YM. Supplemental oxygen therapy in medical emergencies: more harm than benefit? Arch Intern Med. 2012;172:289–90.

[17] Iscoe S, Beasley R, Fisher JA. Supplementary oxygen for nonhypoxemic patients: O_2 much of a good thing? Crit Care. 2011;15:305.

[18] Eastwood GM, Peck L, Young H, Suzuki S, Garcia M, Bellomo R. Intensive care clinicians' opinion of conservative oxygen therapy (SpO_2 90%~92%) for mechanically ventilated patients. Aust Crit Care. 2014;27:120–5.

[19] Hebert PC, Wells G, Marshall J, Martin C, Tweeddale M, Pagliarello G, Blajchman M. Transfusion requirements in critical care. A pilot study. Canadian Critical Care Trials Group. JAMA. 1995;273:1439–44.

[20] Carson JL, Duff A, Berlin JA, Lawrence VA, Poses RM, Huber EC, O'Hara DA, Noveck H, Strom BL. Perioperative blood transfusion and postoperative mortality. JAMA. 1998;279:199–205.

[21] Hebert PC, Wells G, Blajchman MA, Marshall J, Martin C, Pagliarello G, Tweeddale M, Schweitzer I, Yetisir E. A multicenter, randomized, controlled clinical trial of transfusion requirements in critical care. Transfusion requirements in Critical Care Investigators, Canadian Critical Care Trials Group. N Engl J Med. 1999;340:409–17.

[22] Yuruk K, Almac E, Bezemer R, Goedhart P, de Mol B, Ince C. Blood transfusions recruit the microcirculation during cardiac surgery. Transfusion (Paris). 2011;51:961–7.

[23] Donati A, Damiani E, Luchetti M, Domizi R, Scorcella C, Carsetti A, Gabbanelli V,

Carletti P, Bencivenga R, Vink H, Adrario E, Piagnerelli M, Gabrielli A, Pelaia P, Ince C. Microcirculatory effects of the transfusion of leukodepleted or non-leukodepleted red blood cells in patients with sepsis: a pilot study. Crit Care. 2014;18:R33.

[24] Zafrani L, Ergin B, Kapucu A, Ince C. Blood transfusion improves renal oxygenation and renal function in sepsis-induced acute kidney injury in rats. Crit Care. 2016;20:406.

[25] Shoemaker WC, Appel PL, Kram HB. Tissue oxygen debt as a determinant of lethal and nonlethal postoperative organ failure. Crit Care Med. 1988;16:1117–20.

[26] Tuchschmidt J, Fried J, Astiz M, Rackow E. Elevation of cardiac output and oxygen delivery improves outcome in septic shock. Chest. 1992;102:216–20.

[27] Astiz ME, Rackow EC, Falk JL, Kaufman BS, Weil MH. Oxygen delivery and consumption in patients with hyperdynamic septic shock. Crit Care Med. 1987;15:26–8.

[28] Gilbert EM, Haupt MT, Mandanas RY, Huaringa AJ, Carlson RW. The effect of fluid loading, blood transfusion, and catecholamine infusion on oxygen delivery and consumption in patients with sepsis. Am Rev Respir Dis. 1986;134:873–8.

[29] Gattinoni L, Brazzi L, Pelosi P, Latini R, Tognoni G, Pesenti A, Fumagalli R. A trial of goaloriented hemodynamic therapy in critically ill patients. SvO_2 Collaborative Group. N Engl J Med. 1995;333:1025–32.

[30] Hayes MA, Timmins AC, Yau EH, Palazzo M, Hinds CJ, Watson D. Elevation of systemic oxygen delivery in the treatment of critically ill patients. N Engl J Med. 1994;330: 1717–22.

[31] Rivers E, Nguyen B, Havstad S, Ressler J, Muzzin A, Knoblich B, Peterson E, Tomlanovich M. Early goal-directed therapy in the treatment of severe sepsis and septic shock. N Engl J Med. 2001;345:1368–77.

[32] Yealy DM, Kellum JA, Huang DT, Barnato AE, Weissfeld LA, Pike F, Terndrup T, Wang HE, Hou PC, LoVecchio F, Filbin MR, Shapiro NI, Angus DC. A randomized trial of protocolbased care for early septic shock. N Engl J Med. 2014;370:1683–93.

[33] Peake SL, Delaney A, Bailey M, Bellomo R, Cameron PA, Cooper DJ, Higgins AM, Holdgate A, Howe BD, Webb SA, Williams P. Goal-directed resuscitation for patients with early septic shock. N Engl J Med. 2014;371:1496–506.

[34] Mouncey PR, Osborn TM, Power GS, Harrison DA, Sadique MZ, Grieve RD, Jahan R, Harvey SE, Bell D, Bion JF, Coats TJ, Singer M, Young JD, Rowan KM. Trial of early, goal-directed resuscitation for septic shock. N Engl J Med. 2015;372:1301–11.

[35] Nguyen HB, Jaehne AK, Jayaprakash N, Semler MW, Hegab S, Yataco AC, Tatem G, Salem D, Moore S, Boka K, Gill JK, Gardner-Gray J, Pflaum J, Domecq JP, Hurst G, Belsky JB, Fowkes R, Elkin RB, Simpson SQ, Falk JL, Singer DJ, Rivers EP. Early goal-directed therapy in severe sepsis and septic shock: insights and comparisons to ProCESS, ProMISe, and ARISE. Crit Care. 2016;20:160.

[36] Boyd O, Grounds RM, Bennett ED. A randomized clinical trial of the effect of deliberate perioperative increase of oxygen delivery on mortality in high-risk surgical patients. JAMA. 1993;270:2699–707.

[37] Jansen TC, van Bommel J, Schoonderbeek FJ, Sleeswijk Visser SJ, van der Klooster JM, Lima AP, Willemsen SP, Bakker J. Early lactate-guided therapy in intensive care unit patients: a multicenter, open-label, randomized controlled trial. Am J Respir Crit Care Med. 2010;182:752–61.

[38] Kavanagh BP, Meyer LJ. Normalizing physiological variables in acute illness: five reasons for caution. Intensive Care Med. 2005;31:1161–7.

[39] Sakr Y, Rubatto Birri PN, Kotfis K, Nanchal R, Shah B, Kluge S, Schroeder ME, Marshall JC, Vincent JL, Intensive Care Over Nations Investigators. Higher fluid balance increases the risk of death from sepsis: results from a large international audit. Crit Care Med. 2017;45:386–94.

[40] Boyd JH, Forbes J, Nakada TA, Walley KR, Russell JA. Fluid resuscitation in septic shock: a positive fluid balance and elevated central venous pressure are associated with increased mortality. Crit Care Med. 2011;39:259–65.

[41] Vellinga NA, Ince C, Boerma EC. Elevated central venous pressure is associated with impairment of microcirculatory blood flow in sepsis: a hypothesis generating post hoc analysis. BMC Anesthesiol. 2013;13:17.

[42] Legrand M, Dupuis C, Simon C, Gayat E, Mateo J, Lukaszewicz AC, Payen D. Association between systemic hemodynamics and septic acute kidney injury in critically ill patients: a

retrospective observational study. Crit Care. 2013;17:R278.

[43] Rhodes A, Evans LE, Alhazzani W, Levy MM, Antonelli M, Ferrer R, Kumar A, Sevransky JE, Sprung CL, Nunnally ME, Rochwerg B, Rubenfeld GD, Angus DC, Annane D, Beale RJ, Bellinghan GJ, Bernard GR, Chiche JD, Coopersmith C, De Backer DP, French CJ, Fujishima S, Gerlach H, Hidalgo JL, Hollenberg SM, Jones AE, Karnad DR, Kleinpell RM, Koh Y, Lisboa TC, Machado FR, Marini JJ, Marshall JC, Mazuski JE, McIntyre LA, McLean AS, Mehta S, Moreno RP, Myburgh J, Navalesi P, Nishida O, Osborn TM, Perner A, Plunkett CM, Ranieri M, Schorr CA, Seckel MA, Seymour CW, Shieh L, Shukri KA, Simpson SQ, Singer M, Thompson BT, Townsend SR, Van der Poll T, Vincent JL, Wiersinga WJ, Zimmerman JL, Dellinger RP. Surviving sepsis campaign: international guidelines for management of sepsis and septic shock: 2016. Intensive Care Med. 2017;43(3):304–77.

[44] van Genderen ME, Engels N, van der Valk RJ, Lima A, Klijn E, Bakker J, van Bommel J. Early peripheral perfusion-guided fluid therapy in patients with septic shock. Am J Respir Crit Care Med. 2015;191:477–80.

[45] Dubin A, Pozo MO, Casabella CA, Palizas F Jr, Murias G, Moseinco MC, Kanoore Edul VS, Palizas F, Estenssoro E, Ince C. Increasing arterial blood pressure with norepinephrine does not improve microcirculatory blood flow: a prospective study. Crit Care. 2009;13:R92.

[46] Tanaka S, Escudier E, Hamada S, Harrois A, Leblanc PE, Vicaut E, Duranteau J. Effect of RBC transfusion on sublingual microcirculation in hemorrhagic shock patients: a pilot study. Crit Care Med. 2016;45(2):e154–60.

[47] Hernandez G, Bruhn A, Luengo C, Regueira T, Kattan E, Fuentealba A, Florez J, Castro R, Aquevedo A, Pairumani R, McNab P, Ince C. Effects of dobutamine on systemic, regional and microcirculatory perfusion parameters in septic shock: a randomized, placebo-controlled, double-blind, crossover study. Intensive Care Med. 2013;39:1435–43.

[48] Prys-Picard CO, Shah SK, Williams BD, Cardenas V Jr, Sharma G. Outcomes of patients on multiple vasoactive drugs for shock. J Intensive Care Med. 2013;28:237–40.

[49] Dunser MW, Ruokonen E, Pettila V, Ulmer H, Torgersen C, Schmittinger CA, Jakob S, Takala J. Association of arterial blood pressure and vasopressor load with septic shock mortality: a post hoc analysis of a multicenter trial. Crit Care. 2009;13:R181.

[50] Dunser MW, Hasibeder WR. Sympathetic overstimulation during critical illness: adverse effects of adrenergic stress. J Intensive Care Med. 2009;24:293–316.

[51] Bihari D, Smithies M, Gimson A, Tinker J. The effects of vasodilation with prostacyclin on oxygen delivery and uptake in critically ill patients. N Engl J Med. 1987;317:397–403.

[52] Lima A, van Genderen ME, van Bommel J, Klijn E, Jansem T, Bakker J. Nitroglycerin reverts clinical manifestations of poor peripheral perfusion in patients with circulatory shock. Crit Care. 2014;18:R126.

[53] den Uil CA, Lagrand WK, Spronk PE, van der Ent M, Jewbali LS, Brugts JJ, Ince C, Simoons ML. Low-dose nitroglycerin improves microcirculation in hospitalized patients with acute heart failure. Eur J Heart Fail. 2009;11:386–90.

[54] Spronk PE, Ince C, Gardien MJ, Mathura KR, Oudemans-van Straaten HM, Zandstra DF. Nitroglycerin in septic shock after intravascular volume resuscitation. Lancet. 2002;360: 1395–6.

[55] Preiser JC, De Backer D, Vincent JL. Nitroglycerin for septic shock. Lancet. 2003;361:880. (author reply 880).

[56] Lamontagne F, Meade MO, Hebert PC, Asfar P, Lauzier F, Seely AJ, Day AG, Mehta S, Muscedere J, Bagshaw SM, Ferguson ND, Cook DJ, Kanji S, Turgeon AF, Herridge MS, Subramanian S, Lacroix J, Adhikari NK, Scales DC, Fox-Robichaud A, Skrobik Y, Whitlock RP, Green RS, Koo KK, Tanguay T, Magder S, Heyland DK, Canadian Critical Care Trials Group. Higher versus lower blood pressure targets for vasopressor therapy in shock: a multicentre pilot randomized controlled trial. Intensive Care Med. 2016;42:542–50.

[57] Duenser MW, Takala J, Brunauer A, Bakker J. Re-thinking resuscitation: leaving blood pressure cosmetics behind and moving forward to permissive hypotension and a tissue perfusionbased approach. Crit Care. 2013;17(5):326.

3

Guyton at the Bedside
床旁Guyton理论

David Berlin，Vivek Moitra，Jan Bakker 著

江 莹 译

陈 晗 校

从 20 世纪 50 年代开始，Arthur Guyton 及其同事开展了一系列实验，最终形成了一套人体循环的完整模型。该模型收录在他编纂的经典教科书 *Medical Physiology* (《医学生理学》)与 *Cardiac Output and Its Regulation*(《心输出量及其调节》)当中。前者是英语世界最畅销的生理学教科书，后者则对其主题做出了明确的阐述。Guyton 试图在保持其他因素不变的同时操纵某一个循环变量来建立他的模型。该模型在描述小动脉、静脉和心脏功能上最为成功。Guyton 模型的主要局限之处是将循环类比为直流电路，而实际上它表现得更像交流电路。Guyton 的直流电路模型没有考虑交流电路的特征，即动脉系统中的"电容""惯性"和脉搏反射波[1]。大动脉 Windkessel 模型是一种更准确的现代模型，但更加复杂且目前对于床边指导作用甚微。理解 Guyton 循环模型对于现代重症医学实践至关重要。

一、Guyton 模型的构成

Guyton 模型类似于电路，就像长期以来工程师们用于描述液压系统的技术那样。Guyton 模型是一个集成模型，由离散的理想元件组成，这些元件是以串联形式

连接在一起的多个腔室。在 Guyton 模型中，多个液压泵在各个腔室间产生压力梯度，推动血液前进。重要的是，心房和心室只是这些泵中的四个，胸部呼吸肌、四肢骨骼肌和全身静脉平滑肌也在血流和心输出量的产生中起重要作用。一连串的瓣膜有助于保持循环中的压力（梯度）和血液的前向流动。Guyton 模型表明，体循环和肺循环的血管不仅仅是携带血液的管道；相反，他们是受到重要调控的。体循环及肺循环的动脉分支成广泛的细小动脉网，起到了并联电阻的作用；毛细血管则是血液和组织间进行物质交换的部位。Guyton 模型显示局部和中枢因素均会对循环的组成成分进行调节。局部调节的例子是各器官的组织血流主要通过自身的小动脉调控。除此之外，肺小动脉主要受局部气体分压和肺充气程度的调控，而由静脉回流造成的心脏张力变化对心率和心肌收缩力起调节作用。除局部调节外，还有主要由自主神经系统支配的中枢性循环调控。

（一）心脏功能

Guyton 挑战了"心输出量仅由心脏功能决定"的传统观念。为了证明这一点，他通过手术在犬主动脉和下腔静脉之间建立动静脉瘘，并用电信号带动心脏起搏。当动静脉瘘闭合时，增加起搏心率不会增加心输出量。开放动静脉瘘增加静脉回流入心脏的速率，此时心输出量随着心率增快而增加[2]。在 Guyton 模型中，正常心脏就像是一台允许性的自动机，无论有多少容量回流到心脏，它也只是简单地将回流的血液全部泵出。Guyton 证明，通过给狗输血增加静脉回流，心输出量能够提高并维持在升高状态，而不依赖心率的变化[3, 4]。然而从较长的时间跨度来看，心脏在维持循环血容量并保持循环平均充盈压（mean circulatory filling pressure，MCFP，见后文）中起着至关重要的作用[5]。

心脏通过 Frank-Starling 机制增加其收缩力来对静脉回流做出反应，这意味着舒张期牵张能产生更适宜的肌动蛋白 – 肌球蛋白偶联。该机制使左右心室输出量相互匹配，避免血液在任一心室腔内滞留。心脏还通过另外两种机制对静脉回流增加做出反应。首先，对右心房壁内窦房结组织的牵拉能增加其自律性并提高心率。其次，静脉回流刺激心肌牵张感受器，导致心脏的交感神经传入冲动增加。交感神经

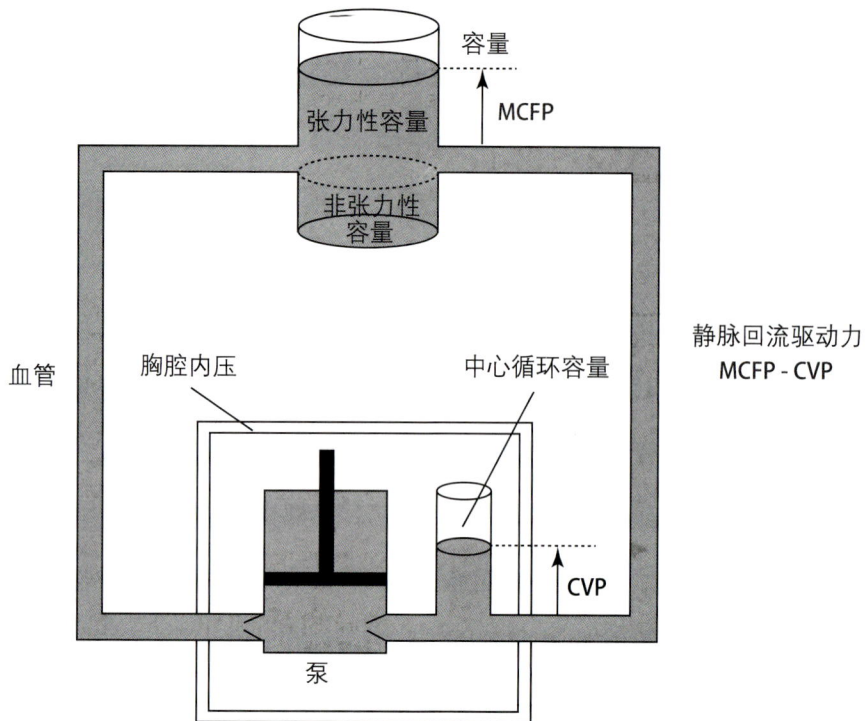

▲ 图 3-3 **基于 Guyton 理论的循环模型** [8]

模型展示了循环衰竭的 3 个主要原因，即血管、泵和容量。循环的驱动压力是静脉回流压力，即循环平均充盈压（MCFP）与中心静脉压（CVP）之差

或外周组织水肿）并增加心肌做功。Guyton 模型显示，心内压增加会导致静脉回流压力差变小。为了维持心输出量，必须通过增加血容量或增加交感神经张力收缩血管来增加 MCFP。这种代偿机制产生的是自我恶化的循环，心腔压力的增加将导致静脉回流驱动压进一步降低。心力衰竭的治疗应包含的是使心腔压力下降多于 MCFP 下降的干预措施（治疗瓣膜病变、正性肌力药、机械支持和利尿）。

（二）肺动脉高压

Guyton 的经典实验揭示了增加肺血管床阻力的效果。随着肺动脉的收缩，右心室后负荷增加，肺动脉压随肺血管阻力升高而升高，而右心房压和血压保持不变。当肺血管阻力增加超过右心室代偿极限时，心输出量下降。心输出量的下降导致体循环血压和肺动脉压的下降。临床上肺血管阻力增加也可能出现肺动脉压下降。然而，随着右心衰竭以及右心腔内血液淤积，右心房压将上升。Guyton 发现输注肾上腺素可以升高代偿的极限。现在我们已经知道肾上腺素对右心室衰竭的益处是由于其正性肌力作用及对全身动脉压和冠状动脉灌注压的提升。外源性儿茶酚胺治疗的患者，其右心室可以耐受更严重的肺血管床梗阻。

（三）心脏压塞

心脏压塞升高右心房压，从而降低静脉回流的压力梯度，并降低心输出量。虽然发现液体复苏可以增加部分患者的心输出量，但绝大部分患者都与 Guyton 模型预测的一样，对补液没有反应[15]。心包压力的释放会导致右心房压迅速下降，有利于静脉回流和心输出量的增加[16]。

三、血管

（一）血管扩张

血管急性扩张期间，虽然动脉血压低，心输出量也会先增加（de Jager–Krogh 现象）[17-19]。当血管持续扩张时，静脉容量的增加引起血液在周围血管淤积，静脉向心脏回流减少。虽然会增加左心室后负荷，但是静脉输液和静脉收缩药物（如儿茶酚胺类缩血管药）可以恢复静脉回流梯度并增加心输出量[20-23]。

（二）血管收缩

强烈的血管收缩，如嗜铬细胞瘤所致者，将引起左心室后负荷增加，损害左心室功能，并影响心脏维持静脉系统充盈与弹性回缩力，进而保持静脉回流的储备功能[1, 5]，从而引起休克[24]。

四、容量

大量失血会降低 MCFP 和静脉回流梯度。因此，若循环系统反射不能恢复静脉回流，心输出量将减少。如果交感神经兴奋性即使达到最高也只能使循环血量保持在非张力性容量，那么心脏输出将会停止。静脉输注液体或缩血管药物可以增加MCFP并恢复心输出量[20, 21]。然而，液体复苏关注的不应该是增加右心房压。在正常情况下，心输出量显著增加时右心房压也没有显著变化[9, 25]。因此，在持续液体复苏期间右心房压显著升高反而提示出现了右心功能障碍[1]。更有甚者，右心房压升高与微循环灌注减少[26]和器官功能障碍有关[10, 27]。由于循环系统反射受损，在诸如脊髓休克或脊髓麻醉等情况下对出血的处置具有挑战性[28]。

五、Guyton 模型的局限性

Guyton 试图在保持其他因素不变的同时操纵某一个循环变量来建立他的模型。该模型在描述小动脉、静脉和心脏功能上最为成功。Guyton 模型的主要局限之处是将循环类比为直流电路，而实际上它表现得更像交流电路。Guyton 的直流电路模型没有考虑交流电路的特征，即动脉系统中的"电容""惯性"和脉搏反射波[1]。大动脉 Windkessel 模型是一种更准确的现代模型，但更加复杂且目前对于床边指导作用甚微。

参 考 文 献

[1] Magder S. Volume and its relationship to cardiac output and venous return. Crit Care. 2016;20:271.

[2] Cowley AW Jr, Guyton AC. Heart rate as a determinant of cardiac output in dogs with arteriovenous fistula. Am J Cardiol. 1971;28:321–5.

[3] Prather JW, Taylor AE, Guyton AC. Effect of blood volume, mean circulatory pressure, and stress relaxation on cardiac output. Am J Phys. 1969;216:467–72.

[4] Guyton AC, Lindsey AW, Kaufmann BN. Effect of mean circulatory filling pressure and

other peripheral circulatory factors on cardiac output. Am J Phys. 1955;180:463–8.

[5] Magder S. Point: the classical Guyton view that mean systemic pressure, right atrial pressure, and venous resistance govern venous return is/is not correct. J Appl Physiol (1985). 2006;101:1523–5.

[6] Berlin DA, Bakker J. Understanding venous return. Intensive Care Med. 2014;40:1564–6.

[7] Guyton AC, Jones CE, Coleman TG. Circulatory physiology; cardiac output and its regulation. Philadelphia: Saunders; 1973.

[8] Magder S, De Varennes B. Clinical death and the measurement of stressed vascular volume. Crit Care Med. 1998;26:1061–4.

[9] Berlin DA, Bakker J. Starling curves and central venous pressure. Crit Care. 2015;19:55.

[10] Marik PE. Iatrogenic salt water drowning and the hazards of a high central venous pressure. Ann Intensive Care. 2014;4:21.

[11] Marik PE, Cavallazzi R. Does the central venous pressure predict fluid responsiveness? An updated meta-analysis and a plea for some common sense. Crit Care Med. 2013;41: 1774–81.

[12] Marik PE, Baram M, Vahid B. Does central venous pressure predict fluid responsiveness? A systematic review of the literature and the tale of seven mares. Chest. 2008;134: 172–8.

[13] Guyton AC, Lindsey AW, Abernathy B, Richardson T. Venous return at various right atrial pressures and the normal venous return curve. Am J Phys. 1957;189:609–15.

[14] Permutt S, Riley S. Hemodynamics of collapsible vessels with tone: the vascular waterfall. J Appl Physiol. 1963;18: 924–32.

[15] Sagrista-Sauleda J, Angel J, Sambola A, Permanyer-Miralda G. Hemodynamic effects of volume expansion in patients with cardiac tamponade. Circulation. 2008;117: 1545–9.

[16] Sagrista-Sauleda J, Angel J, Sambola A, Alguersuari J, Permanyer-Miralda G, Soler-Soler J. Low-pressure cardiac tamponade: clinical and hemodynamic profile. Circulation. 2006;114:945–52.

[17] Krogh A. The regulation of the supply of blood to the right heart. Skan Arch Physiol. 1912;27:227–48.

[18] De Jager S. Experiments and considerations on haemodynamics. J Physiol. 1886;7:130–215.

[19] Tigerstedt C. Zur Kenntnis der von dem linken Herzen herausgetriebenen Blutmenge in ihrer Abhängigkeit von verschiedenen Variabein. Skand Arch Physiol. 1909;22: 115–90.

[20] Persichini R, Silva S, Teboul JL, Jozwiak M, Chemla D, Richard C, Monnet X. Effects of norepinephrine on mean systemic pressure and venous return in human septic shock. Crit Care Med. 2012;40:3146–53.

[21] Cecconi M, Aya HD, Geisen M, Ebm C, Fletcher N, Grounds RM, Rhodes A. Changes in the mean systemic filling pressure during a fluid challenge in postsurgical intensive care patients. Intensive Care Med. 2013;39: 1299–305.

[22] Guyton AC, Lindsey AW, Abernathy B, Langston JB. Mechanism of the increased venous return and cardiac output caused by epinephrine. Am J Phys. 1958;192: 126–30.

[23] Cohn JN, Luria MH. Studies in clinical shock and hypotension. II. Hemodynamic effects of norepinephrine and angiotensin. J Clin Invest. 1965;44:1494–504.

[24] van den Meiracker AH, van den Berg B, de Herder W, Bakker J. Extreme blood pressure oscillations in a patient with a MEN-2a syndrome. J Clin Endocrinol Metab. 2014;99:701–2.

[25] Notarius CF, Levy RD, Tully A, Fitchett D, Magder S. Cardiac versus noncardiac limits to exercise after heart transplantation. Am Heart J. 1998;135:339–48.

[26] Vellinga NA, Ince C, Boerma EC. Elevated central venous pressure is associated with impairment of microcirculatory blood flow in sepsis: a hypothesis generating post hoc analysis. BMC Anesthesiol. 2013;13:17.

[27] Legrand M, Dupuis C, Simon C, Gayat E, Mateo J, Lukaszewicz AC, Payen D. Association between systemic hemodynamics and septic acute kidney injury in critically ill patients: a retrospective observational study. Crit Care. 2013;17:R278.

[28] Shen T, Baker K. Venous return and clinical hemodynamics: how the body works during acute hemorrhage. Adv Physiol Educ. 2015;39:267–71.

Tissue Response to Different Hypoxic Injuries and Its Clinical Relevance

不同缺氧损伤时的组织反应及其临床意义

4

Adriano José Pereira，Eliézer Silva　著

陈　凯　译

陈　晗　校

一、关于组织缺氧的经典认识

大约 23 亿年前，大气中氧气的出现显著改变了生命，这是由于其高度活跃的化学性质相关的毒性所致。然而，在发生结合线粒体的共生现象之后，进化出了一种特殊的原始单细胞生物，代表了地球上真核生物的生命起源[1-3]。

对于缺氧后果的认识，以及在识别危重患者缺氧时进行干预必要性的认识，可追溯到 19 世纪下半叶，这种认识的进步本身就是重症监护历史的一部分[4-7]。

自 1868 年 Pflüger 进行了第一个测量血液中氧含量的实验以来，人们就意识到测量组织中氧输送的重要性。随着血氧饱和度自动测量方法的发展[8]、血红蛋白浓度测定技术的出现[9]，以及之后床边测量心输出量的热稀释法得到验证[10]，从两个维度考虑了氧输送和氧消耗关系——氧含量和血流量（心输出量），从而奠定了估计氧输送和氧消耗关系的基础。

多种适应机制参与了缺氧的即时反应。不论哪种性质的缺氧（低张性缺氧、贫血性缺氧、停滞性或循环性缺氧，以及细胞病性缺氧），都会触发全身协调反应，目的是增加氧向组织的输送。动脉血氧含量取决于血红蛋白水平、血氧饱和度及血

氧分压。因此，对于一个（在某个海拔高度）既定的 FiO_2，血氧含量不会有急剧的改变。对于慢性的低氧暴露（如适应高海拔期间），通过增加促红细胞生成素的生成，同时取决于可利用铁的多少和遗传因素，机体可以刺激骨髓产生更多血红蛋白并增加红细胞压积，以增加动脉氧含量[2]。从这个观点来看❶，急性期全身血流的改变成为满足增加的氧需求或代偿组织缺氧的主要适应机制。这种改变及其机制将在本书的各章节加以讨论。

局部血流动力学方面，器官能够在生理范围之内独立控制自身的血流，称为血流自动调节。实际上，除了血流动力学改变，代谢（低氧、P_aCO_2 升高）和内分泌因素（血管加压素、一氧化氮、血管紧张素）也参与了自动调节，并有助于血流与增加的组织需求相互匹配。此外，不同的器官有不同的氧需求。比如，与大脑相比，肌肉和皮肤更耐受缺氧，仅需要少得多的氧气来维持局部氧消耗（oxygen consumption，VO_2），并形成了不同的局部静脉血氧饱和度（venous oxygen saturation，S_vO_2）。举例阐释这一现象，静息状态时大多数器官摄取 25% ~ 30% 的氧（形成 70% ~ 75% 的局部 S_vO_2），而心脏的氧摄取率正好相反，静息时即为 60% ~ 80%[11]。此外，不同的器官有不同的局部血管阻力，决定了局部的血流。氧需求较低的器官通常摄取较少的氧，表现为较高的血管临界闭合压和较高的局部血管阻力[12]。更多缺氧时微循环变化、组织氧利用率、血管运动张力的细节将在本书其他章节阐述。

二、当适应机制不足以代偿缺氧时

当全身和局部的适应机制无法满足器官各自的需求时，在脑、心脏和肾脏的氧消耗开始受到限制并导致器官功能衰竭之前，机体会尝试从更能耐受缺氧的组织中重新分配血流[13]。这种血流的改变似乎没有在休克中观察到的那样强烈。在临界氧输送的情况下，诸如皮肤、肌肉和肠道等器官具有更高的临界闭合压以及更强烈的

---

❶ 指 FiO_2 和血氧含量不会急性改变，而血红蛋白和红细胞的变化需要一个慢性的过程，也不会急性改变。

肾上腺素能介导的血管收缩（取决于肾上腺素 α 受体的数量），使它们的血流转移至心脏、脑和肾脏等重要器官[14]。

另一个需要考虑的重要方面是不同器官对缺氧有不同的耐受水平。脑细胞不能耐受超过 2～3min 的缺氧，血管平滑肌细胞可以耐受 90min，而指甲可以耐受达数天[15]。在这方面仍有许多问题有待解答，但从高耐缺氧动物身上学到的经验教训能对解答这些问题带来一些启发。在脊椎动物中，鉴于其独特的耐受缺氧的能力，海龟常被称为"兼性厌氧生物"。有些种群能在氮平衡水（不含氧）中生存 3～4 个月，乳酸水平在 150mmol/L 以上[16]。海龟的脑细胞和其他组织具有如此高的低氧耐受性基于两个因素：能够快速检测缺氧（氧感受器），并启动适当的防御机制[17]。防御机制包括激活特殊的信号通路，快速进入一种类似冬眠的改变，包括无氧代谢（效率较低）、抑制兼性需氧细胞活动及消耗 ATP 的离子通道（细胞膜通透性降低）、阻断蛋白合成和水解、"脉冲停止"（spike arrest）（下调大脑突触传递，由腺苷介导），以及抑制 ATP 转化率[18]。这种改变也许具有物种特异性，但某些机制保存得很好，在哺乳动物细胞中也可以观察到类似的现象。氧适应性（oxygen conformance）或缺氧适应性（hypoxic conformance）的概念指的是，某些细胞类型（比如肝细胞）在长时间中度缺氧情况下降低代谢，保持只激活重要的生命活动，以避免致命性缺氧损伤，并在氧正常后恢复正常氧代谢的能力[19]。

另一个影响导致不可逆性缺氧损伤的临界氧含量水平的因素是：既往短暂暴露于中度缺氧。缺氧或缺血预适应是目前公认的提高实验动物全身——尤其是心和脑——对缺氧耐受性的方法[20]。尽管理论上可行，动物实验也很可喜，但对这一概念的临床应用仍很有限。

系统地观察危重疾病的演变，可能在"多器官功能衰竭"（multi-organ failure，MOF）和在高耐受性生物体中的缺氧适应之间建立起一些对应关系。MOF 目前被重新定义为"多器官功能障碍综合征"（multiple organ dysfunction syndrome，MODS），由于组织坏死和凋亡罕见，如果之前没有明显的脏器疾病，存活者的器官功能通常是可以恢复的[21]。从这个观点来看，减少治疗导致的继发性损伤是决定生存的迫切（且时常被忽视）问题。机械通气、过量液体输注、大剂量缩血管及正性肌力药，以及医疗相关的感染或不良事件等引起的损伤，都是导致不良结局的常见例子，即便初始的触发因素（原发病）得到控制也是如此。与当前"黄金时间"规则（多数危重患者应当接受早期治疗）并行，减少治疗导致继发性损伤的概念代表了重症医学领域中一个全新的典范，允许我们重新思考治疗目标和策略。

三、组织和细胞对缺氧的反应：低氧诱导因子

在 20 世纪 90 年代，我们对组织缺氧反应的认识达到了一个新的水平，当时出现了一个重要的标志：Gregg L. Semenza 在研究缺氧状态下红细胞生成素诱导红细胞生成的机制时，发现了低氧诱导因子（hypoxia-inducible factor，HIF）[22]。HIF 是一个碱性多肽 - 螺旋 - 环 - 螺旋 -PAS 异质二聚体，属于 PER-ARNT-SIM 亚家族，受细胞氧张力调节。自此发现以后，越来越多的证据表明它的主要作用不仅在疾病方面，而且存在于许多代谢过程中，如血管生成、胚胎发育、伤口愈合、骨的生长等[23]。

O_2 的稳态基本上取决于对缺氧适应性反应的两个主要调节因子，称为 HIF-1α 及 HIF-2α。在常氧情况下，HIF 亚基稳定，因为它们被脯氨酸羟化酶（prolyl hydroxylases，PHD，活化依赖于氧）羟基化，由 von Hippel-Lindau（VHL）泛素连接酶复合体降解。换言之，缺氧（抑制了 PHD）或丧失功能性 VHL 促进了 HIF-1α 的活化。HIF-1α 与 HIF-1β 亚基形成二聚体，作用于细胞核，在那里它可以发挥其转录作用[24]（图 4-1）。

HIF 其他尚待临床探索的非常重要的作用，在危重症疾病领域中主要是与线粒体功能和炎症相关。对于线粒体功能，HIF 的作用有几个方面：①促进糖酵解能量生成（同时包括转运蛋白和酶）及上调乳酸脱氢酶；②抑制线粒体内 Krebs 循环和氧化磷酸化，减少活性氧（reactive oxygen species，ROS）；③线粒体谷氨酰胺代谢从氧化变成羧基化；④抑制线粒体生物合成；⑤诱导自噬（线粒体选择性自噬）[24]。

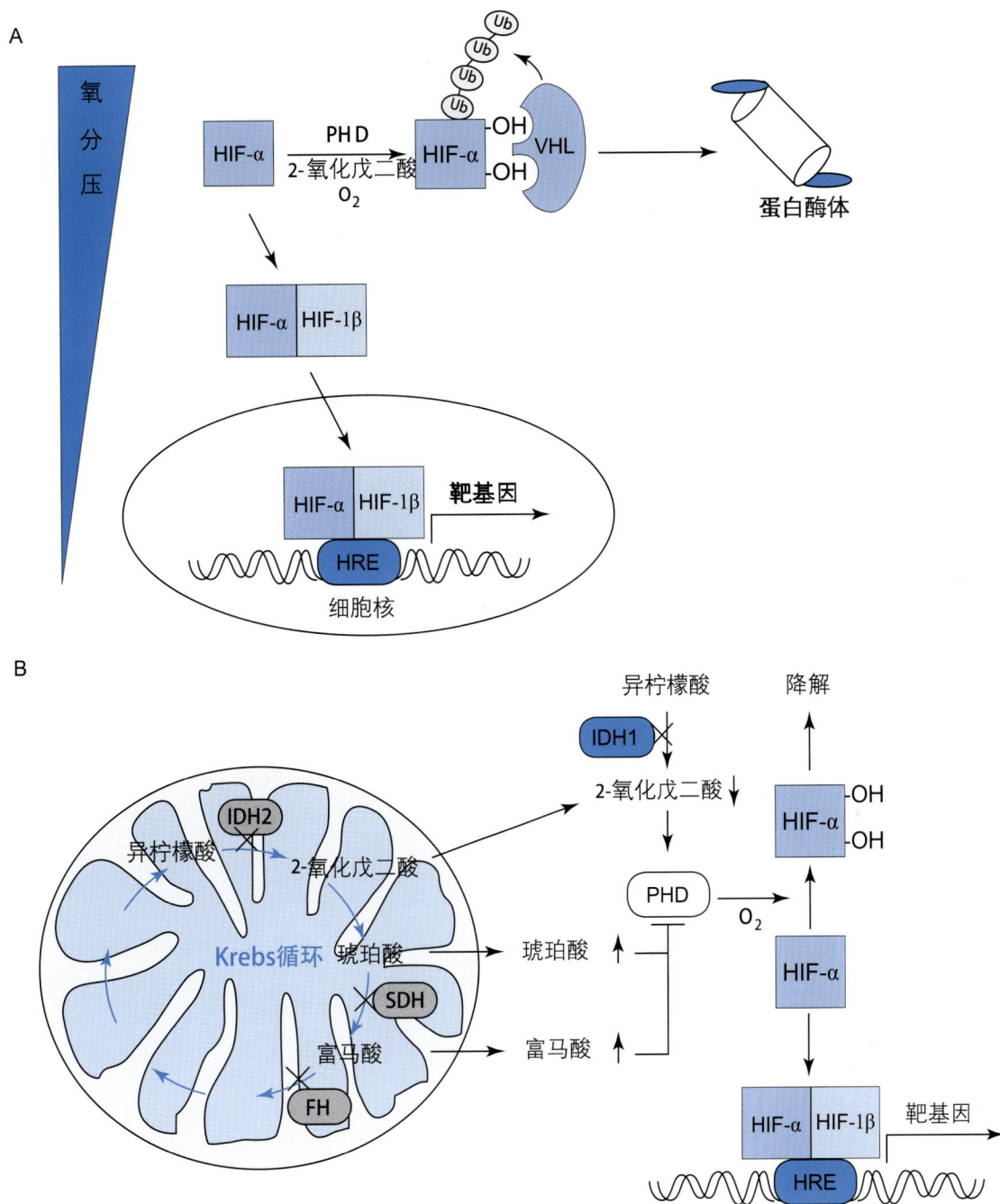

▲ 图 4–1 **HIF–α 亚基的调控**

A. 缺氧诱导因子（HIF）是由受氧调节的 α 亚基（HIF-1α 或 HIF-2α）和一个合成表达 HIF-1β 亚基组成的转录因子。这些亚基一起结合成缺氧反应元件（HRE），介导对缺氧的适应性反应。HIF-α 活化与氧分压直接相关。在常氧条件下，HIF-α 由脯氨酸羟化酶（PHD）羟基化，并由 von Hippel-Linda（VHL）E₃ 泛素连接酶复合体降解。在缺氧条件下，羟基化被抑制，HIF-α 稳定。它与 HIF-1β 形成二聚体，并进入细胞核诱导靶基因转录。B. 由于抑制了 PHD，无论氧分压如何，HIF-α 都能够稳定，被定义为假性缺氧的状态。琥珀酸脱氢酶（SDH）或富马酸水化酶（FH）的改变分别导致了琥珀酸和富马酸的堆积，而异柠檬酸脱氢酶（IDH1 和 IDH2）的改变导致 2- 氧化戊二酸水平降低。琥珀酸和富马酸抑制 PHD，而共同底物 2- 氧化戊二酸水平下降降低了 PHD 的活性。PHD 的低活性导致在常氧条件下 HIF-α 羟基化的比例下降和 HIF-α 的稳定化（引自 Schönenberger MJ，改编自参考文献 [24]，开放获取）

四、不同缺氧机制的特殊性

组织氧输送（oxygen delivery，DO_2）由以下公式定义：

$$DO_2 = CO \times C_aO_2 \times 10$$

$$C_aO_2 = (Hb \times S_aO_2 \times 1.34 \times 0.01^{①}) + (P_aO_2 \times 0.0031)$$

其中，**CO** 为心输出量，**Hb** 为血红蛋白，S_aO_2 为动脉血氧饱和度，P_aO_2 为动脉氧分压。

文献中的缺氧有时是低张性缺氧的同义词，但根据 DO_2 公式，氧输送还与（除氧本身之外的）另外两个因素有关，即血流（心输出量）和血红蛋白水平（载体）。尽管没有达成共识，人们还提出了另一种机制来解释在氧、血红蛋白和血流保持不变，甚至增加的情况下仍出现缺氧的征象：细胞病性缺氧。在危重患者中，这些情况并不经常孤立存在。例如，一名外伤患者合并脾破裂出血，失血性休克时，将出现贫血性和循环性缺氧的混合损伤。感染性休克患者合并肺炎、急性呼吸窘迫综合征（acute respiratory distress syndrome，ARDS）将出现不同程度的低张性缺氧、循环性缺氧，乃至一定程度的细胞病性缺氧。

到目前为止本章节所讨论的适应机制，是来自对活体生物面对进行性减少 DO_2 的观察。通常文献中对 DO_2 减少进行量变的分析，但对于 DO_2 质变的影响仍存在疑问。从数学上讲，有三种不同的方法可以模拟出相似的低 DO_2 值，分别是减少心输出量、血氧饱和度和血红蛋白。相同的低 DO_2 是否会引起整体或局部相同的适应性反应，又或是受所改变因素的影响？已经有与临床相关的、各种特定类型缺氧的动物实验模型，但是关于在这些条件下组织的反应文献很少。以下将结合作者在不同动物缺氧模型中的工作经验对一些例子进行讨论。

（一）低张性缺氧和贫血性缺氧

Stephen M. Cain（得克萨斯州，美国）是首批研究低张性缺氧和贫血性缺氧对

---

① 本章作者的公式中乘以 0.01，代表公式中的 S_aO_2 直接用的是氧饱和度的数字，如 95；其他章节作者用的 S_aO_2 是百分数，如 95%。尊重原著，此处 0.01 予以保留。

生物体影响的研究者之一。低张性缺氧模型用的是吸入空气 – 氮气混合气体（使吸入氧浓度 FiO_2 最低低至 6%）的脾切除的狗。贫血性缺氧则是以控制性失血并输注胶体（使红细胞压积低至 10%）的狗为实验模型。1965 年 Cain 发表的论文是最早的研究之一，研究贫血性和低张性缺氧模型的乳酸生成，提出从氧含量的角度而言，出现血乳酸生成过多的点位在这两种模型间是相似的。并且还提出血乳酸生成过多与氧含量不足导致的肝功能不全有关[25]。在该作者随后更详细的研究中，考虑到贫血性缺氧显著的高动力特性，通过所谓高 P_aO_2 氧输送和低 P_aO_2 氧输送组，研究了 VO_2 的极限。尽管两组间 P_aO_2 不同 ❶，在 VO_2 开始受限之后 [9.8ml/（kg·min）]，贫血性和低张性缺氧组都发现了相同的 DO_2 与 VO_2 间的线性关系（"病理性依赖"）[26]。

20 世纪 80 年代，Shoemaker WC 对低血容量、贫血性和低张性缺氧动物进行了研究，结果表明，所有模型都出现了大循环的代偿。但不同之处在于：贫血组的狗心输出量增加更多，而失血组全身和肺循环阻力增加更多。这项研究有助于当前对 VO_2/DO_2 依赖关系（"氧供依赖现象"）的理解，即除了作为即将发生循环崩溃的标志以外其临床意义有限，只有在濒临死亡的时候才会发生[27]。

总的来说，低张性和贫血性缺氧会导致（至少是暂时性的）高动力代偿。两组可能达到相似的心率，但贫血组的心输出量更高。血液黏度改变有助于降低后负荷，至少部分解释了这一结果。而低张性缺氧通常会诱导肺血管阻力增加（低氧性血管收缩），引起肺动脉嵌顿压（pulmonary artery occlusion pressure，PAOP）降低。

在特定组织的反应中，心肌是研究最多的组织之一。最早的研究可以追溯到 1925 年，证明"缺氧血症（anoxemia）"可改变房室传导时间[28]。来自冠状窦置管狗的早期证据发现，在失血性休克时心脏的代谢底物从游离脂肪酸（free fat acids，FFA）变为乳酸[29]。目前认为，心肌是一种从缺氧反应角度而言完全不典型的组织，心肌细胞不是通过增加氧摄取率（非常有限，因为基础摄取率已经非常高），而是通过改变能量底物，来达到更高的能量效率。

---

❶　事实上，作者的实验包含 3 个实验组：通过血液稀释的贫血模型，贫血模型加 β 受体阻滞药（以阻断循环高动力状态）和低张性缺氧模型。发现当逐步降低氧输送到某一临界值后（通过进一步稀释血液或调低 FiO_2），VO_2 随之降低，两者呈线性关系，并且各组都在相似的 VO_2 临界值之下开始出现病理性依赖。

（二）循环性（或停滞性）缺氧

与 Shoemaker 的研究相似，失血性休克本质上也包含了血流量和血红蛋白的降低，因此很难对每种缺氧因素起到的作用做出论断。少有研究尝试将贫血性因素从低流量因素中分离出来。对缺氧高耐受动物（如海龟）的实验表明，它们耐受低张性缺氧的时间是停滞性缺氧的 14 倍，表明在缺少氧气的情况下，保持血流量非常重要[30]。文献首次报道单纯的停滞性缺氧来自于 20 世纪 50 年代关于其对大脑皮质影响的研究。但直到 70 年代，这种效应才开始在心脏、肝脏和肠道等其他器官，以及整个生物体中得到研究。

对停滞性缺氧的反应主要依赖于血流的再分配。如前所述，器官各异的生理特性（如器官间不同的临界闭合压和肾上腺素能激活程度）使血流再分布到重要器官，同时牺牲了其他更能耐受缺氧的器官。动物实验中，停滞性缺氧通常通过心脏压塞或减少前负荷（阻断下腔静脉）诱导。对麻醉、肌松、机械通气的狗通过心脏压塞诱导休克 30min 后，发现输注酸性溶液（0.3N❶ 的盐酸）能增加氧输送从肌肉（向非肌性组织）的转移，这可能是通过血流再分布和血红蛋白的氧解离曲线右移起作用[31]。停滞性缺氧的另一个重要生理影响是动静脉二氧化碳分压差的变化。有一段时间认为，二氧化碳分压差的增加是缺氧和无氧代谢增加的结果，但对单纯低张性缺氧和缺血性缺氧的比较发现，主要的影响因素是血流量的减少[32]。由于二氧化碳是一种很容易弥散的气体（氧气的 20 倍），使局部流出血液中二氧化碳升高，进而升高静脉二氧化碳浓度并最终使动静脉二氧化碳分压差增大的决定性因素，不是二氧化碳生成过多，而是局部血流量减少。

与贫血性和低张性缺氧相比，尽管心率在不断增加，停滞性缺氧会导致心输出量进行性下降。如果机制是心脏压塞，充盈压力（PAOP 和 CVP）将达到最高值，而在前负荷减少（气囊充气阻断下腔静脉）的情况下则相反。肝血流由于传入血流减少（心输出量减少）和静脉压增加（静脉充血与灌注压降低）而受到双重打击。

还有其他作者曾研究过在停滞性缺氧的基础上，叠加其他干预（内毒素血症或

---

❶　此处 N 相当于 mol/L。

血管活性药物）对机体和组织的影响。在麻醉杂种犬模型中，心脏压塞期间使用多巴酚丁胺能增加 DO_2[33]。尚缺乏该类型缺氧对组织影响的研究。最近，缺氧时的代谢重新引起人们的注意。重要器官，如脑和心脏，在危急状态下可以使用乳酸作为主要、而非次要的能量底物。"乳酸穿梭"理论，最初应用于运动领域，现在可以推广到疾病，主要是危重疾病状态，提出乳酸产生和消耗的网络同时存在于活体生物中，包括细胞、组织和全身水平[34]。该效应是选择性与器官特异性的。停滞性缺氧（其他类型缺氧亦然）可以触发它作为替代的代偿机制。不仅仅是骨骼肌，还有其他器官（如肺）都充当了潜在的乳酸来源[35]。

（三）细胞病性缺氧 /"恶性低氧"

脓毒症是最耐人寻味的危重疾病之一，具有很高的病死率。尽管相关的科学文献每年呈线性增加，但可采用的治疗选择仍局限于抗生素和器官支持。涉及的机制越来越复杂，却尚未得到充分了解。

1997 年，Mitchell Fink 教授提出了"细胞病性缺氧"（cytopathic hypoxia）一词，认为低氧血症、贫血或灌注不足还不足以解释脓毒症的器官功能障碍。这一概念被用于解释在细胞内 PO_2 值正常（或超常）时，ATP 产生减少的情况[36]。随着时间的推移，如今认为细胞病性缺氧相关联的主要机制是线粒体功能障碍[37]。动物实验和一些人类证据表明，线粒体功能障碍可以解释这种特殊的组织缺氧，以及脓毒症时为什么发生 MODS[38]。此外，随着 2000 年正交偏振光谱成像技术（orthogonal polarization spectral，OPS）的应用使床旁微循环监测成为可能，对脓毒症患者器官功能障碍的认识也翻开了新的一页[39]。尽管仍未达成共识，但因为在脓毒症和脓毒性休克期间，几乎没有任何器官出现真正的低氧[40]，而且线粒体功能障碍在脓毒症中真正扮演的角色还没有确定[41]，因此目前"细胞病性缺氧"的名称似乎还是恰当的。

在脓毒症动物实验（腹膜炎模型，因为它比脂多糖或活细菌引起的脓毒症更接近人类脓毒症）中，与其他低氧损伤相比，可以观察到脓毒症动物的心率最高，CO进行性降低（低动力性休克，类似停滞性缺氧），伴有稳定或略有降低的充盈压。

氧摄取率可能是低的、正常的，或是高的（伴有低的混合静脉或中心静脉氧饱和度，主要是在复苏之前）。目前认为混合静脉或中心静脉氧饱和度低与全身缺氧或"恶性缺氧"无关，而是有其他因素在发挥重要作用。冠状静脉窦血（机体内氧含量最低，而且增加血流量是满足心脏代谢需求增加的主要机制）和奇静脉血（主要是在严重的呼吸窘迫和低氧含量情况下）被认为是——至少从理论上讲——低混合静脉或中心静脉血氧饱和度的主要决定因素[42]。人类脓毒症可由于治疗而呈现出完全不同的特征。不同于其他低氧机制，液体复苏、血管收缩药和正性肌力药造成脓毒症的高动力状态。而且有时候组织对低氧的某些正常反应可能发生改变。循环分流就是个例子，在最严重的病例中表现为混合静脉或中心静脉氧饱和度升高。由于组织微循环中无灌注血管比例高、弥散性血管内凝血中微血栓形成，就像短路一样，氧未被充分利用就又回到心脏，并由于大剂量儿茶酚胺和正性肌力药而进一步恶化。经治疗的脓毒症病情的变化是如此明显，甚至可以认为是一个"新患者"，而完全有别于原发的疾病。事实上，已经有大量的证据表明治疗会增加脓毒症患者发病率和死亡率。

五、新概念与思考

（一）低氧和炎症

长期以来在重症医学中，通常出于治疗的目的将危重疾病分为几个不同方面，如血流动力学、氧合、炎症和代谢。而现在我们知道，这些方面都是相互关联的。心源性休克时，血流动力学改变引起炎症，低氧引起心脏能量底物代偿性改变，而缺氧与炎症关系密切，反之亦然。

来自高原反应（表现为细胞因子释放和毛细血管渗漏，引起肺水肿和脑水肿）和器官移植患者（与移植失败或排斥反应密切相关的缺血）的临床证据提示，缺氧与炎症之间存在明确的联系[43]。炎症也可以通过促使代谢需求增加、可利用底物的减少（血栓形成、水肿减少氧的弥散，或与病原体竞争底物）而轻易地导致缺氧[43]。

肠道黏膜通常是低氧的，但在炎症性肠病时，其程度更严重，并可发现 HIF-1α 和 HIF-2α 水平升高[43]。NF-κB 是 Toll 样受体转录信号的一个重要因子（感染时可被细菌激活），可引起细胞因子释放及炎症反应。已经发现 NF-κB 和 HIF 信号通路间的众多关联，即便没有缺氧时也存在（图 4-2）[43]。

HIF 还与适应性和免疫力相关。这是可以预料的，因为许多免疫细胞需要离开血液，并在低氧环境下发挥作用。HIF 对几乎所有免疫细胞的影响都已经被发现[1]。脯氨酸羟化酶（PHD，见前文）被认为是关键的氧感受器，目前正被用作慢性炎症

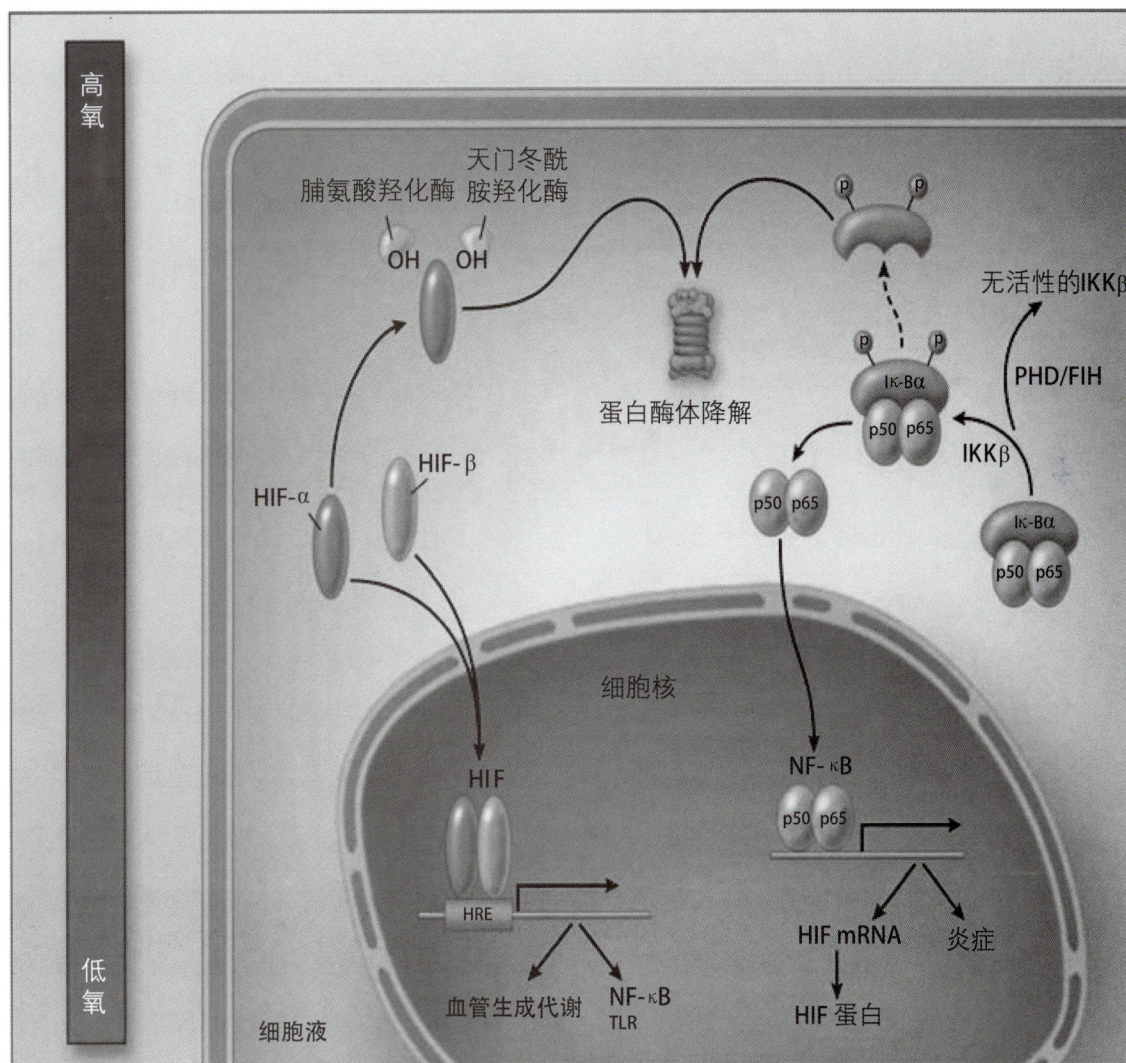

▲ 图 4-2　HIF 和 NF-κB 信号通路分子间相互作用

缺氧条件（左）和静息细胞（右）（改编自参考文献 [43]，开放获取）

和自身免疫性疾病的治疗靶点[1]。

上述这些成分在危重患者中都很常见，然而关于 HIF 在重症医学中作用的研究很少。对 HIF 的作用及其复杂网络的研究才刚刚开始，还有很长的路要走[44]。

（二）肥胖悖论、脂肪组织的缺氧和功能

在这里将举出其他 HIF 与疾病之间联系的例子，并希望能启发重症医学科学家们去发现新的有前景的课题。虽然 2 级和 3 级肥胖与全因死亡率增加密切相关，但 1 级肥胖却与较低的全因死亡率相关，其他疾病的不同亚组也是这样，包括危重疾病[45]。支持这种所谓肥胖悖论的新兴概念是脂肪组织缺氧。有大量证据表明，当脂肪组织量增加时，可能由于毛细血管密度减少和组织总血流量减少而造成组织缺氧[46]。脂肪组织是目前公认的重要内分泌器官，具有非常复杂的功能，而与慢性炎症相关的脂肪组织缺氧，似乎与胰岛素抵抗、2 型糖尿病、代谢综合征和阻塞性睡眠呼吸暂停有关[47]。目前已经发现了多种机制，其中包括线粒体功能障碍。虽然原因不明，但发现肥胖患者脂肪组织中线粒体数量减少，可能与慢性缺氧和 HIF 介导的抑制有关[47]。类似于在严重缺氧损伤前的缺血预处理有助于减轻机体和组织的损伤，脂肪组织缺氧也可能对肥胖患者有所帮助，阐明了这一人群在危重疾病期间预后更好的原因。

（三）允许性低氧

由于高浓度氧对早产儿肺的有害影响，允许性低氧的概念在新生儿机械通气中得到了很好的应用。然而，高氧的作用在成年人中却不是那么明确，重症患者经皮血氧监测在 99% ～ 100% 的并不少见。一方面，考虑子宫内的生命机制和对高海拔的适应；另一方面，考虑氧自由基的产生和氧对组织的毒性，都提示允许性低氧应该是合理的，甚至是有前景的[48]。一项有四个 ICU 病房参与的随机对照研究中，患者机械通气持续时间 ≥ 24h，保持 S_aO_2 波动在 88% ～ 92% 的保守策略与保持 $S_aO_2 \geqslant$ 96% 的治疗策略相比，两者的安全性并无差别[49]。最近的一项保守性氧疗（ 94% ～ 98% 相比于 97% ～ 100% ）的单中心研究，由于主要转归指标发生率过低、

病例纳入存在困难而提前终止，但显示出死亡率是有所下降的 [死亡率：干预组 25 例（11.6%）、对照组 44 例（20.2%），相对危险度 0.57，95% 可信区间 0.37 ～ 0.90；$P = 0.01$][50]。尽管没有定论，但这些结果仍然支持允许性低氧的概念，值得将来进一步研究。

（四）操纵 VO_2

优化 DO_2 仍是目前治疗危重疾病的主要策略。重症科医师总是习惯性考虑如何改善氧的输送，但有时这是不可能的或有害的（如脓毒症合并 MODS）。假如要维持、甚至是暂时减少 VO_2（正如在休眠组织或缺氧高耐受动物中发生的那样），针对"硬币另一面"的治疗策略——如果做得到的话——可能是有用的。有几项研究，基本上是动物实验，已经发现有潜力的新疗法，但在人类医疗中尚未得到充分认识，比如允许性高碳酸血症、硫化氢疗法[51] 和 β_1 受体阻滞药[52]，应该很快会尝试应用于人类医疗中。

（五）楚瓦什红细胞增多症作为寻找新治疗靶点的机遇

楚瓦什红细胞增多症（Chuvash polycythemia，CP）是由常染色体隐性遗传病引起的先天性红细胞增多症，于 1997 年在俄罗斯的中欧地区被发现。这些患者的 HIF 降解功能受损，在没有缺氧时就表现为高水平的 HIF[53]。一项病例对照研究对 5 例该病患者进行了研究[53]，CP 患者有明显的心肺功能异常，运动后出现更严重的肌肉酸中毒、更高的血乳酸水平和运动耐量减少[54]。肌肉活检显示丙酮酸脱氢酶激酶、磷酸果糖激酶和肌肉丙酮酸激酶的转录升高[54]。CP 组的线粒体数量和体积（都是可能受 HIF 活性影响的因素）均与对照组不同。HIF-1 可能会影响细胞色素氧化酶亚基Ⅳ亚型的调控，但上述试验未对其进行研究[54]。

六、当前临床应用的挑战和局限性

组织对不同缺氧损伤的反应仍是一个吸引人的研究领域，尚存在许多问题有待解决。实现临床应用的挑战，部分来自相关知识的欠缺，但也来自于床旁可用技术手段的缺乏。评估组织对缺氧反应相关技术和设备的例子，将在本书的其他章节介绍。

其他的困难与这些知识衍生出的干预措施的应用有关。例如，已经证明缺血预处理是有益的干预，不仅对于冠状动脉疾病，对于其他许多情形也是如此。缺血预处理甚至已经尝试应用于脓毒症（动物实验中在诱导脓毒症之前，对主动脉球囊充气 2min，然后在 4min 内放气，重复 4 次），发现在器官功能（心输出量、肾脏和乳酸）、微循环和存活时间方面有明显更好的转归[53]。尽管如此，预测可能获益的特定情形和患者，甚至让这种高度有创的操作成为可能，仍然是未来需要克服的重大挑战。不过这些困难并非不可战胜，在这个激动人心的领域里，从机制研究到验证治疗方法的临床试验，都还存在着极大的可能。

参 考 文 献

[1] Taylor CT, Doherty G, Fallon PG, Cummins EP. Hypoxia-dependent regulation of inflammatory pathways in immune cells. J Clin Invest. 2016;126(10):3716–24.

[2] Gassmann M, Muckenthaler MU. Adaptation of iron requirement to hypoxic conditions at high altitude. J Appl Physiol. 2015;119(12):1432–40.

[3] Semenza GL. Life with oxygen. Science. 2007;318(5847): 62–4.

[4] Birch SB. Oxygen gas as a therapeutic agent. Br Med J. 1867;1(333):567–8.

[5] Barcroft J. Discussion on the therapeutic uses of oxygen. Proc R Soc Med. 1920;13: 59–68.

[6] Henderson Y. False remedies for carbon monoxide asphyxia. Science. 1933;78(2027): 408–9.

[7] Courville CB. Asphyxia as a consequence of nitrous oxide anesthesia. Medicine. 1936;15: 129.

[8] Krogh A. The spectrocomparator, an apparatus designed for the determination of the percentage saturation of blood with oxygen or carbon monoxide. J Physiol. 1919;52(5):

281–7.

[9] Haldane J. The colorimetric determination of haemoglobin. J Physiol. 1901;26(6):497–504.

[10] Swan HJ, Ganz W, Forrester J, Marcus H, Diamond G, Chonette D. Catheterization of the heart in man with use of a flow-directed balloon-tipped catheter. N Engl J Med. 1970;283(9): 447–51.

[11] Alella A, Williams FL, Bolene-Williams C, Katz LN. Interrelation between cardiac oxygen consumption and coronary blood flow. Am J Phys. 1955;183(3):570–82.

[12] Maas JJ, de Wilde RB, Aarts LP, Pinsky MR, Jansen JR. Determination of vascular waterfall phenomenon by bedside measurement of mean systemic filling pressure and critical closing pressure in the intensive care unit. Anesth Analg. 2012;114(4):803–10.

[13] Dyess DL, Christenberry DP, Peeples GL, Collins JN, Ardell JL, Roberts WS, Tacchi EJ, Powell RW. Organ blood flow redistribution in response to hypoxemia in neonatal piglets. J Investig Surg. 1998;11(6):381–92.

[14] Kato R, Pinsky MR. Personalizing blood pressure management in septic shock. Ann Intensive Care. 2015;5(1):41.

[15] Leach RM, Treacher DF. ABC of oxygen. Oxygen transport—2. Tissue hypoxia. BMJ. 1998;317(7169): 1370–3.

[16] Jackson DC. Hibernating without oxygen: physiological adaptations of the painted turtle. J Physiol. 2002;543(Pt 3):731–7.

[17] Lutz PL, Prentice HM. Sensing and responding to hypoxia, molecular and physiological mechanisms. Integ Compr Biol. 2002;42:463–8.

[18] Hochachka PW, Buck LT, Doll CJ, Land SC. Unifying theory of hypoxia tolerance: molecular/metabolic defense and rescue mechanisms for surviving oxygen lack. Proc Natl Acad Sci U S A. 1996;93:9493–8.

[19] Subramanian RM, Chandel N, Budinger GR, Schumacker PT. Hypoxic conformance of metabolism in primary rat hepatocytes: a model of hepatic hibernation. Hepatology. 2007;45(2): 455–64.

[20] Li S, Hafeez A, Noorulla F, Geng X, Shao G, Ren C, Lu G, Zhao H, Ding Y, Ji X. Precondition-ing in neuroprotection: from hypoxia to ischemia. Prog Neurobiol. 2017;157:

79–91.pii: S0301–0082(15)30071-X.

[21] Mongardon N, Dyson A, Singer M. Is MOF an outcome parameter or a transient, adaptive state in critical illness? Curr Opin Crit Care. 2009;15(5):431–6.

[22] Wang GL, Semenza GL. General involvement of hypoxia-inducible factor 1 in transcriptional response to hypoxia. Proc Natl Acad Sci U S A. 1993;90(9):4304–8.

[23] Semenza GL. Hypoxia-inducible factors in physiology and medicine. Cell. 2012;148(3): 399–408.

[24] Schönenberger MJ, Kovacs WJ. Hypoxia signaling pathways: modulators of oxygen-related organelles. Front Cell Dev Biol. 2015;3:42.

[25] Cain SM. Appearance of excess lactate in anesthetized dogs during anemic and hypoxic hypoxia. Am J Phys. 1965;209(3):604–10.

[26] Cain SM. Oxygen delivery and uptake in dogs during anemic and hypoxic hypoxia. J Appl Physiol. 1977;42(2): 228–34.

[27] Schwartz S, Frantz RA, Shoemaker WC. Sequential hemodynamic and oxygen transport responses in hypovolemia, anemia, and hypoxia. Am J Phys. 1981;241(6):H864–71.

[28] Resnik WH. Observations on the effect of anoxemia on the heart. I. Auriculo-ventricular conduction. J Clin Invest. 1925;2(1):93–115.

[29] Spitzer JJ, Spitzer JA. Myocardial metabolism in dogs during hemorrhagic shock. Am J Phys. 1972;222(1): 101–5.

[30] Belkin DA. Anaerobic brain function: effects of stagnant and anoxic anoxia on persistence of breathing in reptiles. Science. 1968;162(3857):1017–8.

[31] Cain SM, Adams RP. O_2 transport during two forms of stagnant hypoxia following acid and base infusions. J Appl Physiol Respir Environ Exerc Physiol. 1983;54(6): 1518–24.

[32] Vallet B, Teboul JL, Cain S, Curtis S. Venoarterial CO(2) difference during regional ischemic or hypoxic hypoxia. J Appl Physiol (1985). 2000;89(4):1317–21.

[33] Zhang H, Spapen H, Vincent JL. Effects of dobutamine and norepinephrine on oxygen availability in tamponade-induced stagnant hypoxia: a prospective, randomized, controlled study. Crit Care Med. 1994;22(2):299–305.

[34] Brooks GA. Lactate shuttles in nature. Biochem Soc Trans. 2002;30(2):258–64.

[35] De Backer D, Creteur J, Zhang H, Norrenberg M, Vincent JL. Lactate production by the lungs in acute lung injury. Am J Respir Crit Care Med. 1997;156(4 Pt 1):1099–104.

[36] Fink M. Cytopathic hypoxia in sepsis. Acta Anaesthesiol Scand Suppl. 1997;110:87–95.

[37] Fink MP. Bench-to-bedside review: cytopathic hypoxia. Crit Care. 2002;6(6):491–9. Epub 2002 Sep 12.

[38] Brealey D, Brand M, Hargreaves I, Heales S, Land J, Smolenski R, Davies NA, Cooper CE, Singer M. Association between mitochondrial dysfunction and severity and outcome of septic shock. Lancet. 360(9328): 219–23.

[39] Ince C. The microcirculation is the motor of sepsis. Crit Care. 2005;9(Suppl 4):S13–9. Review.

[40] Hotchkiss RS, Rust RS, Dence CS, Wasserman TH, Song SK, Hwang DR, et al. Evaluation of the role of cellular hypoxia in sepsis by the hypoxic marker [18F]fluoromisonidazole. Am J Phys. 1991;261(4 Pt 2):R965–72.

[41] Jeger V, Djafarzadeh S, Jakob SM, Takala J. Mitochondrial function in sepsis. Eur J Clin Investig. 2013;43(5):532–42. https://doi.org/10.1111/eci.12069. Epub 2013 Mar 15.

[42] Gutierrez G. Work of breathing, not dysoxia, as the cause of low central venous blood O2 saturation in sepsis. Crit Care. 2016;20:291. https://doi.org/10.1186/s13054-016-1476-1.

[43] Eltzschig HK, Carmeliet P. Hypoxia and inflammation. N Engl J Med. 2011;364(7): 656–65.

[44] Schumacker PT. Hypoxia-inducible factor-1 (HIF-1). Crit Care Med. 2005;33(12 Suppl):S423–5.

[45] Pickkers P, de Keizer N, Dusseljee J, Weerheijm D, van der Hoeven JG, Peek N. Body mass index is associated with hospital mortality in critically ill patients: an observational cohort study. Crit Care Med. 2013;41(8): 1878–83.

[46] Trayhurn P. Hypoxia and adipose tissue function and dysfunction in obesity. Physiol Rev. 2013;93:1–21.

[47] Ye J. Emerging role of adipose tissue hypoxia in obesity and insulin resistance. Int J Obes. 2009;33:54–66.

[48] Martin DS, Khosravi M, Grocott MP, Mythen MG. Concepts in hypoxia reborn. Crit Care.

2010;14(4):315.

[49] Panwar R, Hardie M, Bellomo R, Barrot L, Eastwood GM, Young PJ, Capellier G, Harrigan PWJ, Bailey M. Conservative versus liberal oxygenation targets for mechanically ventilated patients. A pilot multicenter randomized controlled trial. Am J Respir Crit Care Med. 2016;193(1):43.

[50] Girardis M, Busani S, Damiani E, Donati A, Rinaldi L, Marudi A, Morelli A, Antonelli M, Singer M. Effect of conservative vs conventional oxygen therapy on mortality among patients in an intensive care unit: the oxygen-ICU randomized clinical trial. JAMA. 2016;316(15): 1583–9. https://doi.org/10.1001/jama.2016.11993.

[51] Szabo C. Hydrogen sulphide and its therapeutic potential. Nat Rev Drug Discov. 2007;6(11): 917–35.

[52] Ackland GL, Yao ST, Rudiger A, Dyson A, Stidwill R, Poputnikov D, et al. Cardioprotection, attenuated systemic inflammation, and survival benefit of beta1-adrenoceptor blockade in severe sepsis in rats. Crit Care Med. 2010;38(2):388–94.

[53] Orbegozo Cortés D, Su F, Santacruz C, Hosokawa K, Donadello K, Creteur J, De Backer D, Vincent JL. Ischemic conditioning protects the microcirculation, preserves organ function, and prolongs survival in sepsis. Shock. 2016;45(4):419–27.

[54] Formenti F, Constantin-Teodosiu D, Emmanuel Y, Cheeseman J, Dorrington KL, Edwards LM, Humphreys SM, Lappin TR, McMullin MF, McNamara CJ, Mills W, Murphy JA, O'Connor DF, Percy MJ, Ratcliffe PJ, Smith TG, Treacy M, Frayn KN, Greenhaff PL, Karpe F, Clarke K, Robbins PA. Regulation of human metabolism by hypoxia-inducible factor. Proc Natl Acad Sci U S A. 2010;107(28):12722–7. Epub 2010 Jun 28.

第三部分

全身组织灌注测量

Measuring Tissue Perfusion: Systemic Assessment

5

Cardiac Function(Cardiac Out put and Its Determinants)
心脏功能（心输出量及其决定因素）

Loek P. B. Meijs，Alexander J. G. H. Bindels，Jan Bakker，Michael R. Pinsky　**著**

陈开化 **译**

陈　晗 **校**

　　心血管系统服务于机体的代谢需求，但后者波动巨大且常常无法预测。心血管系统的主要任务是保证新陈代谢旺盛的组织有满足其代谢所需的氧供，因而机体对该系统的控制本质上既复杂也简单。心脏具有中枢泵的功能，以较低的压力在肺循环中及较高的压力在体循环中输送血液，同时为了在灌注最大化的同时尽可能减少组织水肿，心脏还始终保持灌注压在尽可能低的水平。右心、全身静脉回流、肺血流、左心、肺静脉回流及左心射血之间的交互作用很大程度上受细胞内在机制控制，无须外来的控制或反馈。控制静息状态下心输出量的因素同时包括了呼吸作用引起的静脉回流的实时变化（称为心肺交互作用），以及肌肉活动、消化、心理活动等引起的代谢需求改变。综观以往，有关心血管系统调控的综述通常都是从阐述心室泵功能开始的。然而即使心脏功能储备减少，除非是严重的右心或左心衰竭，否则静息心输出量仍能保持稳定。事实上，心脏损伤的评估并非基于心输出量或组织氧供的基线值，而是依据对特定运动负荷（如行走或骑车等）的反应来评估。很显然，重症患者出现循环休克进行床旁治疗时，对心血管功能／功能障碍全面评估、监测与管理的方法必不可少。本章节简要阐述正常及异常状态下的心血管系统生理学。虽然心血管是一个闭合的管道系统，但每个组件都独一无二并与其扮演的特定角色相适应，使得针对性的监测与治疗更具意义。由于组织供氧不足代表了循环功能障碍的终末阶段，理解氧供组成及代谢需求是本章的中心环节。虽然通过增加血红蛋白浓度提高携氧能力及提高氧饱和度等治疗手段可以增加机体的氧输送，但除负面影响外，其影响很有限。针对组织提高血流量、针对全身增加心输出量（cardiac output，CO）才是机体和重症科医师增加氧供、逆转循环休克的主要手段。这构成了大多数血流动力学监测和治疗决策的基础。

一、心血管生理学

正常情况下，CO 的主要决定因素是组织代谢需求，直接随全身氧消耗而变化。然而在应激状态下，如存在血容量减少、心室功能受损或血流梗阻时，其他因素变成了 CO 的主要决定因素。这时候，心脏只能泵出它所接收的血液。因此，全身至心脏的静脉回流（venous return，VR）必然是 CO 的决定因素。它本身是静脉回流所产生压力的函数，该压力称为体循环平均充盈压（mean systemic filling pressure，P_{ms}）。全身循环血容量、外周血管舒缩张力及血流分布都与 P_{ms} 有着复杂的联系，稍后会详加阐述。对心脏而言，每一次心搏的搏出量都是以下变量的函数：舒张期进入心室的血流量，即前负荷；心脏跳动的频率，即心率；阻碍心脏射血的动脉压力，即后负荷；心肌细胞根据前负荷变化而改变收缩力量的内在能力，即变力性；舒张期主动松弛的能力，即舒张性；以及根据心率改变内在收缩力的能力，即时变性。心脏功能的其他决定因素包括心脏构造和几何形状，如心壁厚度、心脏大小、心腔形状及心肌收缩与舒张的整体同步性[1]。

（一）静脉回流

静脉系统的主要功能是充当毛细血管血液引流的低压贮器及驱动血液回流至右心室的上游贮器[2, 3]。心血管系统可以人为地划分为体循环和肺循环，分别占总血容量的 80% 及 20%。体循环中，血容量大部分由小静脉与微小静脉构成（最高可达 75%）。不过这部分血容量的多少受到血流分配的影响。内脏循环的代谢需求增加时，如用餐后，会有更多的血液留在内脏循环，这是由于所有门静脉的血流在进入体循环静脉之前都必须经过肝脏，受到肝实质阻力的影响。静息状态下，内脏静脉床约储存静脉系统 1/3 的血容量[3]。因此，静脉系统扮演容量储存器的角色，动脉系统则扮演高压管路的角色。肺循环却相当不一样，尽管肺循环容量仅占总血容量的一小部分，但它却以低得多的压力承载着与体循环完全相同的 CO。保持低压的理由有两个：首先，右心房压（P_{ra}）是静脉回流的阻力，保持右心房压总是小于或等于零，从而提供最大的静脉回流的驱动压力。其次，肺脏的主要功能是在肺毛细血管和肺泡之间交换氧气和二氧化碳，尽可能降低肺毛细血管压力和基础肺血管阻力，能最大限度减少肺部渗出，从而使肺泡－血流接触面积最大化，同时使局部肺血管低氧性收缩以匹配肺血流与肺泡内氧气的能力最大化，使气体交换最优化。

直至最近，多数心脏病学家与重症科医师才严格从心室泵功能的角度来考虑心血管调节。事实上，大多数对 CO 影响因素的认识是它仅受左心室功能的调节[2, 4]。然而，如前所述，稳态下心脏仅泵出脉管系统回流的血液，而循环只能接收心脏泵出的血液。因此 CO 必然等于静脉回流量，心脏总能准确地将静脉回流的血液泵出。正如 50 多年前 Guyton 等提到的那样，静脉回心血量是 CO 最主要的决定因素[4-10]。根据 Guyton 的理论，静脉回心血量是决定 CO 的核心因素，而心功能对 CO 产生影响的唯一途径是心脏无法将回流的血液泵出，于是 CO 减少，同时导致右心房压升高。然而这一理论过分简化了心血管生理学。Beard 等质疑了 Guyton 关于循环的观点[11]。他们认为并非右心房压，而是流量本身（即 CO），才是体循环真正的自变量——Guyton 使用人工转速泵维持流量的事实印证了这一点。随后他利用类似 Starling 阻力器的软管改变右心房的流入量，而 Grodins 等在没有使用 Starling 阻力器的条件下，也重复了 Guyton 实验，确认了转速可变的泵（即 CO）才是自变量[12]。然而这依然忽略了以下事实，即静脉回流仍然是为心脏提供血液的关键。真相可能位于静脉回流与左心室收缩力之间的某个平衡点，多数情况下该点偏向静脉回流占主导那一侧，而在严重的左心室收缩性或舒张性心力衰竭时，则是心脏功能占主导地位。

纯粹从物理角度看，影响静脉回流的两个主要因素是：静脉回流的压力梯度——即 P_{ms} 与右心房压间的压力差，以及静脉回流阻力（resistance to venous return，RVR）、张力容量（stressed volume，V_s）与非张力容量（unstressed volume，V_o）。这些概念都会在下文一一介绍。

（二）体循环平均充盈压

早在 19 世纪 90 年代，Bayliss 和 Starling 就观察到，如果血液停止流动，动脉压会下降而静脉压会上升，直至达到平衡。该平衡压力即所谓的体循环平均充盈压（P_{ms}）。此外，由于循环停止或泵功能丧失时 P_{ms} 在动脉和静脉内均仍可测得 [13]，因此推断 P_{ms} 是整个循环的平均压力，而不受平均动脉压（mean arterial pressure，MAP）的影响。由于循环停止时 P_{ms} 既不升高也不降低，故推测该压力与心脏功能无关。Bayliss、Starling 及 Guyton 等研究中，估测犬的 P_{ms} 只有 $7 \pm 2mmHg$（均数 ± 标准差）。P_{ms} 低于毛细血管压，几乎等于门静脉压，高于右心房压。这种压力梯度可能具有进化上的重要性，通过静脉代偿维持静脉回流能够对抗重力作用所致的直立性低血压。静脉反射性收缩在该机制中起着关键作用，否则，从仰卧位到站立位，人会晕倒。此外，由于静脉能容纳的容量更多，允许静脉压在循环停止时仅略有升高，P_{ms} 的测量点必然位于静脉一侧。P_{ms} 被认为是静脉回流的上游压力，由于动脉的收缩动脉内血液的压力要略高于 P_{ms} [14]。随后，Guyton 等在一系列实验中进一步完善了这一理论，构成了我们所理解的循环基础。这些实验方法已另有详细描述 [7-10]。简单来说，就是对麻醉后的狗开胸，通过插入动脉系统和静脉系统的导管，测量动脉压与右心房压。在右心房插入一根特殊的导管，通过外部的可变速推进泵将血液泵入。用流量计测量血流量，血液通过 Starling 阻力器最终重新导向肺动脉，从而始终保持所有的静脉回流量都能够被输送到肺循环。该系统替代了右心室，称为右心旁路装置。通过升高或降低血管泵的流入位置改变 P_{ms}，从而使右心房压在很低的负值（-15mmHg）到很高的正值（+20mmHg）间变化。在不同的实验中对各种类型的循环停止、反射消失、使用血管加压药、不同麻醉方式和血流动力学状态（液体复苏、低血容量、分布性休克）等情况进行了模拟。在此基础上，对静脉回流系统控制的统一理解得以发展。

正常血容量、稳定的犬的 P_{ms} 值为 7 ～ 12mmHg。然而正如预期的那样，P_{ms} 值随着生理应激的改变而出现大幅且迅速的变化。例如，缓慢增加肾上腺素注射剂量可导致 P_{ms} 增至 16mmHg；通过收缩肺动脉使心跳停止，无血流 P_{ms} 可升至 13mmHg。静脉输液导致 P_{ms} 升高，与总的液体输注量成正比，这与血管容量在生理范围内呈线性的假设相一致。更重要的是，大剂量的液体输注将升高右心房压、P_{ms} 及 CO，但 P_{ms} 的增加大于右心房压，因此静脉回流的压力梯度（即 P_{ms}-P_{ra}）的增加与 CO 的增加成比例 [7-10]。

动静脉系统的顺应性与阻力明显不同，反映了它们各自在维持血流方面的需要。静脉系统的顺应性比动脉系统高 30 倍，而阻力是动脉系统的 1/40。内脏循环接受 CO 的约 20%，最多可以占到总血容量的 30%。静脉系统的顺应性高，血容量变化引起静脉跨壁压的改变相对较小。静脉能够接受大量血液而仅带来 P_{ms} 很小的变化。事实上，稳定患者大剂量的液体输注并不能增加 CO 和 P_{ms}，因为这些液体会被分配进入扩张的容量血管床，直至通过肾小球滤过率增加、尿量增多而排出体外。通过这种方式，静脉系统充当了血液的贮器，在无须增加 CO 时适应血容量的巨大变化。静脉容量 ❶（venous capacity）是指在特定的扩张压力下，静脉（或静脉系统）含有的血容量 [3]。血管容量（vascular capacitance）是总血容量（total blood volume）与扩张力之间的关系，而血管顺应性则是血容量变化值与 P_{ms} 变化值之间的关系。血容量与 P_{ms} 之间的关系并不恒定，而是血容量、各血管床的血液分布及血管张力的函数。塌陷的静脉在扩张过程中能够先扩张一定的体积而不对扩张产生阻力。静脉从塌陷向扩张变化时，形态的改变首先会经过一个这样的区域——容量的增加不会带来任何可测量的充盈压变化。产生任何可测量的 P_{ms} 升高之前，扩张静脉容量血管所需的血容量称为非张力容量（V_o）。通常情况下总循环血量的 60% ～ 70% 处在非张力状态。如果血管内容量超过此水平，随着静脉对进一步扩张

---

❶ 在中文语境下，容量一词其实有两层含义，即装了多少（对应英文的 volume）和能装多少（对应英文的 capacity），通常所说的容量指前者。本章中某些内容涉及了后一种解读，在可能引起误解处我们给出了英文原文以便读者理解。

产生阻力，P_{ms} 就会增加。超过非张力性容量的血容量称为张力性容量（V_s），它阐明了血容量变化与 P_{ms} 之间的关系 [14]。因此，容量血管既有非张力容量，也有张力性容量。重要的是，静脉循环中非张力性容量潜力的绝对值超过了总循环血量。血管最大化扩张时，P_{ms}、静脉回流及 CO 都将降为零。这就是血管迷走性晕厥时一过性发生的情况。

出于生理学定义的目的，接下来我们作出如下定义。

• 血管顺应性定义为血容量变化与 P_{ms} 变化的比值（$\Delta V/\Delta P_{ms}$）。正常生理范围内的多数情况下，血管顺应性是线性的。

• 血管可扩张性 / 顺应性是指单位压力变化后容量改变的多少（$\Delta V/\Delta P$）。

• 静态血管弹性阻力是顺应性的倒数：$\Delta P/\Delta V =$ 斜率。

• 非张力容量（V_o）是指血管内不引起 P_{ms} 变化的血容量。活体血管床存在一定程度的扩张压力，无法达到 0 扩张压的状态，因此无法测量 V_o。而作为替代，出于临床及动物实验的目的，测量张力容量（V_s）是可能的。

• 张力容量（V_s）是指 V_o 之上的容量，它产生血管内（及血管因而扩张）的压力，从而反映上游驱动压。计算公式为 P_{ms} 乘以顺应性（$V_s = C \times P_{ms}$）。V_o 可以通过总血容量（total blood volume，TBV）减去张力容量来进行计算，即 $V_o = TBV - V_s$[2–10, 14]。

• 血管容量（vascular capacitance）体现了循环总血量与 P_{ms} 的关系，多数情况下变异很大，临床意义较小。

个体有两种方法可以增加 CO 以适应代谢的需求。其一，通过将高容量血管内的血流——如内脏血流，转移至非张力容量低的循环中——如肌肉血管床，从而降低非张力容量；其二，通过增加静脉系统平行回流管道的数量，或扩张大静脉阻力血管（如腔静脉），降低静脉回流阻力。事实上，两者是同时进行的。动脉血管收缩，减少内脏循环血流，非张力容量减少，同时诸如下腔静脉在内的大静脉发生扩张。

几个临床实例说明了这种动态交互作用。非特异性动脉收缩将导致动脉血流减少，从而减少静脉血容量，降低 CO，正常成人输注去氧肾上腺素可见到此效应。注射去甲肾上腺素同时增加动脉张力及心脏收缩力，结果是原本蓄积在中央池的血液射出增多，CO 增加，同时产生与去氧肾上腺素相同的增加动脉血压的作用 ❶。心力衰竭时 CO 降低，右心房压升高，静脉回流减少，血液蓄积在静脉贮器中，增加了静脉压力和外周组织水肿的形成。单一的左心衰竭导致前向血流减少，压力感受器诱发反射性血管收缩，会导致左心室后负荷进一步增加，阻碍左心室射血。假如后向衰竭影响了右心室功能，右心房压也同时升高。与此同时，交感张力升高增加了静脉张力，非张力容量减少，P_{ms} 增加。如果降低左心室后负荷能维持较低的右心房压，CO 不会减少甚至可能增加。通过反射或交感神经刺激导致的平滑肌运动引起容量血管积极响应，将导致静脉压力 / 容积比值（即顺应性）的变化。交感神经张力增加时，非张力容量减少，在循环血量不变的情况下增加了 P_{ms}。这一动态过程使代谢需求迅速增加，比如突然剧烈活动时，维持 CO 的主要机制 [14]。

（三）静脉的回流压力

静脉回流的一个重要概念是净驱动压，估测方法为上游压力（P_{ms}）减去右心房压，常称为静脉回流驱动压（driving pressure for venous return，P_{vr}）。稳态 CO 由前负荷、心率、内在收缩力和后负荷等因素决定。从这个角度看，心功能调节静脉回流的唯一方法是改变右心房压，进而改变 P_{vr}。右心房压代表静脉回流的下游压力，P_{ms} 则为上游压力 [2-4]。受 Bressack 等的启发，Funk 等最近指出 P_{vr} 可以根据张力容量值推算得出，反之，总血容量减去张力容量再除以系统顺应性可得出

$$P_{ms}：P_{ms} = （V_{total} - V_s）/C$$

上式由 Hagen-Poiseuille 公式 $Q = P_1 - P_2 / R$ 推导得出，其中 Q 代表流速，P_1 代表上游压力，P_2 代表下游压力，R 为流动阻力。

血管舒缩作用、儿茶酚胺反应、输液、失血、自主神经张力改变或内 / 外源性血管活性物质等均可改变血管顺应性和张力容量 [2]。可以通过改变 P_{ms}（影响张力容量）、右心房压（作为心室收缩储备的度量）或 RVR 来改变静脉回流。因此静脉回流计算公式为 VR=（$P_{ms} - P_{ra}$）/RVR [14]。

---

❶ 两种药物都引起血压升高，CO 的变化却是相反的，这也再一次提醒我们，血压不等于 CO，两者间还隔着动脉张力、心肌收缩力等因素。

（四）静脉回流阻力

对于动脉血管阻力和静脉回流阻力，流体阻力都很重要，可依据血管管道和血流特性使用多种方法计算。泊肃叶（Poiseuille）定律指出，压力沿一定长度血管的下降幅度是血管长度（1）、π 和血液黏度（η）的函数，且与血管半径（r）负相关，最终得出了以下公式：

$$R = 8\eta l/\pi r^4$$

血容量再分布的净变化与静脉阻力的变化一致。因为容积的变化与血管半径的二次方相关，而血管阻力的变化与半径的四次方相关。小静脉和微小静脉虽然半径较小，但与（半径）更大的腔静脉和大静脉相比，其总横截面积非常大，是优良的贮器。此外，半径较大的腔静脉和大静脉的主要功能是通道，根据阻力方程，它们占了静脉阻力的绝大多数。而且血管床的流速很大程度上决定了静脉回流阻力。具体而言，血流缓慢的冗长血管床，比血流快速的短小血管床具有更高的静脉阻力。当一定比例的静脉血管出现直径缩小时，血流的阻力增加受平均半径 4 次方的影响。阻力的增加将导致血流的减少，但会引起上游压力（P_{ms}）增加、静脉血液瘀滞及外周组织水肿（图 5-1）[14]。

另一个影响静脉回流阻力的因素是呼吸。通常情况下，右心房压高于胸腔压，并充当阻碍静脉回流的下游压力。而自主吸气时，胸腔内压力变为负值并传导至右心。右心房压逐渐降低至低于大气压时，大气压将成为阻碍静脉回流的主要下游压力。用力吸气时，静脉压及右心房压最终低于大气压，导致静脉塌陷，尽管静脉回流驱动压继续增加，静脉塌陷限制了血液回流的进一步增加。该现象在自主呼气时将得到逆转 [14]。下游压力不能降至负值，因为静脉在进入胸腔时，当外部组织压力超过血管内压静脉会发生塌陷 [7-10]。Guyton 认为，由于血管的顺应性，P_{ms} 上升时血管阻力仅有小幅的下降。重要的是，活体中右心房压不可能增加到大于 P_{ms} 的程度，否则循环会完全停止。在理想的情况下，当循环停止、静脉回流为零时，右心房压与 P_{ms} 也相等。因此，如果能在反射性血管收缩或代谢诱导的血管扩张之前，测量无血流状态下的右心房压，就可以准确估算 P_{ms}。Guyton 在实验中血流停止后，在 3s 内迅速将血液从动脉泵入静脉，测量动脉与静脉压力之间的平衡压力。此外，P_{ms} 代表了右心房压可能值的上限 [7-10]。最新的技术表明，等待约 20s 后，仍可从静脉压准确估算 P_{ms}（详见下文）。

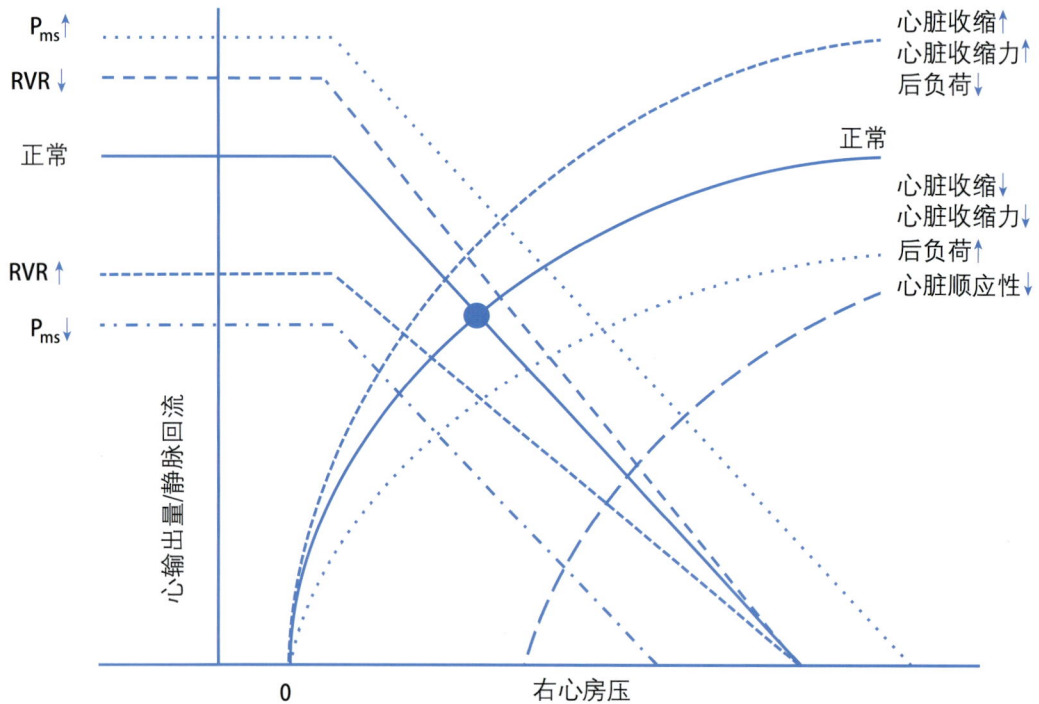

▲ 图 5-1　Guyton 等阐述的静脉回流与心输出量（CO）的整合曲线

流量显示在 Y 轴，右心房压显示在 X 轴。标记为"正常"的实线表示稳态下的静脉回流和 CO 曲线。两条曲线的交点（黑点）表示 CO 和静脉回流的最佳结合点（平衡点）。体循环平均充盈压（P_{ms}）增加时（上方的点虚线），静脉回流曲线向上移动，交点随之沿 CO 曲线向上移动，达到具有更高 CO 的新平衡。P_{ms} 降低时（最下方点划线）情况则相反，以较低的 CO 为代价达到新的平衡。斜率代表静脉回流阻力（RVR）的变化。RVR 增加会限制静脉回流，降低曲线的斜率，但不会改变 P_{ms}（短虚线）。相反，RVR 降低会增加斜率（长虚线）。通过刺激心肌收缩力、使用正性肌力药或降低心室后负荷，CO 的斜率会发生改变，导致 CO 增加。当心肌收缩力下降、正性肌力药剂量降低或心室后负荷增加时，会出现相反的效果。当心脏顺应性下降时（如缺血、舒张功能障碍），CO 曲线沿 X 轴向右移动，代表舒张期充盈压更高，代价是相同充盈压下 CO 减少，右心房压及 P_{ms} 均升高

动脉血流减少（例如通过增加动脉阻力或钳夹主动脉）会导致静脉系统容量减少 ❶，血液从静脉系统转移至心脏，可以一过性增加静脉回流和 CO。

静脉顺应性是静脉系统中某一静脉膨胀压变化与血容量变化间的关系。静脉

---

❶ 随后通过反射性血管收缩。

顺应性反映了静脉压力与血容量变化的关系，而静脉容量（venous capacity）是产生一定 P_{ms} 的总血容量的静态量度。有效循环血量的增加可以通过降低血管容量（capacity）或顺应性，或同时降低两者来实现。例如，静脉收缩药（如 α 肾上腺素受体激动药）通过降低静脉容量来减少非张力容量，而不改变静脉顺应性[3]。静脉回流阻力用以下公式表示 ❶：

$$RVR = R_v + R_aC_a/C_t$$

其中，R_v 是静脉阻力，R_a 是动脉阻力，C_a 是动脉血容量，C_t 是总血容量[11]。

二、体循环平均充盈压与心输出量的结合

CO 与 P_{ms} 之间的关系复杂。P_{ms} 是一个变量而不是参数，取决于血容量、血管顺应性和张力 / 非张力容量。之前的研究发现，P_{ms} 每增加 1mmHg，相当于血容量改变 4%[2, 14]。CO 还进一步取决于心肌收缩力、心率和舒张期充盈（受 P_{ms} 和静脉阻力的影响）。Guyton 等将 CO 曲线与静脉回流曲线结合来体现它们是如何关联的（图 5-1）[7-10]。

三、P_{ms} 测量的临床应用

基于对上述 P_{ms} 决定因素的理解，床旁有多种方法可以测量 P_{ms}。从逻辑上讲，Guyton 等提出的建立右心旁路系统，并在瞬间停流条件下测量血管平衡压力是最准确的手段。但除了心血管手术体外循环心肺转流的条件下，该手段在临床上并不可行。

此外，停流期间测量的 P_{ms} 与停流前测得的右心房压无关，这会干扰对静脉

---

❶　关于该公式的推导，可参见 Beard DA, Feigl EO: Understanding Guyton's venous return curves. *Am J Physiol Heart Circ Physiol* 2011; 301:H629-633。该文献末的附件中有对数学方法的详细说明。

回流阻力的理解[15]。1984 年，Pinsky 通过增加正压通气逐步升高胸腔内压，可导致右心房压升高而不影响 P_{ms}。根据静脉回流曲线概念（图 5-1），并基于小潮气量通气期间（潮气量< 10ml/kg），右心室每搏输出量（right ventricular stroke volume，SV_{RV}）等于静脉回流的假设，绘制 SV_{RV} 与右心房压的散点图（右心房压为 X 轴），得到斜率为负的回归线，斜率等于静脉回流阻力，SV_{RV} 在 X 轴的上呈正值的截距约等于 P_{ms}[16]。Maas 等将 Versprille 和 Jansen 于 1985 年在动物身上验证过的老技术[17]应用于人体测量 P_{ms}。分别实施气道平台压为 0cmH_2O、2.5cmH_2O、5cmH_2O、7.5cmH_2O 及 10cmH_2O 的吸气末暂停 10 ～ 15s，使右心房压升高。同时通过微创动脉脉搏压力波形分析测量 CO 的同步下降。右心房压与 CO 结合描绘成静脉回流曲线，延长曲线至 CO 为 0 时，可以得到很接近 P_{ms} 的近似值[18, 19]。如果吸气暂停时间再长一点（如 20s），由于压力感受器响应太慢不能改变动脉张力，吸气暂停造成的 CO 减少与动脉压的下降间存在相关关系。因为测量右心房压和 MAP 时的 CO 是一样的，可以描绘出类似右心房压 –CO 图的 MAP-CO 图。MAP–CO 图中，流量为零并非止于 P_{ms}，而是在远高于 P_{ms} 的压力，反映了动脉临界闭合压，也称为血管瀑布。Schipke 等对正在接受心律转复器 / 除颤仪植入手术的患者测量了动脉及静脉压，患者因心室颤动 / 除颤出现血流停止。虽然这与 Guyton 的实验相似，却没能实现压力平衡，可能是由于循环停止尚短暂，因而动脉临界闭合压仍在起作用[20]。往前更进一步，Repesse 等测量了 ICU 死亡患者循环停止 1min 后的静脉和动脉压力。1min 时 P_{ms} 为 12.8 ± 5.6mmHg，而与患者特征无关[21]。最近 Pinsky 和 Maas 小组分析了不同的床旁人体 P_{ms} 测量方法[18]。根据 Anderson 的假设，外周动脉或静脉血流停止状态下的血管内压力可用作 P_{ms} 的近似值。Maas 小组将前臂动脉和静脉血流短暂停止时的平衡压力（P_{arm}）同吸气末暂停法测得的 P_{ms}，以及由 Parkin 和 Leaning 最近研发的、整合了 Guyton 方法的计算机算法获得的 P_{ms}，三者进行了比较。后者假设动脉的总阻力比静脉大 40 倍，顺应性比静脉小 20 倍。如果知道右心房压、MAP 及 CO，就很容易计算出 P_{ms}，该值称为 P_{ms} 模拟值（P_{ms} analogue，P_{msa}）。虽然其临床意义仍在研究中，但就临床上如何用创伤最小的方法估计 P_{ms} 它算是一个很好的范例[22–26]。

Maas 等发现 P_{arm} 与通过吸气末暂停测量的 P_{ms} 相关性很好，但 P_{msa} 存在系统性偏差，可以通过将 P_{msa} 除以 0.7 加以校正。随后他们比较了通过被动抬腿试验和容量输注造成容量状态变化时的 P_{ms}、P_{arm} 与 P_{msa}，发现三种 P_{ms} 测量值都能可靠追踪有效循环血量的变化。Cecconi 等使用利用该方法估测的 P_{msa} 来评价术后患者 P_{ms} 和 P_{vr} 对容量复苏的反应性。他们发现，所有的快速补液都会增加 P_{msa}，但只有存在容量反应性的患者（定义为 CO 增加大于 15%），P_{vr} 才会增加。没有容量反应性的患者，右心房压与 P_{msa} 成比例增加。因此，如果患者接受快速补液后右心房压升高，需停止快速补液并重新评估，因为患者可能没有容量反应性[27]。接受研究的另一项技术是血管停流平衡法。如果同一手臂同时测量外周静脉和动脉的压力，血压袖带快速充气至高于动脉收缩压，可以看到静脉和动脉压在大约 20s 后数值趋于一致，确切反映了 P_{ms} 及其随液体负荷的变化。该停流方法可以仅使用桡动脉压力导管测量。综上所述，有好几种方法可以用于床旁评估 P_{ms}。最近的临床研究表明，P_{ms}、P_{vr} 及 RVR 的变化可以在心外科术后应用去甲肾上腺素提高 MAP 的患者，以及脓毒症去甲肾上腺素撤退期的患者中方便地实施和测量，且符合 Guyton 的生理学原理[19, 21]。

四、心脏生理学

（一）心房生理学概论

心房有五种主要功能。第一，如前所述，主要功能是血液贮器。第二，在心室收缩前心房收缩优化血液排空，将血液输送至心室（心房驱血）。第三，房室瓣打开后，作为通道将血液沿着压力梯度传递到心室。第四，作为血容量感受器，在心房壁牵张增加时释放心房利钠肽，增加利尿，有助于恢复正常的血管内容量状态。第五，含有传入纤维的受体，可以对静脉回流的增加产生应答（脑桥反射）[28, 29]。

受 Starling、Mitchell、Sarnoff 和 Guyton 实验的启发，Anderson 在多项实验中研究了他所谓的"心脏作为泵的机械属性"[5, 13, 30]。在杂种狗中采用相似的体外循环设计，分别使用抽吸泵和非抽吸泵，发现抽吸泵的输出取决于泵的速率，而非抽吸泵的输出则更依赖于外部（相当于心脏外的）因素，如回到心脏的血流速度。在非抽吸泵模型中改变泵速仅改变了每搏输出量而不改变总的（心脏）输出量。夹管试验证实，心房作为（可扩张的）贮器，可以避免在房室瓣关闭时血流停止。Anderson 得出结论，由于心脏是非抽吸的、连续流入的（指心房）、间歇流出的泵，心房在静息时更多是作为通路，而在运动时则充当了补充泵[5]。如果没有心房，则血液需要 4 倍的流入压（静脉压）才能达到心脏，但心房收缩对血流从心房到心室的传递只起到最多 15%～25% 的贡献，许多研究都证实了这一点[13, 28, 31]。此外，窦性心律时的心房更有效率，因为当静脉在充盈时心房没有收缩，且在心室收缩时心房的流入也不会受到干扰——即心房仍保持充分的可扩张性。即使在心房收缩期间，其腔室也不会缩小到增加静脉阻力的程度。值得注意的是，心房从不会达到负压，因此认为它是非抽吸泵。相反，在房颤和房扑时，心房舒张受限，静脉回流受阻。这证实了心房射血对 CO 的影响并不起关键作用，而是更多地作为贮器和通道，该功能在房性（快速性）心律失常时将会减弱。

（二）右心房

右心房压不应被视为决定 CO 的独立变量，它与右心室功能、张力容量和胸腔内压明显相关。尽管如此，右心房压在决定 P_{vr} 及 CO 时仍起着关键的交互作用。有三种机制影响右心房压：首先，作为血液从静脉部分转移至动脉树的结果，CO 增加时右心房压下降。其次，平滑肌松弛引起静脉扩张，P_{ms} 下降，最终导致心脏充盈的减少，反映为右心房压、CO 和动脉压的降低。最后，血容量减少也会导致右心房压下降。由于右心房压受心功能的影响（即心脏传递所接收血液的能力），CO 降低时右心房压会上升，反之亦然，故右心房压并不是反映静脉回流及血管内充盈状态的良好指标[14]。心室舒张后心房相对空虚，再加上心房的收缩，从而允许静脉血液持续流入。因此，心房既作为贮器，又起通道的作用，但除非在循环应激及运动状态下，与容量贮器功能相比其收缩只起很小的作用。虽然心室充盈是间断性的，由于心室收缩期间心房仍可以扩张，静脉血可以连续流入心房[5]。

（三）左心房

心房重塑主要发生在左心，是由于多种（主要发生在左心的）疾病状态下左心房压力升高引起的离子、结构、收缩和代谢变化的综合结果。例如，房性快速性心律失常与心房重构间可以互为因果。左心房的牵张或扩大是长期左心室舒张功能障碍、肥大，或左心室收缩性衰竭引起左心室压力升高的结果，造成心房收缩功能不良，增加了房颤的发生和持续性[32]。

（四）心室生理学概论

前负荷是收缩开始前的负荷，通常定义为舒张末期压力或舒张末期容积。把它定义为舒张末期心室壁的应力可能更合适。后负荷是在射血期间与心室相对抗的负荷，是左心室射血期间的室壁应力。前负荷增加时，心室舒张末期容积增加，根据 Frank–Starling 定律心肌收缩力也因此增加。前负荷与后负荷是相互关联的，前负荷与心肌纤维在舒张末期拉伸的程度相关，而后负荷与这些纤维在心脏收缩期产生的室壁应力相关。舒张期心肌纤维张力及其形成的压力间的紧密联系提高了对心室功能的认识。

（五）Frank–Starling 机制

19 世纪 90 年代，Starling 等发现当心肌束被拉伸时，收缩力增强。（前负荷增加所致的）张力突然增加引起心肌产生压力的立即上升，称为异长自身调节，强调了自身调节是由外力（即前负荷）所引起的。由于舒张末期心肌纤维长度是左心室舒张末期容积的主要决定因素，Frank–Starling 机制已被简化为左心室舒张末期容积的突然增加可以导致左心室收缩力的立即增加。该过程是短时间内匹配左右心室输出的关键，从而保持中心血容量的恒定。由于胸膜腔内压会影响右心房压，静脉回流在正压通气过程中变化很大，右心室充盈及输出量在整个通气周期内变化也很大，左心室舒张末期容积的相应变化会有 2 ～ 3 次心搏的延迟。Frank–Starling 机制使两个心室的心搏量在前负荷的动态变化中保持周期性变化[13]。有趣的是，产生这种效应的确切机制尚不清楚，但因为该效应是瞬时的，所以必定与肌细胞位置的构象变化或肌钙蛋白结合钙的容易程度有某种关联。

（六）Anrep 效应

心室后负荷的急剧增加会导致内在收缩性的增加，这是由包括钙通道受体激活蛋白磷酸化增加收缩期钙内流在内的、与缺血相关的复杂细胞机制所引起的。该效应需 2 ～ 3min 才能完全发挥作用，但一旦生效就能产生较低的左心室舒张末期容积和充盈压，从而获得更大的每搏输出量，该过程称为 Anrep 效应，即等长自身调节。不同于 Frank–Starling 机制，它是心肌细胞代谢过程所固有的。Anrep 认为其机制是机械牵拉使心肌细胞储存的儿茶酚胺突然释放，但最近的资料表明，更可能的机制是由 T 小管相关通量变化所致的钙转运增加 [33]。Anrep 效应是在短时应激时（如运动）增加心脏收缩力的一种重要的机制，但通常在数小时后消失。

（七）心室壁应力

根据拉普拉斯（Laplace）定律，当对横截面施加张力时，会产生壁应力，以单位面积承受的力来衡量。对于球体，壁应力＝（压力 × 半径）/（2× 壁厚度）。这意味着两个重要的特性：首先，心室大小和半径越大，壁应力越大。其次，在任意给定的半径下，心室产生的压力越大，壁应力越大。因此，心室大小或心室内压力的增加都将增加壁应力，进而增加心肌的氧摄取。正常情况下，左心室壁应力最大值出现在射血开始、主动脉瓣打开的瞬间，因为此时舒张期动脉压与舒张末期容积的乘积最大。正常左心室射血过程中，随着左心室容积的减少，半径的减小远大于收缩期动脉压的升高值。因此在正常情况下，左心室的负荷在收缩期逐渐释放，直至收缩期末。心室向心性肥大是心脏适应壁应力增大很好的例子。高血压会增加左心室射血全程的壁应力，为应对系统性高血压而增加的室壁厚度抵消了心室内压的升高，从而使代偿壁应力增加，此时半径不变。然而，该代偿机制存在极限，正如高血压性心脏病中所见到的那样，心室最终会开始扩张。心室扩张是室壁应力增加很好的例子，因为其半径增加了。在收缩性心力衰竭中，收缩功能的下降通过心室扩张来代偿，并因此增加了壁应力。然而，在收缩性心力衰竭中，整个收缩周期半径持续过大，导致收缩期和舒张期的壁应力均升高。该病理过程是减少后负荷治疗收缩性心力衰竭的理论基础，因为左心室扩张时，心室射血期间壁应力依然很高。因此，心室的整体缩小可以降低壁应力，改善心室功能[28]。

（八）时变性

心率的变化与舒张期充盈时间成反比。心率越快，舒张期越短，因而左心室舒张末期容积也越少，导致每搏量成比例减少但总 CO 不变。而在心力衰竭时，右心房压升高，升高的左右心室舒张末期容积限制了心室的进一步充盈，使得每搏量固定不变，这时心率的增加会增加 CO，直至右心房压下降到 P_{vr} 不再增加的程度。其次，当心率从每分钟 90 次增快至每分钟约 110 次时，内在收缩力也会增加（Treppe 效应或 Bowditch 效应）。年轻成人心率达每分钟 150～180 次时具有最大效应，而老年人可能在较低心率时具有最大效应，这一效应通常被称为时变性。由于无法将上述两个过程彼此分开，因此通常将第一个升高心率可降低右心房压的效应归入整体效应。心率诱发收缩力增加的原因尚不明确，但可能与非稳态下可供肌钙蛋白偶联的钙的增加有关，因为在（缩短的）舒张期钙没有足够的时间完全返回 T 小管。

（九）心脏做功

心脏做功（外功）计算方法为压力 × 容积。容积功需要的能量（氧气）通常小于压力功。每搏量（或 CO）是容积对抗血压进行运动的结果，而压力功对抗的则是升高的压力或心率。该关系下，有 3 个组成部分是心肌氧摄取的决定因素：前负荷、后负荷和心率，通常用公式定义为：

每分钟做功＝收缩压（SBP）× 每搏输出量（SV）× 心率（HR）

根据压力 – 功指数的公式，SBP × HR 和 SV × HR（即 CO）的双重乘积也揭示了心肌的需氧量很大（最多达 40%），另见图 5-2。

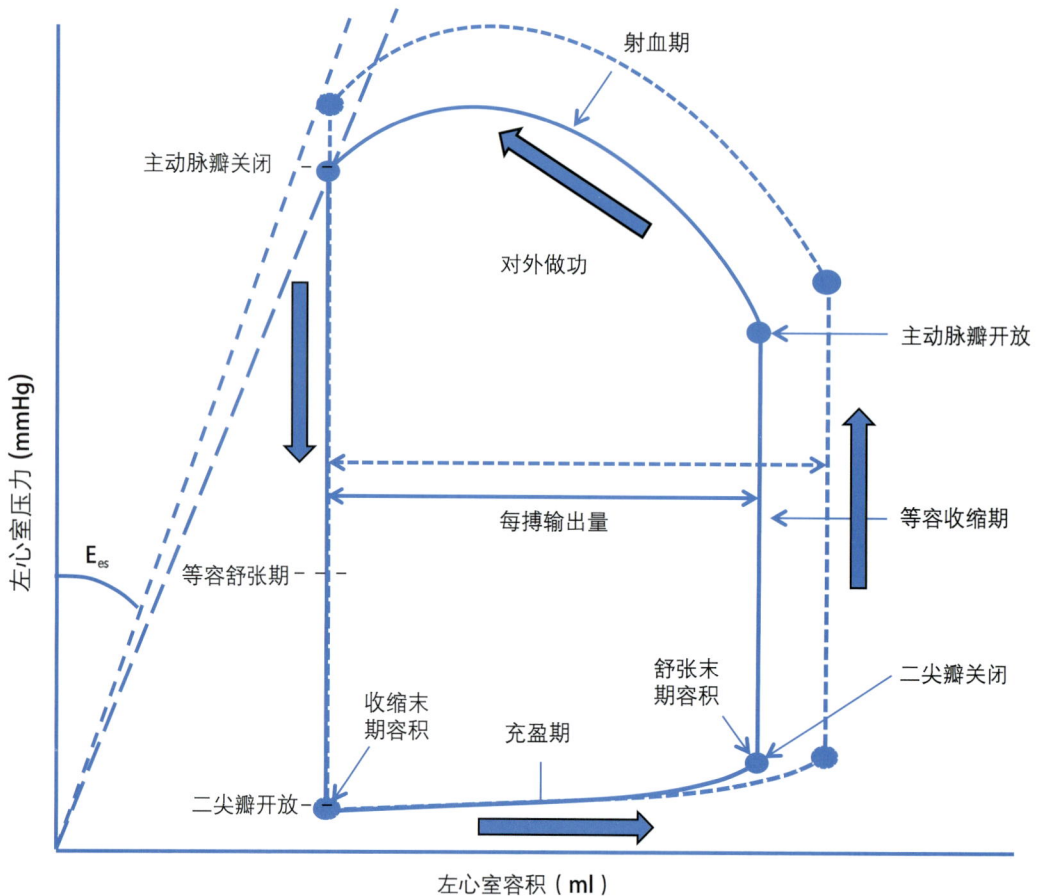

▲ 图 5-2　心室功能及其压力 - 容积关系图

收缩末压力 - 容积关系的斜率（E_{es}）如图所示，心脏的总对外做功由压力 - 容积曲线的面积表示。心输出量增加时，对外做功曲线面积增加

（十）右心室

1. 右心室解剖

右心室是胸骨后最靠前的腔室，也是心影下缘的标志[34, 35]，位于三尖瓣环与肺动脉瓣之间。右心室有三个重要的解剖组成：①流入道（窦），由三尖瓣、腱索和乳头肌组成；②小梁状心肌；③漏斗（圆锥），代表右心室流出道（right ventricular outflow tract，RVOT）。此外，右心室有三条特征性肌带：①壁束心肌和漏斗柄共同组成室上嵴；②隔缘束，是隔缘肉柱的分支；③共同附着于前乳头肌。心室 - 漏斗皱襞分隔三尖瓣和肺动脉瓣，是右心室解剖的另一特征性标志，这与二尖瓣和

主动脉瓣之间存在连续性纤维的左心室不同。侧面看右心室呈三角形的结构，而横断面则呈半月形[34, 35]。右心室的结构旨在提供容量贮器。它由粗小梁（从窦到圆锥）组成，导致右心室几乎以蠕动的方式收缩。右心室的肌纤维结构由两层组成（而不像左心室有三层），其中浅层肌束几乎与房室沟平行，环绕右心室，最终延续至心尖周围的左心室浅层。虽然右心室也（如同左心室）有螺旋纤维，但没有（如左心室壁的）斜向环状中间纤维层，因此很大程度上依赖纵向收缩和沿着左心室长轴的扭转。此外，它还随着左心室心尖相对于基底部的旋转而运动。右心室和左心室共同的浅表层允许两个心室相互结合，形成心室交互的基础（见后）[34]。

2. 右心室生理学

与左心室舒张不同，右心室没有舒张相关性的心室抽吸。100 多年前，Starling 发现心脏功能对 CO 的主要决定作用是心脏在多大程度上阻碍了静脉回流，而不在于心肌收缩力的大小[3]。还有许多人也都发现，心脏输出和它回收的一样多的血液，是静脉流入（前负荷）或静脉回流，而非右心房压，才是 CO 的决定因素。Starling 在研究心脏功能时，将心脏与汽车发动机进行了惊人的比较。CO 只随静脉流入量的增加而增加，因此心脏的容积越大，心脏的收缩力越强[13]。然而这对于右心室生理而言并不完全正确。稳态下，右心室功能的降低❶并不会引起系统静脉压力的大幅增加[36]。右心室的主要功能是将其接收的所有血液输送至肺循环。肺血管阻力（pulmonary vascular resistance，P_{VR}）的急剧升高会导致右心室急性扩张及泵功能衰竭。肺动脉压的缓慢升高则会使右心室发生肥大，类似于左心室由于体循环动脉压升高而发生的重构。此外，Starling 等发现，根据实验结果，即使达到 MAP 的生理极限（＞ 220mmHg）CO 也是不依赖于 MAP 的，而超过极限之后心脏会发生扩张和衰竭。不过他也发现了 MAP 是冠状动脉灌注的主要决定因素。事实上，在体循环动脉压的生理范围内，只要静脉回流能够维持，右心室的流出就不受动脉压力变化的影响。因此，右心室是 CO 的主要决定因素[14]。

右心室的主要功能是接收全身的静脉回流并将其泵入心肺循环。如前所述，右

---

❶ 原文用了 "ablate"（消融）一词。在原始的实验中，作者用的是腐蚀右心的方法。

心室功能应当被视为 CO 的决定因素，而左心室功能是组织器官灌注的决定因素，稍后将重点关注。右心室的收缩始于流入道和小梁状心肌的收缩，随后漏斗收缩，后者迟于前者 25 ～ 50ms。右心室收缩分三步走，由游离壁的内向收缩开始（产生波纹效应），随后纵向纤维收缩，缩短长轴并将三尖瓣拉向心尖，最后随着左心室的收缩，牵拉右心室连接于左心室处的游离壁 [34]。

右心室收缩导致的心室压力曲线表现为早期达峰和快速下降，归因于血液输出至低阻力且高度可扩张的肺血管床。右心室的等容收缩期也短于左心室，因为右心室收缩压可迅速超过较低的肺动脉舒张压，早于左心室收缩压超过主动脉舒张压的时间。

就后负荷而言，右心室比左心室对后负荷的变化更敏感。对于血管内压力的上升，与左心室相比，右心室每搏量下降的速度要快近 50 倍。在这点上，Guyton 已经对肺循环的阻流特性提出了质疑，他发现当肺循环阻力过度增加时，Fontan 循环❶就会减少。他想知道，这是否纯粹只是右心室功能减退的一个例子，又或是 P_{ms} 不足 [37]。虽然 P_{VR} 是右心室后负荷最常用的参数，但更完整的模型包含静态及动态指标，以及血管阻力、腔内阻力特性及瓣膜异常等，可能更合适 [34]。与左心室相比，右心室充盈更早，结束更晚。和等容收缩期一样，右心室的等容舒张期也短于左心室，充盈压（E 和 A）也小于左心室，E/A 比值也较低。呼吸变化对右心室充盈的影响也高于左心室。

（十一）左心室

1. 左心室解剖

左心室的结构主要针对压力性能。使正常左心室收缩成为可能的因素主要有 3 个。首先，心内膜和心外膜之间的螺旋形纤维层决定了左心室的锥体形状和运动模式。然而，在左心室收缩过程中，该层仅对长度缩短起 15% 的作用，左心室斜向纤维的收缩进一步促进了左心室射血。此外，左心室还包含一个由环状收缩纤维组成

---

❶ Fontan 手术是腔静脉和肺循环连接的手术，此处应是指体静脉至肺动脉间的血液循环，而与手术无关。这句话的意思是说，随着肺循环阻力的增加，右心向肺动脉的输出量减少。

的中间层，它会导致内径减小，从而成为左心室的驱动力。心脏射血的第三个重要组成部分是左心室从心尖到基底部的旋转。左心室包含三层：斜向的浅表肌纤维，心内膜下纵向肌纤维和中间的环形纤维[1]。其运动是扭转、平移、旋转和增厚的组合。

2. 左心室生理学

心脏的血流动力学由 3 个基本的泵特征决定：①被动充盈；②心房效应（通过心房扩张允许静脉血流不间断地流入）；③间歇性、搏动性流出。关于第一个特性，在体内表现为心脏是非抽吸泵❶，而胸部则是抽吸泵（用力吸气产生负压，形成胸腔负压）。正常情况下，心脏收缩末的容积及心脏在正常流入压力下的快速充盈使心脏不会出现任何负压。循环速率由心外因素以及体、肺循环之间的平衡所决定。此外，搏动血流拥有更好的机体弥散灌注。舒张期泵充盈的多少关系到动脉血压的高低。升压药是通过增加 P_{ms}（如前所述）而非增加阻力来提高 MAP 的。当 CO 增加时，可以观察到药物引起的心脏收缩增强、由于舒张期充盈增加引起的心肌收缩力增加（Starling 机制）以及心率增快。在过去它们常被误认为是引起 CO 增加的原因。从这个角度来看，左心室的主要功能是维持动脉血压和血流，以保证器官灌注[14]。

3. 收缩功能

左心室的收缩功能可以通过压力 – 容积关系得到很好的解释。收缩力、后负荷和前负荷等心室功能（包括右心室和左心室）之间的复杂相互作用通常用压力 – 容积关系描述，X 轴为心室容积，Y 轴为心室压力（图 5-2）。它表示一个心动周期内心室压力 – 容积的变化，可分为 4 个阶段。

(1) 充盈期：当心室压力处于最小值（收缩末期），并低于心房压力时，二尖瓣 / 三尖瓣打开，随后心房的血液排空进入心室（舒张期）。充盈期包括早期快速充盈期、舒张后期❷与心房收缩期。心室被动扩张的斜率是舒张顺应性。在舒张末期，压力 – 容积关系达到其最小值，该点被认为是舒张顺应性的量度。然而，它受心外

---

❶　即将心脏视为整体相对于全身的循环是非抽吸性的，左心室本身对于左心房是存在舒张期抽吸的。

❷　也称作减慢充盈期。

因素如心包压力、肺内压以及——根据心室间交互作用（见后述）的原理——邻近心室的影响。如前所述，舒张末期压力等同于前负荷。

(2) 等容收缩期：当发生机械收缩时，心室内压力增加，房室瓣关闭。随后就是等容收缩期，之所以得名是因为所有瓣膜都是关闭的，心室的容积不会改变。

(3) 射血期：压力进一步上升，一旦心室压力超过主动脉或肺动脉压，半月瓣（主动脉和肺动脉）就会打开。此时，曲线代表最大心室壁应力，是后负荷的量度（参见前文）。正常情况下，最大壁应力出现在心室射血开始时。收缩末期压力 – 容积关系的斜率近似于线性关系，称为收缩末期弹性（end-systolic elastance，E_{es}；即收缩末期压力 – 容积关系），被认为是一个独立于容量负荷的良好收缩力指标[28, 38, 39]。时变弹性（time-varying elastance，E_τ）是心室收缩期进行性僵硬和舒张期进行性松弛的指标，为射血期间的一对等时压力 – 容积关系，从心脏舒张末期到收缩末期逐渐增加。最大弹性（maximal elastance，E_{max}）是左心室压力 – 容积比的最大值，通常出现在收缩刚结束时[39]。

(4) 等容舒张期：射血一旦完成，心室就开始舒张。舒张期松弛始于等容压力下降 / 等容舒张期，是一个耗能的主动过程。半月瓣关闭，心室压力回落至舒张压水平。

4. 舒张功能

舒张期松弛是一个主动的过程，它使左心室腔内压力迅速下降、心室充分充盈、左心房压不会异常升高。如前所述，舒张期分为等容压力下降和充盈期，后者又分为早期快速充盈期、舒张后期和心房收缩期。早期快速充盈期由左心房 – 左心室压力梯度驱动，占左心室充盈的 80%，随年龄增加而减少。它是诸多因素作用的复杂组合，其中心肌舒张、左心室弹性回弹、左心室舒张僵硬度、左心房压力、心室交互作用、心包约束、肺静脉性能和二尖瓣口面积都起着重要作用。舒张后期对左心室充盈的贡献小于 5%。心房收缩仅贡献了左心室充盈的 25%，正如前文所讨论的，鉴于心房的贮器和通道功能，其重要性仍然存在争议。但不管怎样，心房射血是左心室舒张期充盈的一部分，故值得指出，其功能取决于 PR 间期、心房收缩力、心房前负荷、心房后负荷、自主神经张力和心率。左心室充盈过程包括主动舒

张和回弹 / 抽吸，从而将血液"拉"入左心室。这增加了左心房 – 左心室压力梯度[40]。通过测量压力下降的峰值速率（dP/dt.min）及时间常数 τ，可以定量观察等容压力下降。时间常数 τ 是等容松弛过程中左心室压力下降速率的标志。dP/dt.min 值升高意味着舒张率下降；τ 值越大，意味着左心室压力下降需要更长的时间，均标志着舒张功能受损。心脏收缩期间，势能储存在心肌细胞的弹性元件中，在舒张期当弹性元件回弹并回到初始长度和位置时，弹性势能被释放出来。这将加速左心室压力的下降，有助于早期左心房 – 左心室舒张期压力梯度的产生。

（十二）心室交互作用

心室交互作用的特征是力通过心肌和心包从一个心室传递到另一个心室。收缩期交互作用是指两个心室之间互相起的积极作用[41]。室间隔与心包一起，在调节心室交互作用中起重要作用。正如在左右心室解剖学部分所提到的，右心室实际上包绕着左心室，顺应性更好。右心室在左心室收缩时从中获益，对右心室收缩和肺血流的贡献约为 30%[42]。这可以用心包内两个心室机械拖曳的概念来解释，还可用左心室对全身血压的贡献来解释，后者对右心室冠状动脉的灌注必不可少。舒张期心室交互作用导致心室在不可扩张的心包内竞争空间。当左心室舒张末期容积增加时，室间隔向右移位，右心室舒张末期压力增加。同理，当右心室舒张末期容积增加时，由于心包对右心室腔的限制，心室舒张期室间隔向左移位。室间隔左移减少左心室容积，降低左心室充盈和顺应性，损害左心室功能，最终导致 CO 大幅下降，还会增加心肌僵硬度及左心室壁张力[43]。

（十三）心室 – 动脉偶联

心脏与体循环的动态相互作用决定了心血管系统的正常生理功能。左心室收缩功能，即收缩力和容量状态（前负荷和后负荷），与动脉系统（全身动脉顺应性、僵硬度和阻力）之间联系非常紧密。这种现象称为心室 – 动脉偶联。心室 – 动脉偶联可以定义为动脉弹性（E_a）和心室弹性（E_{es}）的比值。最佳的 E_a/E_{es} 比意味着左心室在能量消耗最低的情况下有充足的每搏输出量，因而是评价最大心功能和动脉系统动态调节的有用指标。而且此刻心肌的耗氧量最低。如前所述，E_{es} 或收缩末期压力 – 容积关系定义了心脏的内在收缩性。斜率越大，收缩力越大。E_a 包含了与左心室相对抗的动脉总后负荷，涉及全身动脉顺应性、僵硬度和阻力，可视为左心室每搏输出量增加时，血管应对上升的压力的能力。它可以表示为左心室舒张末期容积与左心室收缩末期压力的斜率，如图 5-3 所示 [44]。

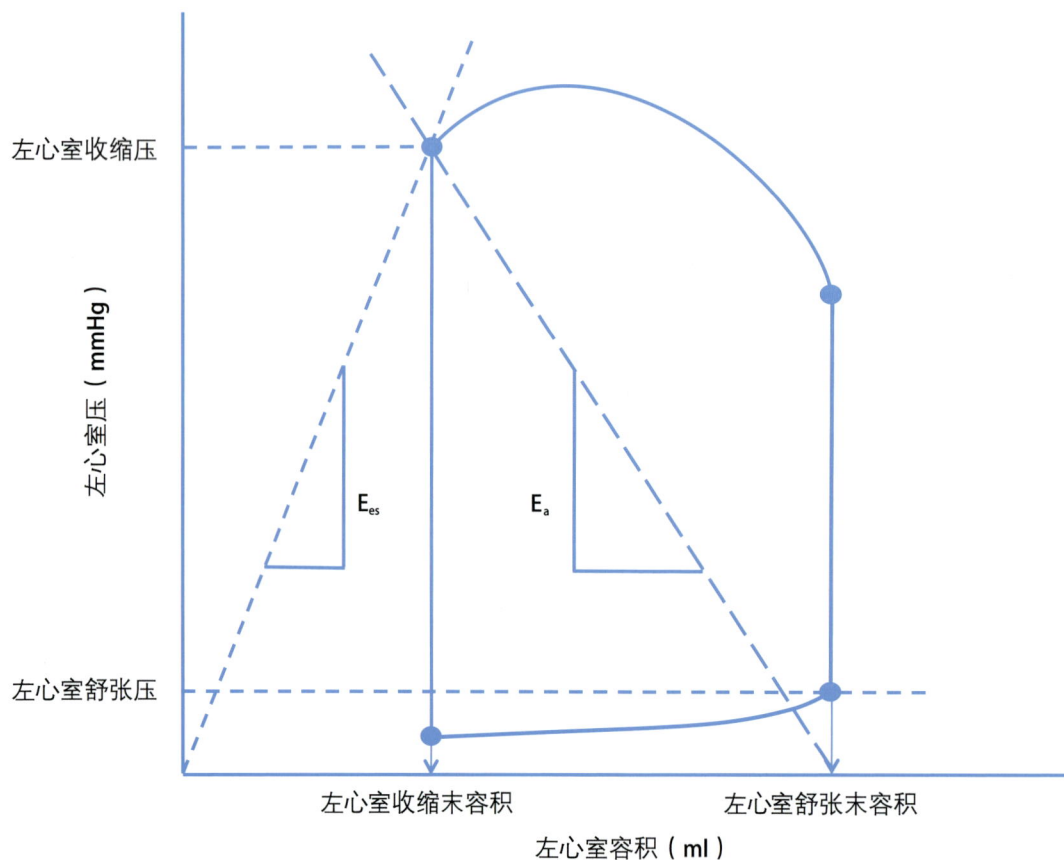

▲ 图 5-3 **左心室压力 – 容积环与左心室心室弹性（E_{es}）及动脉弹性（E_a）斜率**
两个斜率相交点为心室 - 动脉偶联的最佳点

（十四）冠状动脉生理学

前负荷、后负荷、心率的增加或 β 肾上腺素能刺激引起收缩力增强均会增加心肌的耗氧量。前负荷和后负荷的增加分别增加了舒张期和收缩期壁应力，从而需要更高的氧摄取。此外，基于心壁应力增加导致耗氧量增加的观点，心脏大小至关重要，因为较大的心脏半径会增加壁应力（见前述）。由于左心室冠状动脉血流灌注仅发生在舒张期，因此，随着左心室壁应力的增加（即左心室舒张末压升高），左心室可能会发生（心内膜下）局部缺血。右心室略有不同，右心室壁应力通常较低，很容易被冠状动脉压克服，因此舒张期与收缩期均有心肌灌注。然而，肺动脉高压时，治疗必须使舒张压的升高多于肺动脉压的升高，以保证右心室血流量，防止急性肺源性心脏病[45]。

（十五）心包

心包最重要的功能就是通过其限制作用调节心脏容量。这是通过心包弹性来实现的，弹性在某一点会达到极限，限制心腔进一步扩张或过度膨胀。就这点而言，更准确地说是心包接触压（即代表了心包压传导的那个压力），在很大程度上决定了正常心脏充盈的上限。这尤其适用于右心，因其充盈压低于左心。此外，心包还通过收缩期心室交互作用增强右心室的收缩力，并通过限制收缩期旋转变化带来的能量损失，从而增强左心室的收缩力。通过心室交互作用，正常心包还促进了心室间的舒张期相互作用，因此心包同时通过直接的外部接触压和增加舒张期交互作用来对腔内的充盈压产生影响[46-48]。

五、结论

本章讨论了体循环与心脏的相互作用。很显然，P_{ms} 在决定血管内容量状态及前负荷的作用中占有一席之地。对于右心来说，前负荷对其主要功能至关重要，右心通过其容量 – 泵功能——在静脉回流供应的基础上——在很大程度上决定了心输出量。在静脉回流和心输出量之间，心房功能是重点，决定心输出量的主要因素不是心房驱血，而是心房贮器和通道功能。与之相反，左心室在决定器官灌注中起主要作用。通过心室间复杂的交互作用和心包生理学，它们共同决定了稳定状态、剧烈运动时和危重疾病状态下的心脏总做功。这些环节中的每一部分都发挥着各自的重要作用，任何一个环节的失效都会对患者心脏功能和预后产生重大影响。

参 考 文 献

[1] Katz AM, Rolett EL. Heart failure: when form fails to follow function. Eur Heart J. 2016;37:449–54.

[2] Funk DJ, Jacobsohn E, Kumar A. The role of venous return in critical illness and shock–part I: physiology. Crit Care Med. 2013;41:255–62.

[3] Gelman S. Venous function and central venous pressure—a physiologic story. Anesthesiology. 2008;108:735–48.

[4] Bressack MA, Raffin TA. Importance of venous return, venous resistance and mean circulatory pressure in the physiology and management of shock. Chest. 1987;92:906–12.

[5] Anderson RM, Fritz JM, O'Hare JE. The mechanical nature of the heart as a pump. Am Heart J. 1967;73(1):92–105.

[6] Anderson RM. The gross physiology of the cardiovascular system. Tucson, AZ: Racquet Press; 1993.

[7] Guyton AC, Abernathy B, Langston JB, Kaufmann BN, Fairchild HM. Relative importance of venous and arterial resistances in controlling venous return and cardiac output. Am J Physiol. 1954;179(2):261–7.

[8] Guyton AC, Polizo D, Armstrong GG. Mean circulatory filling pressure measured immediately after cessation of heart pumping. Am J Physiol. 1959;196(5):1008–14.

[9] Guyton AC, Lindsey AW, Kaufmann BN. Effect of mean circulatory filling pressure and other peripheral circulatory factors on cardiac output. Am J Physiol. 1955;180(3):463–8.

[10] Guyton AC, Lindsey AW, Abernathy B, Richardson T. Venous return at various right atrial pressures and the normal venous return curve. Am J Physiol. 1957;189(3):609–15.

[11] Beard DA, Feigl EO. Understanding Guyton's venous return curves. Am J Physiol Heart Circ Physiol. 2011;301:629–33.

[12] Grodins FS, Stuart WH, Veenstra RL. Performance characteristics of the right heart bypass preparation. Am J Physiol. 1960;198:552–60.

[13] Starling EH. The Linacre Lecture on the Law of the Heart. London: Longmans, Green & Company; 1918.

[14] Rothe CF. Mean circulatory filling pressure: its meaning and measurement. J Appl Physiol. 1993;74:499–509.

[15] Pinsky MR. Mean systemic pressure monitoring. In: Cannesson M, Pearse R, editors. Perioperative hemodynamic monitoring and goal directed therapy. Cambridge: Cambridge University Press; 2014. p. 157–62.

[16] Pinsky MR. Instantaneous venous return curves in an intact canine preparation. J Appl Physiol. 1984;56:765–71.

[17] Versprille A, Jansen JR. Mean systemic filling pressure as a characteristic for venous return. Pflugers Arch. 1985;405:226–33.

[18] Maas JJ, Pinsky MR, Geerts BF, de Wilde RB, Jansen JR. Estimation of mean systemic filling pressure in postoperative cardiac surgery patients with three methods. Intensive Care Med. 2012;38:1452–60.

[19] Maas JJ, Geert BF, Van den Berg PC, Pinsky MR, Jansen JRC. Assessment of venous return curve and mean systemic filling pressure in postoperative cardiac surgery patients. Crit Care Med. 2009;37:912–8.

[20] Schipke JD, Heusch G, Sanii AP, Gams E, Winter J. Static filling pressure in patients during induced ventricular fibrillation. Am J Physiol Heart Circ Physiol. 2003;285:2510–5.

[21] Repessé X, Charron C, Fink J, Beauchet A, Deleu F, Slama M, Belliard G, Vieillard-Baron A. Value and determinants of the mean systemic filling pressure in critically ill patients. Am J Physiol Heart Circ Physiol. 2015;309:1003–7.

[22] Parkin WG, Wright CA. Three dimensional closed loop control of the human circulation. J Clin Monit Comput. 1991;8:35–42.

[23] Parkin WG, Wright CA, Bellomo R, Boyce N. Use of a mean systemic filling pressure analogue during the closed-loop control of fluid replacement in continuous hemodiafiltration. J Crit Care. 1994;9:124–33.

[24] Parkin WG. Volume state control—a new approach. Crit Care Resusc. 1999;1:311–21.

[25] Parkin WG, Leaning MS. Therapeutic control of the circulation. J Clin Monit Comput. 2008;22:391–400.

[26] Pellegrino VA, Mudaliar Y, Gopalakrishnan M, Hortons MD, Killick CJ, Parkin WG, Playford

HR, Raper RF. Computer based haemodynamic guidance system is effective and safe in management of postoperative cardiac surgery patients. Anaesth Intensive Care. 2011;39:191–201.

[27] Cecconi M, Hollmann DA, Geisen M, Ebm C, Fletcher N, Grounds RM, Rhodes A. Changes in the mean systemic filling pressure during a fluid challenge in postsurgical intensive care patients. Intensive Care Med. 2013;39:1299–305.

[28] Opie LH, Bers DM. Mechanisms of cardiac contraction and relaxation. In: Libby P, Bonow RO, Mann DL, Zipes DP, editors. Heart disease: a textbook of cardiovascular medicine. 10th ed. Philadelphia: WB Saunders; 2015. p. 429–53.

[29] Pagel PS, Kehl F, Gare M, et al. Mechanical function of the left atrium: new insights based on analysis of pressure-volume relations and Doppler echocardiography. Anesthesiology. 2003;98:975.

[30] Mitchell JH, Gilmore JP, Sarnoff SJ. The transport function of the atrium. Factors influencing the relation between mean left atrial pressure and left ventricular end-diastolic pressure. Am J Cardiol. 1962;9:237.

[31] Mitchell JH, Gupta DN, Payne RM. Influence of atrial systole on effective ventricular stroke volume. Circ Res. 1965;17:11.

[32] Grandi E, Pandit SV, Voigt N, et al. Human atrial action potential and Ca^{2+} model: Sinus rhythm and chronic atrial fibrillation. Circ Res. 2011;109:1055.

[33] Von Anrep G. On the part played by the suprarenals in the normal vascular reactions of the body. Am J Physiol. 1912;45:307–17.

[34] Haddad, et al. Right ventricular function in cardiovascular disease, part I. Anatomy, physiology, aging and functional assessment of the right ventricle. Circulation. 2008;117:1436–48.

[35] Ho SY, Nihoyannopoulos P. Anatomy, echocardiography, and normal right ventricular dimensions. Heart. 2006;92(Suppl 1):i2–i13.

[36] Starr I, Jeffers WA, Meade RH. The absence of conspicuous increments of venous pressure after severe damage to the right ventricle of the dog, with a discussion of the relation between clinical congestive failure and heart disease. Am Heart J. 1943;26:291–301.

[37] Guyton AC, Lindsey AW, Gilluly JJ. The limits of right ventricular compensation following acute increase in pulmonary circulatory resistance. Circ Res. 1954;4:326–32.

[38] Suga H, Sugawa K. Instantaneous pressure–volume relationships and their ratio in the

excised supported canine left ventricle. Circ Res. 1974;35:117.

[39] Pinsky MR. Circulation and circulatory support in the critically ill. In: Warrell DA, Cox TM, Firth JD, editors. Oxford textbook of medicine. 5th ed. Oxford: Oxford University Press; 2015.

[40] Little WC. Diastolic dysfunction beyond distensibility: adverse effects of ventricular dilatation. Circulation. 2005;112:2888.

[41] Rain S, Handoko ML, Trip P, Gan CT, Westerhof N, Stienen GJ, Paulus WJ, Ottenheijm CA, Marcus JT, Dorfmüller P, Guignabert C, Humbert M, Macdonald P, Dos Remedios C, Postmus PE, Saripalli C, Hidalgo CG, Granzier HL, Vonk-Noordegraaf A, van der Velden J, de Man FS. Right ventricular diastolic impairment in patients with pulmonary arterial hypertension. Circulation. 2013;128:2016–25.

[42] Damiano RJ Jr, La Follette P Jr, Cox JL, Lowe JE, Santamore WP. Significant left ventricular contribution to right ventricular systolic function. Am J Physiol. 1991;261: H1514–24.

[43] Barthélémy R, Gayat E, Mebazaa A. Pathophysiology and clinical assessment of the cardiovascular system (including pulmonary artery catheter). In: Tubaro M, Vranckxx P, Price S, Vrints C, editors. The ESC textbook of intensive and acute cardiovascular care. 2nd ed. Oxford: Oxford University Press; 2015. p. 101–10.

[44] Guarracino F, Baldassarri R, Pinsky MR. Ventriculo-arterial decoupling in acutely altered hemodynamic states. In: Vincent JL, editor. Yearbook of intensive care and emergency medicine. Heidelberg: Springer; 2013. p. 225–36.

[45] Feigl EO. Coronary physiology. Physiol Rev. 1983;63:1.

[46] Johnson D. The pericardium. In: Standring S, et al., editors. Gray's anatomy. New York: Elsevier Churchill Livingstone; 2005. p. 995–6.

[47] Jöbsis PD, Ashikaga H, Wen H, et al. The visceral pericardium: macromolecular structure and contribution to passive mechanical properties of the left ventricle. Am J Physiol. 2007;293:H3379.

[48] Eeffe O'Rourke RA, Dell'Italia LJ. Diagnosis and management of right ventricular myocardial infarction. Curr Probl Cardiol. 2004;29:6.

6 Oxygen Transport Assessment
氧输送评估

Arnaldo Dubin，Eliézer Silva **著**

李 俊 **译**

陈 晗 **校**

全身氧输送（oxygen transport，DO_2）是从中心循环对流输送到组织的氧气量。DO_2 等于心输出量（cardiac output，CO）与动脉氧含量（arterial oxygen content，C_aO_2）的乘积：

$$DO_2 = CO \times C_aO_2$$

$$C_aO_2 = Hb \times 1.34 \times S_aO_2 + P_aO_2 \times 0.003\ 09$$

其中，Hb 为血红蛋白浓度，S_aO_2 为动脉血氧饱和度，P_aO_2 为动脉血氧分压。

因此，DO_2 是心血管系统、呼吸系统和血液系统联合作用的结果。有多种方法可用于 CO 的测量，而动脉血气和氧饱和度是常规检测的，因而在危重患者中可以很容易地计算 DO_2。

尽管组织中 DO_2 减少和继发的氧消耗（oxygen consumption，VO_2）减少是各种休克的内在机制，但全身 DO_2 的确切意义是不确定的，主要因为以下几点。

1. 在生理情况下，VO_2 主要由代谢对氧的需求，而非 DO_2 所决定，因此 DO_2 是一个受调节用以满足时刻变化的氧需求的因变量。所以通常 DO_2 的正常范围值在

$300 \sim 600ml/$（$min \cdot m^2$）是没有意义的。低一点的值对于氧需求降低的患者（如镇静肌松的机械通气患者）是足够的，而高于正常的 DO_2 对于躁动或发热患者的代谢氧需求可能是必需的[1]。因此，关键的问题不是 DO_2 的确切数值是多少，而是当前的 DO_2 是否可以满足氧的需求。

2. 大部分患者具有这一休克形式——微循环休克，其特征是即使全身血流动力学和 DO_2 正常，却仍出现组织缺氧和低灌注[2]。这种情况不仅见于脓毒性休克，还存在于各种类型的休克中。因此 DO_2 正常甚至升高并不能排除休克的存在。

基于以上讨论，对 DO_2 的评估需要在测量 DO_2 实际数值的同时，评估该数值是否满足组织的灌注和氧需求。

一、DO_2 的测量

过去 DO_2 是由经热稀释法测量的 CO 和经血红蛋白浓度、动脉氧饱和度和氧分压计算的 C_aO_2 一起进行估算的。现在，因技术的进步可以连续测量 CO[3]、氧饱和度、甚至血红蛋白[4]，使实时监测 DO_2 成为可能。不过持续无创血红蛋白监测装置的性能可能还是不够令人满意[5]。而且如前所述，不应该孤立地看待 DO_2 的实际数值，而是需要与诸多全身和组织灌注及氧合的变量共同使用。

二、心输出量监测的替代手段

在没有直接测量 CO 方法的时候，有些替代的手段可用于估计 CO。

（一）中心和混合静脉氧饱和度

静脉氧饱和度反映 VO_2 和 DO_2 间的平衡[6]。所以中心静脉氧饱和度（central venous oxygen saturation，$S_{cv}O_2$）和混合静脉氧饱和度（mixed venous oxygen saturation，S_vO_2）下降提示 DO_2 的减少——无论是由哪个组成成分所导致的（CO、血红蛋白或动脉血氧）——以及 VO_2 和氧摄取的增加（如运动、发热、躁动等）。静脉氧饱和度低常提示 DO_2 低，可能有助于指导复苏。但近期的大型随机临床研究提示该指标对于脓毒性休克的复苏无效[7-9]。甚至高 $S_{cv}O_2$ 与不良结局相关[10]。而且 S_vO_2 和 $S_{cv}O_2$ 间的可互换性也是有争议的[11]。另一方面，在稳定的慢性心力衰竭患者，静脉氧饱和度低并不是组织缺氧的信号[12]。

（二）中心静脉 – 动脉二氧化碳分压差

根据 Fick 原理，CO 的变化与中心静脉 – 动脉二氧化碳分压差（central venoarterial PCO_2 difference，$P_{cv-a}CO_2$）呈负相关。与静脉氧饱和度相比，$P_{cv-a}CO_2$ 主要反映 CO 的变化。如果 CO 能够维持，那么 $P_{cv-a}CO_2$ 对 DO_2 的下降并不敏感[13]。即使 $S_{cv}O_2 \geqslant 70\%$，$P_{cv-a}CO_2 > 6mmHg$ 提示患者仍存在低灌注[14]。不过需要强调的是，动 – 静脉二氧化碳分压差主要是提示全身或局部低灌注，而非组织低灌注。在动物实验模型中，输注内毒素导致 CO 和肠系膜上动脉血流减少，造成全身和小肠动 – 静脉二氧化碳分压差以及组织 – 动脉二氧化碳分压差增加。经过液体复苏小肠和全身血流动力学恢复正常，动静脉二氧化碳分压差趋于正常。而组织 – 动脉二氧化碳分压差仍高，是肠绒毛微循环改变的表现[15]（图 6-1）。

（三）呼气末二氧化碳分压

呼气末二氧化碳分压（end-tidal PCO_2，$P_{ET}CO_2$）取决于肺通气 / 血流比和二氧化碳生成（CO_2 production，VCO_2）之间的相互作用[16]。所以如果肺通气和 VCO_2 保持不变，CO 和肺灌注的下降将导致 $P_{ET}CO_2$ 减少。因此 $P_{ET}CO_2$ 的变化可以反映 CO 的变化。不过 CO 与 $P_{ET}CO_2$ 之间的关系是非线性的，而是呈对数关系（图 6-2）。CO 降至临界值以下时可以观察到 $P_{ET}CO_2$ 的降幅达到最大，这可能不仅与二氧化碳排除减少有关，还可能与氧供依赖性代谢期间二氧化碳生成减少有关。$P_{ET}CO_2$ 用于追踪肺血流的变化及预警无氧代谢的发生可能有一定意义[16]。

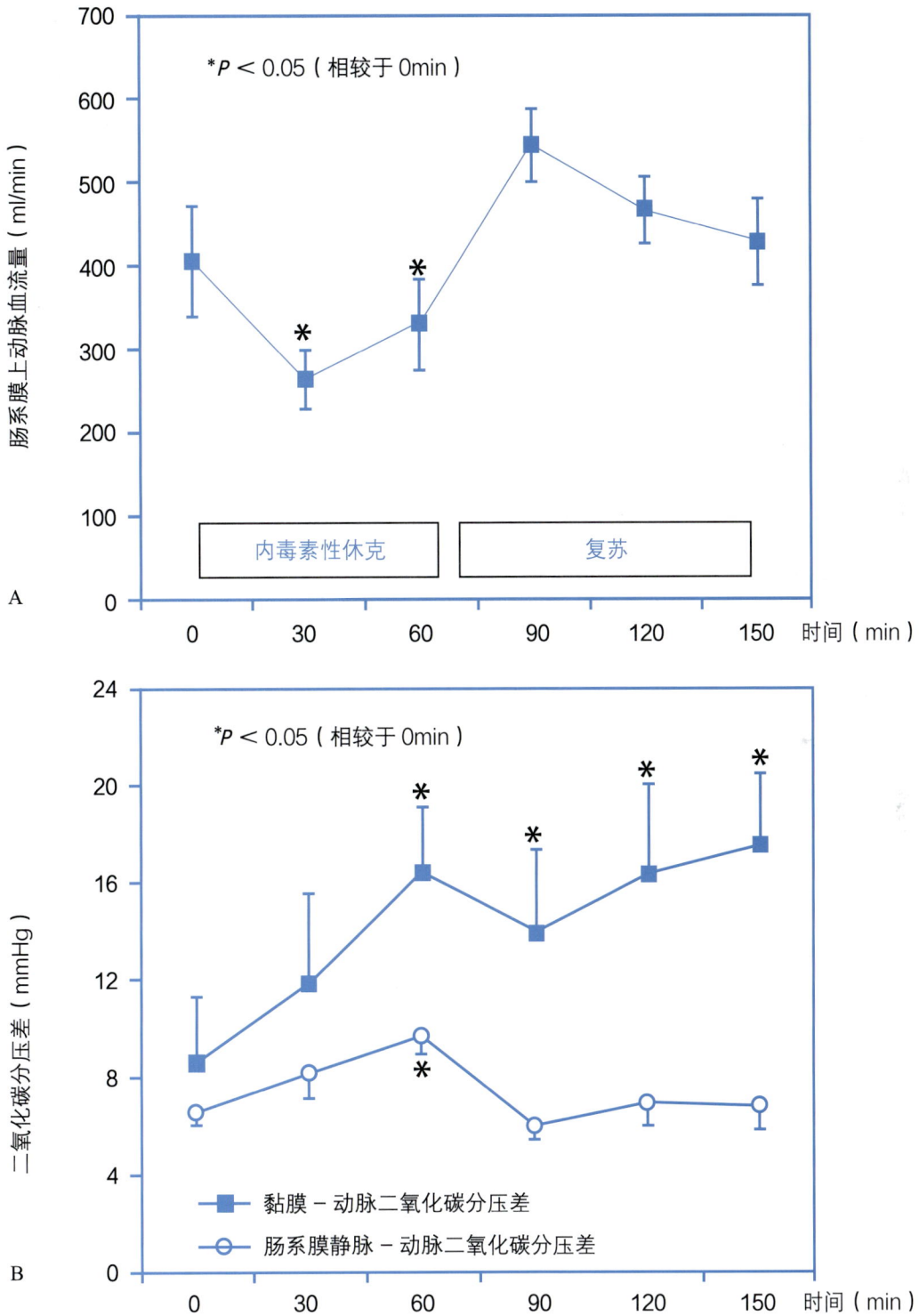

▲ 图 6-1　**肠系膜上动脉血流（A）及肠系膜静脉 – 动脉和黏膜 – 动脉二氧化碳分压差（B）在内毒素性休克和复苏中的改变**

在低流量阶段，两种二氧化碳分压差均增加，提示全身低灌注。局部血流正常之后，肠系膜静脉 – 动脉二氧化碳分压差回到基线值，而黏膜 – 动脉二氧化碳分压差仍升高，这是因为肠绒毛微循环的持续性改变所致（改编自参考文献 [15]）

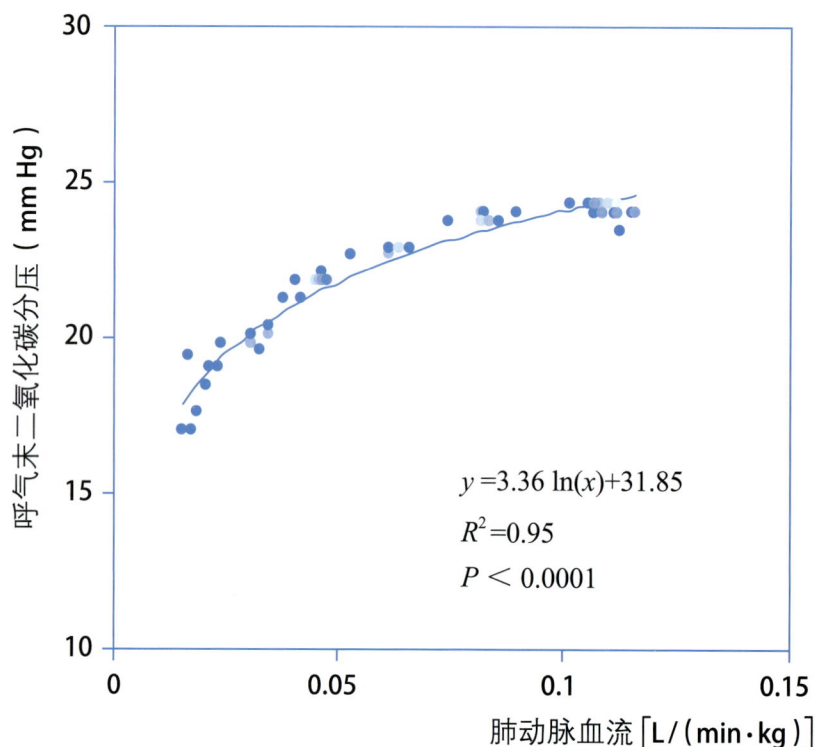

$$y = 3.36 \ln(x) + 31.85$$
$$R^2 = 0.95$$
$$P < 0.0001$$

▲ 图 6-2 进展性出血过程中呼气末二氧化碳与肺血流之间的对数关系

（改编自参考文献 [16]）

三、DO_2 所包含的因素

CO、动脉血氧饱和度或血红蛋白水平降低造成 DO_2 减少，最终导致三种基本类型的缺氧（分别是缺血性、低张性和贫血性缺氧）。然而，各种缺氧对组织氧合的影响及机体的耐受性都不尽相同。与缺血性缺氧相比，具有相似幅度 DO_2 减少的贫血性缺氧伴有更低的氧摄取率（oxygen extraction ratio，O_2ER）和更严重的微循环改变 [17]。而且对于不同影响 DO_2 的因素，治疗纠正的可行性也是不同的。更有甚者，虽然通过改善某个 DO_2 的影响因素能增加 DO_2，但却可能无法成功增加组织灌注。例如，根据所输注红细胞的特性❶，输血可能可以纠正低血红蛋白水平，却不能改善组织缺氧 [18]。

---

❶ 原始研究中，作者比较了新鲜红细胞和长期贮存的红细胞中高铁血红蛋白的比例，发现贮存红细胞的高铁血红蛋白水平升高，伴随着携氧能力的下降。

四、评价 DO_2 是否满足全身和组织氧合

（一）氧衍生变量

1. VO_2/DO_2 关系

DO_2 的最终目的是满足氧的需求。因此，VO_2 的处于平台值可能意味着 DO_2 充足。这一假设是基于包含双相 VO_2/DO_2 关系的生理性氧供依赖模型（图 6-3A）[19]。在缺氧、等容量性贫血或低 CO 引起 DO_2 下降的过程中，由于 O_2ER 渐进性增加，VO_2 保持不变。当 DO_2 下降达到临界值后，DO_2 的继续降低将导致 VO_2 下降，无氧代谢随之发生[20]。在 DO_2 达到临界值后 VO_2/DO_2 呈现的线性关系提示 O_2ER 达到了最大值。该模型还假设了有氧代谢和无氧代谢这两个确定区域的存在。不过，这一简单模型的假设面临以下方面的挑战：①可能 VO_2/DO_2 不是双相关系而是对数关系。②相应地，可能没有 VO_2 平台，因为两者关系可能是渐进的。相应的解释是保持高的 DO_2 需要更高的氧需求和 VO_2（更高的心脏负荷，肾小球滤过和电解质重吸收增加等）。③ VO_2 不改变不一定能保证组织灌注和氧合。例如，绵羊出血达到 20ml/kg 虽然不足以改变全身和肠道的 VO_2，但是却已经发生了黏膜高碳酸血症和肠乳酸生成的增加[21]。④对于整个机体而言没有实际存在的 DO_2 临界值。每个器官和组织都有自己的 DO_2 临界值。因此，在 DO_2 下降的过程中，无氧代谢在皮肤和皮下组织更早出现，而脑和心脏则较晚发生。⑤在 DO_2 达到临界值时可能并没有达到 O_2ER 最大值，因为直到终末期 O_2ER 仍持续增加。⑥该模型假定氧需求恒定，然而在危重患者中并非如此[1]。

相比之下，业已确定某些重症患者群体中 VO_2/DO_2 呈线性关系（图 6-3B）。这种所谓的病理性氧供依赖的根本原因是 DO_2 改变时 O_2ER 不能随之改变。O_2ER 作为 VO_2/DO_2 关系的斜率，其值保持固定在 $0.25 \sim 0.30$[22]。VO_2/DO_2 关系的这种表现被证实与高乳酸血症、多器官衰竭和死亡有关[23]。然而，病理性氧供依赖的确切意义是有争议的。对病理性氧供依赖的另一种解释是，这是一种改变 CO 和 DO_2 去满足变化的氧需求的生理现象[24]。最后，因为 VO_2 和 DO_2 都是利用热稀释法获得

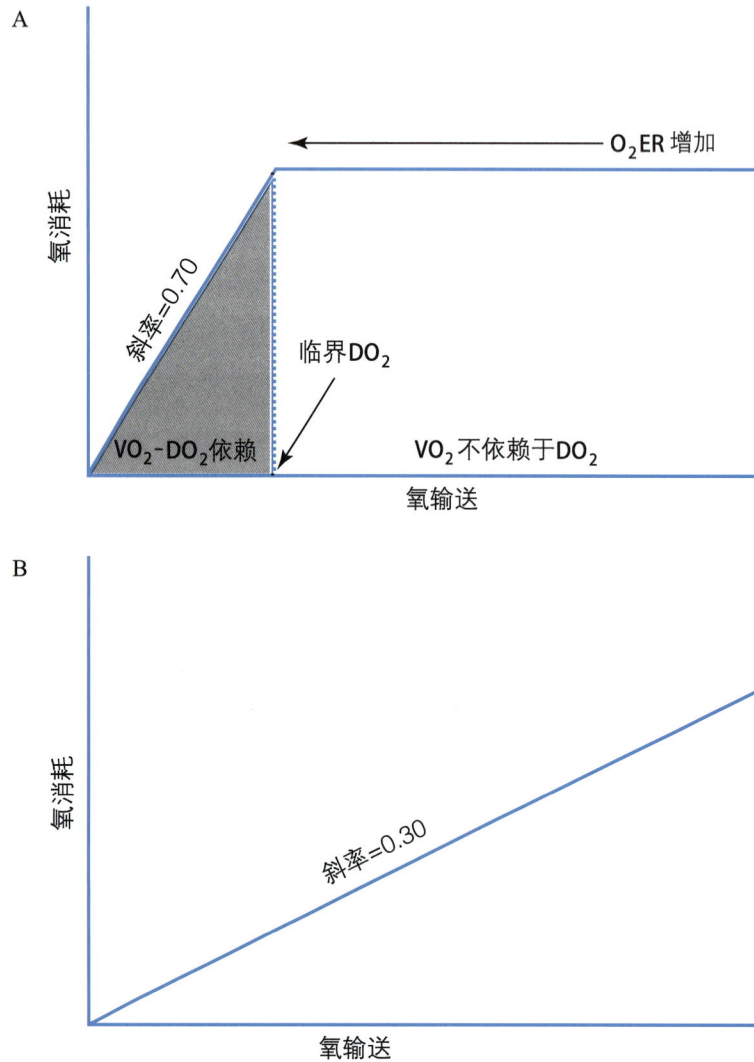

▲ 图 6-3 VO₂/DO₂ 关系

A. 氧消耗和氧输送之间的生理性依赖；B. 氧消耗和氧输送之间的病理性依赖

的 CO 计算的，病理性氧供依赖可能事实上是一种来源于此的伪差。假如由于方法的原因使得 CO 的测量本身存在误差，这种误差可能传播到每一个变量的计算中，造成数据在数学上的偶联和虚假的相关性[25]。不过用呼出气分析的方法独立计算 VO_2 和 DO_2 也发现了相同的线性关系[26]，而且在脓毒性休克的动物实验模型中也有相似的发现[27]。因此，证据显示 O_2ER 和 VO_2/DO_2 关系改变在临界状态下确实存在。

总之，通过分析 DO_2 与 VO_2 相关性来评估 DO_2 是否充分在方法学上是不可靠的，难以实施和解读，不宜应用于危重患者。遗憾的是，在这方面的进一步研究尚未有定论。

2. 呼吸商

呼吸商（respiratory quotient，RQ）是 VCO_2 和 VO_2 的比值，通过分析呼出的气体进行测量。在有氧的情况下，呼吸商是固定的，取决于产能的底物。当变成无氧代谢时，由于无氧代谢产生 CO_2，呼吸商增加。无氧 VCO_2 来源于碳酸氢盐对组织缺氧过程中产生强酸的中和。呼吸商增加有助于确定无氧代谢的开始（无氧阈值），不仅仅在以肌肉工作负荷逐渐增加为特征的 DO_2 增加过程中[28]，而且也出现在生理过程的另一极 ❶——氧供依赖的过程中[16, 29]（图 6-4）。

作为 Fick 原理的简化，$P_{cv-a}CO_2$ 与动脉 – 中心静脉氧含量差（arterial–central venous O_2 content difference，$C_{a-v}O_2$）的比值（$P_{cv-a}CO_2/C_{a-v}O_2$）可作为呼吸商的替代指标，从而无须分析呼出气体。观察性研究提示 $P_{cv-a}CO_2/C_{a-v}O_2$ 可用于识别具有高乳酸血症和不良预后的危重患者[30]。尽管 $P_{cv-a}CO_2/C_{a-v}O_2$ 已被纳入复苏的流程中[31]，这一推荐仍缺乏生理基础和临床证据。与之相反，动物实验显示在失血性休克、自体血回输和等容量性贫血等情况下，$P_{cv-a}CO_2/C_{a-v}O_2$ 与实际呼吸商的相关性很差[32, 33]。主要的解释是代谢性酸中毒、血液稀释和何尔登效应会使 CO_2 从血红蛋白中的解离发生改变。因此，$P_{cv-a}CO_2/C_{a-v}O_2$ 可能是组织氧合的一个误导性替代指标。

（二）组织灌注和氧合评估

评估以下指标有助于判断相对于氧需求 DO_2 是否充足。这些指标的变化是组织缺氧或低灌注的预警，而不依赖于某个特定的 DO_2 数值。以增加全身 DO_2 为导向的治疗干预手段，有些能够纠正这种紊乱，另一些则可能会失败。例如，在脓毒症患者中，引起相似 DO_2 增加的多巴胺和多巴酚丁胺对于组织灌注的影响是明显不同的。多巴胺减少胃黏膜血流且不改变黏膜 PCO_2，而多巴酚丁胺可以同时改善这两个指标[34]。评估 DO_2 对组织灌注和氧合的作用包含了以下指标。

---

❶ 即在 DO_2 变化生理过程的两极——由于负荷增加，DO_2 逐渐增加直至极限，进而不足以满足代谢需求；或者在 DO_2 逐渐降低超过临界 DO_2 水平，出现氧供氧耗依赖时，呼吸商都会升高，提示发生了无氧代谢。

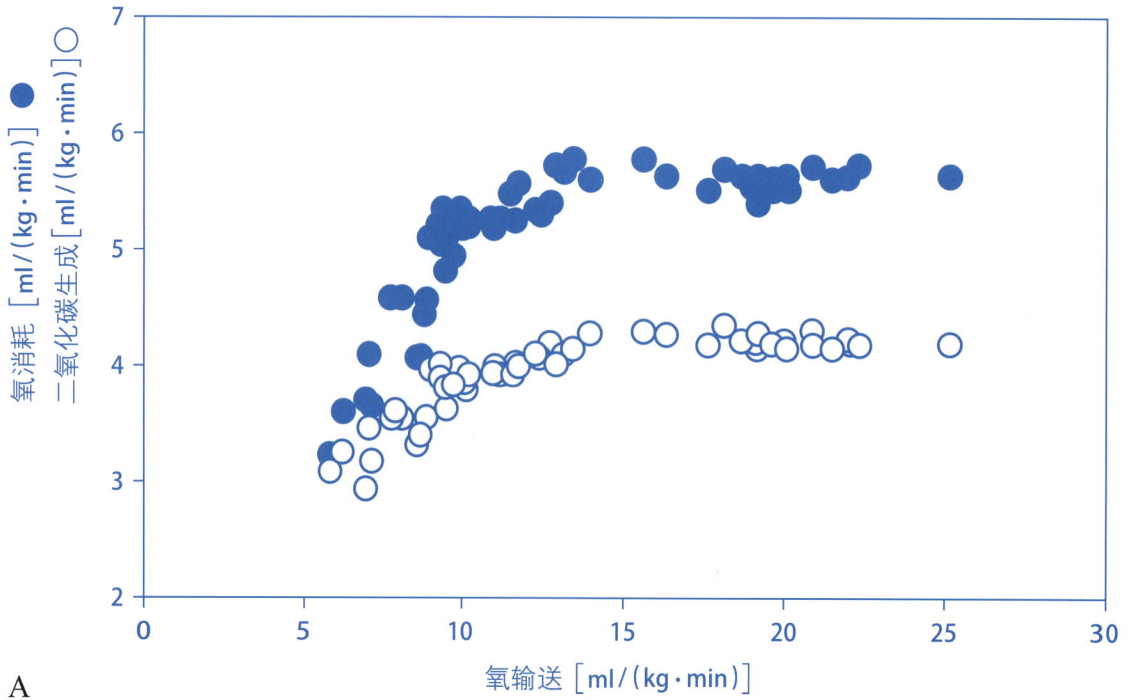

A

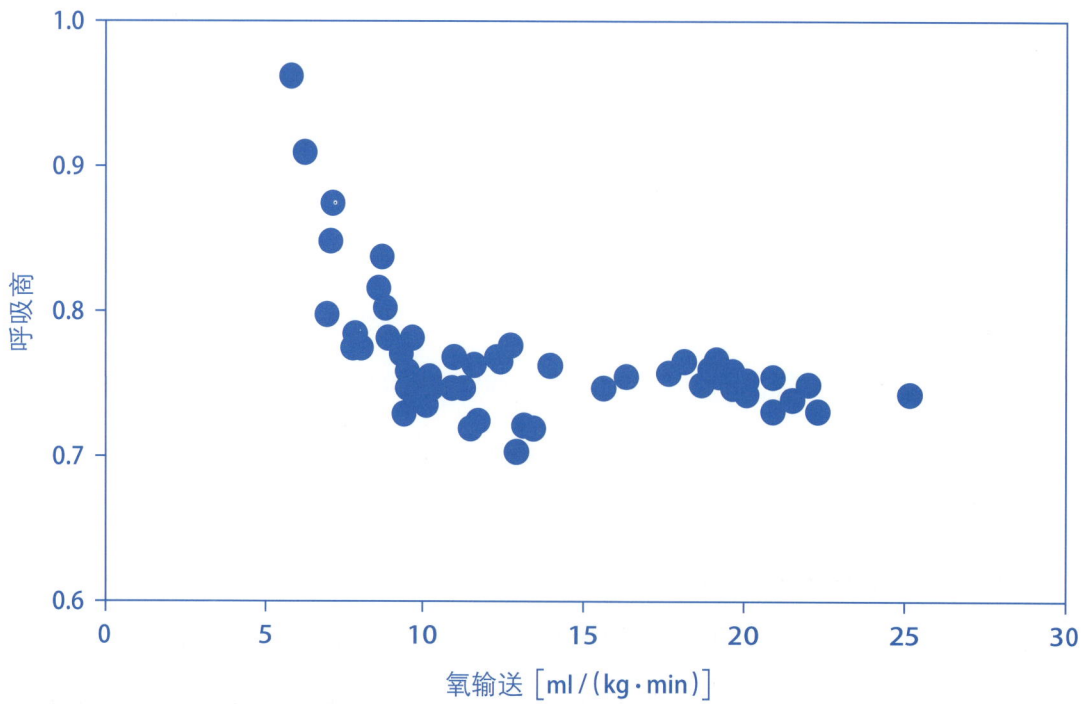

B

▲ 图 6-4 进展性出血对氧消耗（VO_2）、二氧化碳生成（VCO_2）和呼吸商的影响

A. DO_2 下降到临界值后，VO_2 和 VCO_2 下降；B. DO_2 下降到临界值后，呼吸商增加

1. 外周灌注

临床评估应是确定 DO_2 是否充分的第一步。低 DO_2 的典型表现是低血压、少尿、意识障碍和皮肤灌注改变。多年前的一项开创性研究显示，足趾温度是预测休克患者心输出量和预后的重要指标 [35]。近年来，有许多研究证实了上述发现 [36-38]。

2. 乳酸和碱剩余

乳酸酸中毒是组织缺氧的常见表现。其与休克的相关性 [39] 及其较强的预测能力 [40]，早已为人们所熟知。阴离子间隙增高型代谢性酸中毒通常代表着高乳酸血症。然而在脓毒性休克中，阴离子间隙的增加并不能完全用高乳酸血症来解释。其他来源和性质不清的阴离子也可能导致阴离子间隙增加 [41]。以上这些未测定阴离子是重症患者代谢性酸中毒最常见的原因，也是预后的独立预测因素 [42]。此外，入住 ICU 时存在高乳酸血症的重症患者中，有 20% 患者因并发低氯性代谢性碱中毒而表现为碳酸氢盐和碱剩余正常 [43]。虽然通常以乳酸值＞ 2.2mmol/L 定义为高乳酸血症，但乳酸的正常浓度为 0.5 ～ 1.0mmol/L。实际上，乳酸水平增高——即使在正常范围内——也可能与较差的临床结局相关。一项大型观察研究显示，乳酸值＞ 0.75mmol/L 即可识别出死亡风险较高的患者 [44]。另外，休克状态下——主要是复苏后——高乳酸血症的来源并非是 DO_2 不足引起的无氧酵解，而是来自钠 – 钾 –ATP 酶刺激导致的强烈有氧酵解 [45]。一项临床随机研究显示，对于入 ICU 时存在高乳酸血症的患者，在校正了预先设定的危险因素后，以乳酸为导向的治疗显著降低了住院病死率。虽然这些患者接受了更积极的复苏，也可能有更高的 DO_2，但乳酸的降低与对照组相似 [46]。因此，用高乳酸血症提示 DO_2 不足可能是有误导性的。但无论如何，乳酸水平和乳酸清除率是预后的强预测指标 [47]。

3. 组织二氧化碳分压

局部组织二氧化碳分压升高是组织低灌注的一个敏感指标。为了避免动脉二氧化碳分压变化的影响，使用组织 – 动脉二氧化碳分压差更为便利。不同部位的组织二氧化碳分压可以通过不同的技术测量。与反映全身灌注的指标 $P_{cv-a}CO_2$ 相反，组织 – 动脉二氧化碳分压差反映了微循环的灌注 [15, 48]。

理论上，静脉和组织二氧化碳分压增加可以通过两种基本机制产生：①低灌注和继发的二氧化碳清除减少；②由碳酸氢盐缓冲无氧酵解产生的氢离子产生无氧性 VCO_2。动物实验[49-51]及数学模型[52]显示，当血流得以维持时，动静脉二氧化碳分压差和组织 – 动脉二氧化碳分压差无法反映组织缺氧。静脉和组织的二氧化碳分压是有氧性和无氧性 VCO_2、二氧化碳离解曲线和血流相互作用的结果[13]。在氧供依赖阶段，有氧性和无氧性 VCO_2 变化相反。有氧性 VCO_2 减少是由于有氧代谢下降；而由于碳酸氢盐缓冲强酸，无氧性 VCO_2 开始生成。但是，总的 VCO_2 不会增加，甚至会减少。由于 VO_2 的下降更为明显，故呼吸商增加。这样一种相对于 VO_2 而言 VCO_2 增加的情况，只有在低灌注状态下才会导致静脉血和组织的高碳酸血症，此时二氧化碳清除率是降低的。尽管脓毒症时全身和局部的血流和 DO_2 常升高，微循环灌注改变时常可以发现组织 – 动脉二氧化碳分压差升高。

　　胃肠二氧化碳张力测量的发展是组织缺氧监测的重要一步，迅速成为基础研究中一个得力工具。而且它还是一个——也是第一个——被用于发现和治疗危重患者低灌注的局部指标。胃肠二氧化碳张力测量是用充满盐水或空气的硅胶球囊在与周围环境平衡后测量二氧化碳分压。

　　许多动物实验和临床研究显示组织 – 动脉二氧化碳分压差在反映灌注不足时比全身指标更加敏感。在正常志愿者中，与其他常用指标相比，胃二氧化碳张力测量是进展性出血中最早反映灌注不足的指标[53]。此外，胃二氧化碳张力测量还可用于预测围手术期并发症、胃出血[54]、机械通气撤机[55]、评估对血管活性药[34]和液体治疗[56]的反应性，以及评估危重患者的预后[57, 58]。将其作为复苏指标可能有助于改善危重患者的预后[59]。

　　胃肠二氧化碳张力测量存在一定的局限性和误差，降低其可重复性。尽管如此，却没有真正的理由不去使用该技术。舌下二氧化碳张力测量或许是胃二氧化碳张力测量的一种等效替代技术[48]，它可以连续测量，也可以避免胃二氧化碳张力测量的一些技术问题。此外，有报道称耳二氧化碳测量也是一种有价值的选择[60]。

　　综上所述，组织二氧化碳监测是组织灌注的敏感指标，但在血流得以维持时不能反映组织缺氧。它还能提示并发症、预后、治疗反应等方面的相关信息。组织二氧化碳监测指导下的复苏不仅能改善低灌注，还可以改善危重患者的预后。尽管有上述证据，目前却缺少实现这些目的的技术（缺少市售的设备）。

4. 微循环

评估 DO_2 的关键目标是显示组织的氧合是否得以维持，后者最终要在微循环水平实现。微循环改变存在于每一种类型的休克中，但它在脓毒性和其他分布性休克的病理生理中发挥主要作用。在这些情况下，即使 DO_2 正常或升高，仍可出现灌注不足和组织缺氧[2]。因此，在这些情况下微循环评估可能更有意义。

在脓毒性休克中，微循环受到包括内皮功能障碍、糖酵解、毛细血管渗漏、血管反应性和自动调节能力丧失及微血栓形成等多种机制的影响[61]。动物实验表明，微循环改变包括大量停止流动的毛细血管，有灌注的毛细血管密度降低，以及灌注的异质性增加[62, 63]。因此，氧可能从小动脉短路到小静脉，而微循环仍是缺氧的。这种分流可能是脓毒性休克中 O_2ER 减少的基础[64]。

在过去的几年中，技术的发展使直接、无创的微循环可视化监测成为可能。舌下黏膜是微循环可视化监测较易获得的窗口。脓毒性休克患者常表现有舌下微循环异常[65, 66]。这种变化在死亡患者中更为明显[65, 66]，只有在生存者中表现为随时间的推移有所改善[67]，也是脓毒性休克预后的独立预测因子[68]。与之相反，在这些研究中，全身 DO_2 与预后或微血管改变均无关。虽然在复苏的初始阶段可能存在一些相关性[69]，微循环和宏观血流动力学通常是分离的[65-67]。在血流动力学呈高动力性和正常动力性的脓毒性休克间，微循环的改变是相似的[70]。即使在 CO 和 DO_2 较高的患者中，脓毒症的微循环也呈低动力状态（图 6-5）。

因此，微血管灌注不能用任何全身指标来预测。在脓毒性休克死亡的患者中，更严重的微血管改变往往伴有乳酸酸中毒、心动过速和对升压药更高的需求[66, 71]。微循环监测也可能有助于评估对液体治疗[72]、缩血管药[73]和正性肌力药物[74]的反应。

不同的微血管床在结构和调节上各不相同（图 6-6），它们的生物学行为也可能是不同的。在这种情况下，舌下微循环可能无法反映其他区域如肠道黏膜的微循环改变[15, 75, 76]。

简而言之，监测微循环是判断 DO_2 是否充足的一个很有吸引力的方法。这些技术的主要局限性是分析图像所需的时间。遗憾的是，自动分析技术的开发并不成

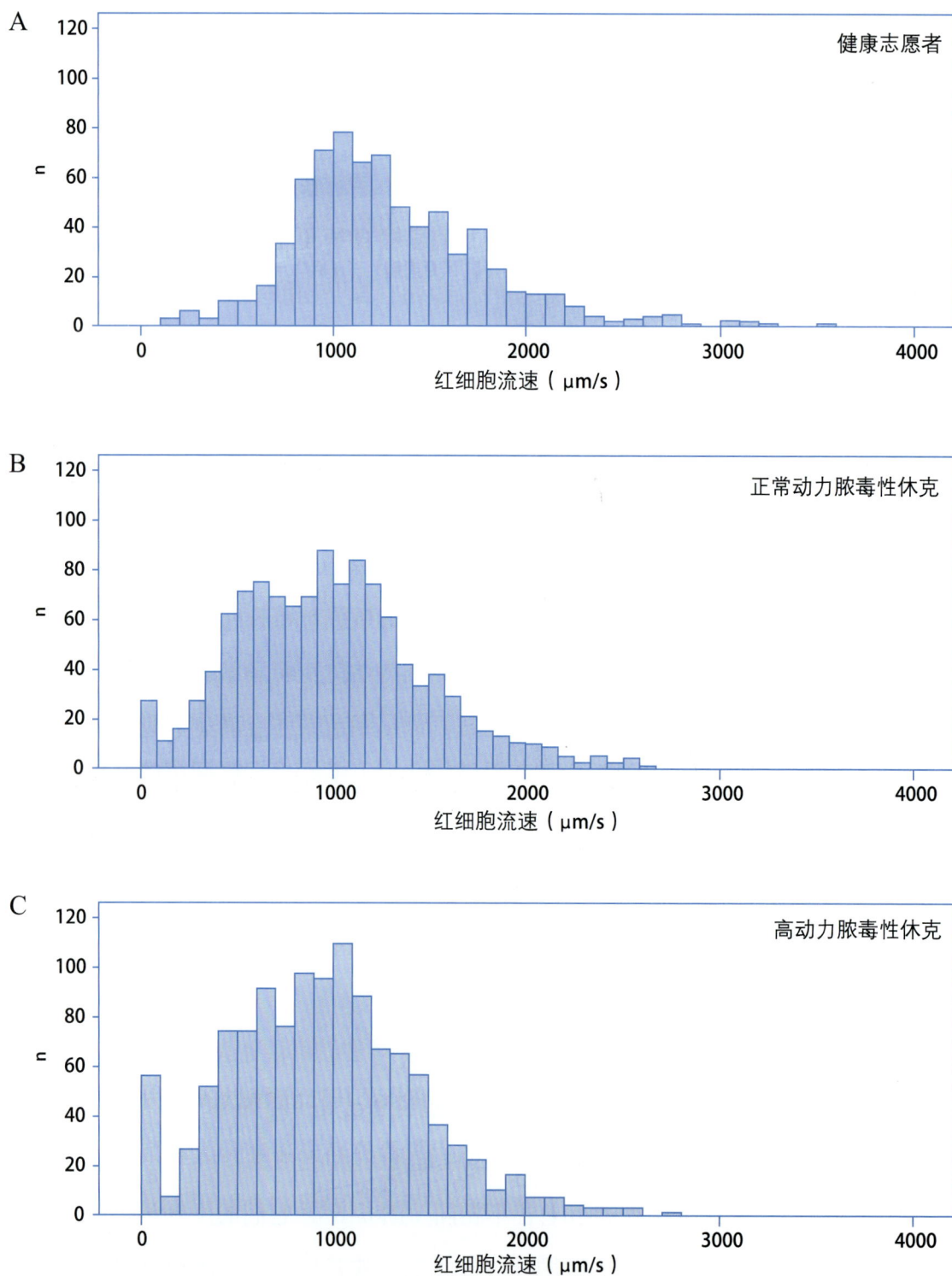

▲ 图 6-5　健康志愿者（A）、血流动力学正常的脓毒性休克患者（B）和血流动力学呈高动力状态的脓毒性休克患者（C）的舌下红细胞流速直方图

与健康志愿者相比，血流动力学正常和高动力状态的脓毒性休克患者舌下红细胞流速存在相似幅度的降低（改编自参考文献 [70]）

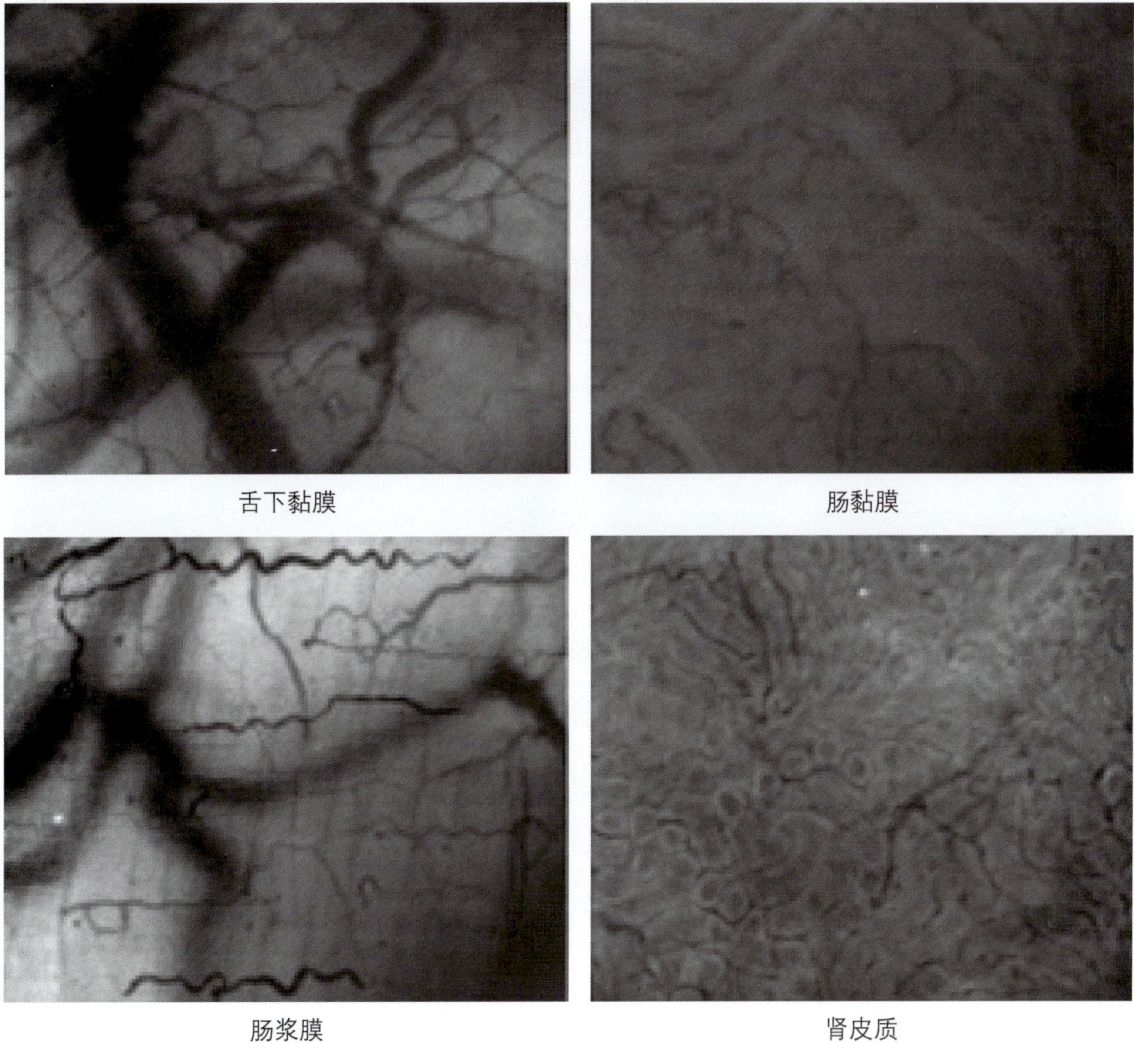

舌下黏膜 肠黏膜

肠浆膜 肾皮质

▲ 图 6-6　部分微循环血管床的显微照片

功。此外，用于微循环评估的床旁监测技术尚未得到验证。

5. 近红外光谱成像

近红外光谱成像（near-infrared spectroscopy，NIRS）是一种持续测量微血管组织氧饱和度（tissue oxygen saturation，S_tO_2）的无创技术[77]。NIRS 已被用于对不同部位的测量。最近的研究集中在鱼际肌，因其解剖特点可使变异最小、更易于到达肌肉，并且可以进行动态实验。NIRS 除了可以测量基线肌肉氧合状态，还可以通过血管阻断实验（vascular occlusion test，VOT）追踪 S_tO_2 的动态变化。VOT 是指将充气止血带充气，维持压力在收缩压以上，持续 3min 或直到 S_tO_2 下降至基线值的 40%。松开袖带后，会出现反应性充血。S_tO_2 恢复的斜率表示毛细血管恢复能力的功能性测试。诸如创伤性和失血性休克等低血流状态下 S_tO_2 的基线值会降低，而脓毒性休克的 S_tO_2 可能正常。而与之相反 ❶，在这些情况下动态试验的结果仍会出现改变，并提供有价值的预后信息。上述结果也会随治疗而发生变化，可能对于血管活性药的滴定有益。

五、结论

评估 DO_2 是否充分是一项复杂的任务。因为危重患者氧代谢需求各不相同且时刻变化，孤立的 DO_2 数值可能具有误导性。更周全的方法应包含：①测量 CO 和 DO_2 或诸如 S_vO_2 和 $S_{cv}O_2$、$P_{cv-a}CO_2$ 和 $P_{ET}CO_2$ 等替代指标；②对 DO_2 是否满足组织灌注和氧需求进行评估。为了实现这一目的，体格检查、实验室检查、组织二氧化碳图和微循环检查的结果均应纳入综合考量。

参 考 文 献

[1] Weissman C, Kemper M, Damask MC, Askanazi J, Hyman AI, Kinney JM. Effect of routine intensive care interactions on metabolic rate. Chest. 1984;86:815–8.

[2] Kanoore Edul VS, Ince C, Dubin A. What is microcirculatory shock? Curr Opin Crit Care. 2015;21:245–52.

[3] Saugel B, Cecconi M, Wagner JY, Reuter DA. Noninvasive continuous cardiac output monitoring in perioperative and intensive care medicine. Br J Anaesth. 2015;114:562–75.

[4] Frasca D, Dahyot-Fizelier C, Catherine K, Levrat Q, Debaene B, Mimoz O. Accuracy of a continuous noninvasive hemoglobin monitor in intensive care unit patients. Crit Care

---

❶ 因为不同的病因会对基线值产生不同的影响，从而使基线值的意义变得不明确。

Med. 2011;39:2277–82.

[5] Hiscock R, Kumar D, Simmons SW. Systematic review and meta-analysis of method comparison studies of Masimo pulse co-oximeters (Radical-7™ or Pronto-7™) and HemoCue®absorption spectrometers (B-Hemoglobin or 201+) with laboratory haemoglobin estimation. Anaesth Intensive Care. 2015;43:341–50.

[6] Walley KR. Use of central venous oxygen saturation to guide therapy. Am J Respir Crit Care Med. 2011;184:514–20.

[7] ProCESS Investigators, Yealy DM, Kellum JA, Huang DT, Barnato AE, Weissfeld LA, Pike F, Terndrup T, Wang HE, Hou PC, LoVecchio F, Filbin MR, Shapiro NI, Angus DC. A randomized trial of protocol-based care for early septic shock. N Engl J Med. 2014;370:1683–93.

[8] ARISE Investigators; ANZICS Clinical Trials Group, Peake SL, Delaney A, Bailey M, Bellomo R, Cameron PA, Cooper DJ, Higgins AM, Holdgate A, Howe BD, Webb SA, Williams P. Goaldirected resuscitation for patients with early septic shock. N Engl J Med. 2014;371:1496–506.

[9] Mouncey PR, Osborn TM, Power GS, Harrison DA, Sadique MZ, Grieve RD, Jahan R, Harvey SE, Bell D, Bion JF, Coats TJ, Singer M, Young JD, Rowan KM, ProMISe Trial Investigators. Trial of early, goal-directed resuscitation for septic shock. N Engl J Med. 2015;372:1301–11.

[10] Pope JV, Jones AE, Gaieski DF, Arnold RC, Trzeciak S, Shapiro NI, Emergency Medicine Shock Research Network (EMShockNet) Investigators. Multicenter study of central venous oxygen saturation ScvO$_2$ as a predictor of mortality in patients with sepsis. Ann Emerg Med. 2010;55:40–46.e1.

[11] Gutierrez G, Comignani P, Huespe L, Hurtado FJ, Dubin A, Jha V, Arzani Y, Lazzeri S, Sosa L, Riva J, Kohn W, Suarez D, Lacuesta G, Olmos D, Mizdraji C, Ojeda A. Central venous to mixed venous blood oxygen and lactate gradients are associated with outcome in critically ill patients. Intensive Care Med. 2008;34:1662–8.

[12] Schlichtig R, Cowden WL, Chaitman BR. Tolerance of unusually low mixed venous oxygen saturation. Adaptations in the chronic low cardiac output syndrome. Am J Med.

1986;80:813–8.

[13] Dubin A, Estenssoro E. Mechanisms of tissue hypercarbia in sepsis. Front Biosci. 2008;13:1340–51.

[14] Vallée F, Vallet B, Mathe O, Parraguette J, Mari A, Silva S, Samii K, Fourcade O, Genestal M. Central venous-to-arterial carbon dioxide difference: an additional target for goal-directed therapy in septic shock? Intensive Care Med. 2008;34:2218–25.

[15] Dubin A, Edul VS, Pozo MO, Murias G, Canullán CM, Martins EF, Ferrara G, Canales H, Laporte M, Estenssoro E, Ince C. Persistent villi hypoperfusion explains intramucosal acidosis in sheep endotoxemia. Crit Care Med. 2008;36:535–42.

[16] Dubin A, Murias G, Estenssoro E, Canales H, Sottile P, Badie J, Barán M, Rossi S, Laporte M, Pálizas F, Giampieri J, Mediavilla D, Vacca E, Botta D. End-tidal CO_2 pressure determinants during hemorrhagic shock. Intensive Care Med. 2000;26:1619–23.

[17] Ferrara G, Kanoore Edul VS, Martins E, Canales HS, Canullán C, Murias G, Pozo MO, Estenssoro E, Ince C, Dubin A. Intestinal and sublingual microcirculation are more severely compromised in hemodilution than in hemorrhage. J Appl Physiol (1985). 2016;120: 1132–40.

[18] Almac E, Bezemer R, Hilarius-Stokman PM, Goedhart P, de Korte D, Verhoeven AJ, Ince C. Red blood cell storage increases hypoxia-induced nitric oxide bioavailability and methemoglobin formation in vitro and in vivo. Transfusion. 2014;54:3178–85.

[19] Schumacker PT, Cain SM. The concept of a critical oxygen delivery. Intensive Care Med. 1987;13:223–9.

[20] Cain SM. Oxygen delivery and uptake in dogs during anemic and hypoxic hypoxia. J Appl Physiol Respir Environ Exerc Physiol. 1977;42:228–34.

[21] Dubin A, Estenssoro E, Murias G, Canales H, Sottile P, Badie J, Barán M, Pálizas F, Laporte M, Rivas Díaz M. Effects of hemorrhage on gastrointestinal oxygenation. Intensive Care Med. 2001;27:1931–6.

[22] Danek SJ, Lynch JP, Weg JG, Dantzker DR. The dependence of oxygen uptake on oxygen delivery in the adult respiratory distress syndrome. Am Rev Respir Dis. 1980;122:387–95.

[23] Bihari D, Smithies M, Gimson A, Tinker J. The effects of vasodilation with prostacyclin on

oxygen delivery and uptake in critically ill patients. N Engl J Med. 1987;317:397–403.

[24] Dantzker DR, Foresman B, Gutierrez G. Oxygen supply and utilization relationships. A reevaluation. Am Rev Respir Dis. 1991;143:675–9.

[25] Phang PT, Cunningham KF, Ronco JJ, Wiggs BR, Russell JA. Mathematical coupling explains dependence of oxygen consumption on oxygen delivery in ARDS. Am J Respir Crit Care Med. 1994;150:318–23.

[26] De Backer D, Moraine JJ, Berre J, Kahn RJ, Vincent JL. Effects of dobutamine on oxygen consumption in septic patients. Direct versus indirect determinations. Am J Respir Crit Care Med. 1994;150:95–100.

[27] Nelson DP, Samsel RW, Wood LD, Schumacker PT. Pathological supply dependence of systemic and intestinal O_2 uptake during endotoxemia. J Appl Physiol (1985). 1988;64: 2410–9.

[28] Wasserman K, Whipp BJ, Koyl SN, Beaver WL. Anaerobic threshold and respiratory gas exchange during exercise. J Appl Physiol. 1973;35:236–43.

[29] Cohen IL, Sheikh FM, Perkins RJ, Feustel PJ, Foster ED. Effect of hemorrhagic shock and reperfusion on the respiratory quotient in swine. Crit Care Med. 1995;23:545–52.

[30] Mekontso-Dessap A, Castelain V, Anguel N, Bahloul M, Schauvliege F, Richard C, Teboul JL. Combination of venoarterial PCO_2 difference with arteriovenous O_2 content difference to detect anaerobic metabolism in patients. Intensive Care Med. 2002;28:272–7.

[31] Perner A, Gordon AC, De Backer D, Dimopoulos G, Russell JA, Lipman J, Jensen JU, Myburgh J, Singer M, Bellomo R, Walsh T. Sepsis: frontiers in diagnosis, resuscitation and antibiotic therapy. Intensive Care Med. 2016;42:1958–69.

[32] Ferrara G, Edul VSK, Canales HS, Martins E, Canullán C, Murias G, Pozo MO, Caminos Eguillor JF, Buscetti MG, Ince C, Dubin A. Systemic and microcirculatory effects of blood transfusion in experimental hemorrhagic shock. Intensive Care Med Exp. 2017;5:24.

[33] Dubin A, Ferrara G, Kanoore Edul VS, Martins E, Canales HS, Canullán C, Murias G, Pozo MO, Estenssoro E. Venoarterial PCO_2-to-arteriovenous oxygen content difference ratio is a poor surrogate for anaerobic metabolism in hemodilution: an experimental study. Ann Intensive Care. 2017;7:65.

[34] Nevière R, Mathieu D, Chagnon JL, Lebleu N, Wattel F. The contrasting effects of

dobutamine and dopamine on gastric mucosal perfusion in septic patients. Am J Respir Crit Care Med. 1996;154:1684–8.

[35] Joly HR, Weil MH. Temperature of the great toe as an indication of the severity of shock. Circulation. 1969;39:131–8.

[36] Kaplan LJ, McPartland K, Santora TA, Trooskin SZ. Start with a subjective assessment of skin temperature to identify hypoperfusion in intensive care unit patients. J Trauma. 2001;50:620–7.

[37] Ait-Oufella H, Bige N, Boelle PY, Pichereau C, Alves M, Bertinchamp R, Baudel JL, Galbois A, Maury E, Guidet B. Capillary refill time exploration during septic shock. Intensive Care Med. 2014;40:958–64.

[38] Lima A, Jansen TC, van Bommel J, Ince C, Bakker J. The prognostic value of the subjective assessment of peripheral perfusion in critically ill patients. Crit Care Med. 2009;37: 934–8.

[39] Meakins J, Long CN. Oxygen consumption, oxygen debt and lactic acid in circulatory failure. J Clin Invest. 1927;4:273–93.

[40] Weil MH, Afifi AH. Experimental and clinical studies on lactate and pyruvate as indicators of the severity of acute circulatory failure (shock). Circulation. 1970;41:989–1001.

[41] Mecher C, Rackow EC, Astiz ME, Weil MH. Unaccounted for anion in metabolic acidosis during severe sepsis in humans. Crit Care Med. 1991;19:705–11.

[42] Masevicius FD, Rubatto Birri PN, Risso Vazquez A, Zechner FE, Motta MF, Valenzuela Espinoza ED, Welsh S, Guerra Arias EF, Furche MA, Berdaguer FD, Dubin A. Relationship of at admission lactate, unmeasured anions, and chloride to the outcome of critically ill patients. Crit Care Med. 2017;45:e1233.

[43] Tuhay G, Pein MC, Masevicius FD, Kutscherauer DO, Dubin A. Severe hyperlactatemia with normal base excess: a quantitative analysis using conventional and Stewart approaches. Crit Care. 2008;12:R66.

[44] Nichol AD, Egi M, Pettila V, Bellomo R, French C, Hart G, Davies A, Stachowski E, Reade MC, Bailey M, Cooper DJ. Relative hyperlactatemia and hospital mortality in critically ill patients: a retrospective multi-Centre study. Crit Care. 2010;14:R25.

[45] Nguyen HB, Rivers EP, Knoblich BP, Jacobsen G, Muzzin A, Ressler JA, et al. Early

lactate clearance is associated with improved outcome in severe sepsis and septic shock. Crit Care Med. 2004;32:1637–42.

[46] Levy B, Gibot S, Franck P, Cravoisy A, Bollaert PE. Relation between muscle Na$^+$K$^+$ ATPase activity and raised lactate concentrations in septic shock: a prospective study. Lancet. 2005;365:871–5.

[47] Jansen TC, van Bommel J, Schoonderbeek FJ, Sleeswijk Visser SJ, van der Klooster JM, Lima AP, Willemsen SP, Bakker J, LACTATE Study Group. Early lactate-guided therapy in intensive care unit patients: a multicenter, open-label, randomized controlled trial. Am J Respir Crit Care Med. 2010;182:752–61.

[48] Creteur J, De Backer D, Sakr Y, Koch M, Vincent JL. Sublingual capnometry tracks microcirculatory changes in septic patients. Intensive Care Med. 2006;32:516–23.

[49] Vallet B, Teboul JL, Cain S, Curtis S. Venoarterial CO_2 difference during regional ischemic or hypoxic hypoxia. J Appl Physiol (1985). 2000;89:1317–21.

[50] Dubin A, Murias G, Estenssoro E, Canales H, Badie J, Pozo M, Sottile JP, Barán M, Pálizas F, Laporte M. Intramucosal-arterial PCO_2 gap fails to reflect intestinal dysoxia in hypoxic hypoxia. Crit Care. 2002;6:514–20.

[51] Dubin A, Estenssoro E, Murias G, Pozo MO, Sottile JP, Barán M, Piacentini E, Canales HS, Etcheverry G. Intramucosal-arterial PCO_2 gradient does not reflect intestinal dysoxia in anemic hypoxia. J Trauma. 2004;57:1211–7.

[52] Gutierrez G. A mathematical model of tissue-blood carbon dioxide exchange during hypoxia. Am J Respir Crit Care Med. 2004;169:525–33.

[53] Hamilton-Davies C, Mythen MG, Salmon JB, Jacobson D, Shukla A, Webb AR. Comparison of commonly used clinical indicators of hypovolaemia with gastrointestinal tonometry. Intensive Care Med. 1997;23:276–81.

[54] Fiddian-Green RG. Associations between intramucosal acidosis in the gut and organ failure. Crit Care Med. 1993;21(2 Suppl):S103–7.

[55] Hurtado FJ, Berón M, Olivera W, Garrido R, Silva J, Caragna E, Rivara D. Gastric intramucosal pH and intraluminal PCO_2 during weaning from mechanical ventilation. Crit Care Med. 2001;29:70–6.

[56] Silva E, De Backer D, Creteur J, Vincent JL. Effects of fluid challenge on gastric mucosal PCO_2 in septic patients. Intensive Care Med. 2004;30:423–9.

[57] Doglio GR, Pusajo JF, Egurrola MA, Bonfigli GC, Parra C, Vetere L, Hernandez MS, Fernandez S, Palizas F, Gutierrez G. Gastric mucosal pH as a prognostic index of mortality in critically ill patients. Crit Care Med. 1991;19:1037–40.

[58] Levy B, Gawalkiewicz P, Vallet B, Briancon S, Nace L, Bollaert PE. Gastric capnometry with air-automated tonometry predicts outcome in critically ill patients. Crit Care Med. 2003;31:474–80.

[59] Gutierrez G, Palizas F, Doglio G, Wainsztein N, Gallesio A, Pacin J, Dubin A, Schiavi E, Jorge M, Pusajo J, et al. Gastric intramucosal pH as a therapeutic index of tissue oxygenation in critically ill patients. Lancet. 1992;339:195–9.

[60] Vallée F, Mateo J, Dubreuil G, Poussant T, Tachon G, Ouanounou I, Payen D. Cutaneous ear lobe PCO_2 at 37°C to evaluate microperfusion in patients with septic shock. Chest. 2010;138:1062–70.

[61] De Backer D, Orbegozo Cortes D, Donadello K, Vincent JL. Pathophysiology of microcirculatory dysfunction and the pathogenesis of septic shock. Virulence. 2014;5:73–9.

[62] Lam C, Tyml K, Martin C, Sibbald W. Microvascular perfusion is impaired in a rat model of normotensive sepsis. J Clin Invest. 1994;94:2077–83.

[63] Ellis CG, Bateman RM, Sharpe MD, Sibbald WJ, Gill R. Effect of a maldistribution of microvascular blood flow on capillary O_2 extraction in sepsis. Am J Physiol Heart Circ Physiol. 2002;282:H156–64.

[64] Ince C, Sinaasappel M. Microcirculatory oxygenation and shunting in sepsis and shock. Crit Care Med. 1999;27:1369–77.

[65] De Backer D, Creteur J, Preiser JC, Dubois MJ, Vincent JL. Microvascular blood flow is altered in patients with sepsis. Am J Respir Crit Care Med. 2002;166:98–104.

[66] Edul VS, Enrico C, Laviolle B, Vazquez AR, Ince C, Dubin A. Quantitative assessment of the microcirculation in healthy volunteers and in patients with septic shock. Crit Care Med. 2012;40:1443–8.

[67] Sakr Y, Dubois MJ, De Backer D, Creteur J, Vincent JL. Persistent microcirculatory

alterations are associated with organ failure and death in patients with septic shock. Crit Care Med. 2004;32:1825–31.

[68] De Backer D, Donadello K, Sakr Y, Ospina-Tascon G, Salgado D, Scolletta S, Vincent JL. Microcirculatory alterations in patients with severe sepsis: impact of time of assessment and relationship with outcome. Crit Care Med. 2013;41:791–9.

[69] Trzeciak S, Dellinger RP, Parrillo JE, Guglielmi M, Bajaj J, Abate NL, Arnold RC, Colilla S, Zanotti S, Hollenberg SM, Microcirculatory Alterations in Resuscitation and Shock Investigators. Early microcirculatory perfusion derangements in patients with severe sepsis and septic shock: relationship to hemodynamics, oxygen transport, and survival. Ann Emerg Med. 2007;49:88–98.

[70] Kanoore Edul VS, Ince C, Risso Vazquez A, Rubatto PN, Valenzuela Espinoza ED, Welsh S, Enrico C, Dubin A. Similar microcirculatory alterations in patients with normodynamic and hyperdynamic septic shock. Ann Am Thorac Soc. 2016;13:240–7.

[71] Hernandez G, Boerma EC, Dubin A, Bruhn A, Koopmans M, Edul VK, Ruiz C, Castro R, Pozo MO, Pedreros C, Veas E, Fuentealba A, Kattan E, Rovegno M, Ince C. Severe abnormalities in microvascular perfused vessel density are associated to organ dysfunctions and mortality and can be predicted by hyperlactatemia and norepinephrine requirements in septic shock patients. J Crit Care. 2013;28:538.e9–14.

[72] Pranskunas A, Koopmans M, Koetsier PM, Pilvinis V, Boerma EC. Microcirculatory blood flow as a tool to select ICU patients eligible for fluid therapy. Intensive Care Med. 2013;39: 612–9.

[73] Dubin A, Pozo MO, Casabella CA, Pálizas F Jr, Murias G, Moseinco MC, Kanoore Edul VS, Pálizas F, Estenssoro E, Ince C. Increasing arterial blood pressure with norepinephrine does not improve microcirculatory blood flow: a prospective study. Crit Care. 2009;13:R92.

[74] Enrico C, Kanoore Edul VS, Vazquez AR, Pein MC, Pérez de la Hoz RA, Ince C, Dubin A. Systemic and microcirculatory effects of dobutamine in patients with septic shock. J Crit Care. 2012;27:630–8.

[75] Boerma EC, van der Voort PH, Spronk PE, Ince C. Relationship between sublingual and intestinal microcirculatory perfusion in patients with abdominal sepsis. Crit Care

Med. 2007;35:1055–60.

[76] Kanoore Edul VS, Ince C, Navarro N, Previgliano L, Risso-Vazquez A, Rubatto PN, Dubin A. Dissociation between sublingual and gut microcirculation in the response to a fluid challenge in postoperative patients with abdominal sepsis. Ann Intensive Care. 2014;4:39.

[77] Lipcsey M, Woinarski NCZ, Bellomo R. Near infrared spectroscopy (NIRS) of the thenar eminence in anesthesia and intensive care. Ann Intensive Care. 2012;2:11.

Central and Mixed Venous O$_2$ Saturation: A Physiological Appraisal

中心静脉与混合静脉血氧饱和度：生理学评估

7

Guillermo Gutierrez **著**

许镜清 **译**

陈 晗 **校**

一、历史回顾

混合静脉与中心静脉血氧饱和度已被广泛用于监测组织氧合，同时也作为重症患者充分复苏的标志物[1, 2]。这些技术的发展与 20 世纪生理学的快速进步是并行的。Adolf Eugen Fick（1821—1901）首次提出，器官的血流量可以通过器官的氧摄取量与动静脉氧浓度差的比值估算[3]。当用于心输出量测定时，Fick 公式为：

$$心输出量 = (\dot{V}O_2)_{sys}/([O_2]_a-[O_2]_{mv}) \qquad （公式\ 7\text{-}1）$$

其中，$[O_2]_a$ 和 $[O_2]_{mv}$ 分别代表动脉和混合静脉氧含量，$(\dot{V}O_2)_{sys}$ 则代表全身或总氧消耗[1]。计算 $[O_2]_a$ 和 $[O_2]_{mv}$ 需留取动脉和肺动脉血标本。以下公式代表被血红蛋白结合的和溶解到血浆内的氧的总和：

$$[O_2]=13.9\times SO_2\times[Hb]+0.031\times PO_2 ml/L^{[2]} \qquad （公式\ 7\text{-}2）$$

其中，$[Hb]$ 代表血红蛋白浓度（g/dl），SO_2 代表血氧饱和度，PO_2 指血浆氧分压（mmHg）。$[O_2]$ 的单位是 ml/L。

---

[1] 本章作者在公式中所采用缩写的表达方式与其他章节的作者略有差别，尊重原著我们在翻译时保留了原作者的表达方式。

[2] 细心的读者可能注意到了，本书中多次出现动脉血压含量的公式，各章节均有不同。这主要是因为采用的单位不同，实际上它们所表达的含义是完全一样的。

经过许多年，Fick 公式才用于测量人的心输出量。延迟的原因可能归咎于肺动脉取血存在的技术困难，但主要的障碍还是心脏内置入导管会致命的观念。取而代之的方法是通过测量呼出气和动脉血的 CO_2 浓度来估计心输出量[4]。这种繁琐且容易出错的技术在有肺部疾病的患者中尤其不可靠[5]。

1929 年，Werner Forssmann（1904—1979），一名接受过 Fick 培训的年轻外科医师，在德国埃伯斯瓦尔德一家诊所工作时将一根导尿管经肘静脉置入右心房，并通过透视证实其位置。在对操作的安全性感到满意后，他为一名疾病终末期女性患者置入心房导管，用以输注肾上腺素和洋地黄制剂，以期提高心脏的收缩功能[6]。一年后，当时在布拉格工作的 Otto Klein（1881—1968）使用 Forssmann 技术放置了 30 根心脏导管，并通过 Fick 公式计算了心输出量[7]。他在波士顿的一次会议上报告了他的发现，但被医学界忽视了。十年后，André Cournand（1895—1988）和 Dickinson Richards（1895—1973）在纽约贝尔维尤医院完善了右心导管技术[8]。他们还报告长时间保留肺动脉导管对患者并无伤害[9]。Forssmann、Cournand 和 Richards 分享了 1956 年诺贝尔生理学或医学奖，原因在于他们"关于心脏导管置入技术和循环系统病理变化的发现"。诺贝尔奖委员会未同时授予 Klein 教授该奖项的原因仍然是一个谜。

对于透视引导的需求使右心导管技术的应用局限于一些装备精良的医疗中心当中。1970 年，Jeremy Swan（1922—2005）和 William Ganz（1919—2009）发明了由血流引导的肺动脉导管（pulmonary artery catheter，PAC），使这种状况发生了巨大的变化。这种 PAC 可以相对容易地漂浮到肺动脉且无须透视引导[10]，允许连续监测肺动脉压和中心静脉压，以及提供随时取得混合静脉血的途径。PAC 相关的技术进步紧随其后，包括直接测量心输出量的热稀释指示剂技术[11]和红外反射光谱法连续监测混合静脉血氧饱和度❶（mixed venous blood O_2 saturation，$S_{mv}O_2$）[12, 13]。通过热稀释法直接测量心输出量，取代了 Fick 原理法及其对测量 $S_{mv}O_2$ 的需求。

PAC 提供了取得肺动脉血的顺畅通路，使得 $S_{mv}O_2$ 成为了重症患者最常使用的变量之一。然而，迄今为止 $S_{mv}O_2$ 及其替代物——中心静脉氧饱和度（central

---

❶ 在本书的其他章节及多数文献中一般缩写为 S_vO_2。

venous O_2 saturation，$S_{cv}O_2$）的临床意义仍然是一个激烈而持续争论的话题[14, 15]。在不同时期，$S_{mv}O_2$ 被认为是心输出量的指标[16]、外周组织氧合的标志物[17] 或发病率和死亡率的预测因素[18, 19]。特别是过去的十年间，$S_{cv}O_2$ 还被认为是脓毒症复苏的可靠指标[20]。回顾 $S_{mv}O_2$ 和 $S_{cv}O_2$ 的生理基础，可为我们提供探究这些理论是否正确的最佳办法。

二、生理学原理

忽略皮肤的气体交换，通过呼气法测量得到的肺部氧摄取率（$\dot{V}O_2$）$_{Exp}$ 等同于全身的氧消耗量（$\dot{V}O_2$）$_{sys}$。在一定时间内将呼出的空气收集到道格拉斯袋中，代表了测量（$\dot{V}O_2$）$_{Exp}$ 的"金标准"：

$$(\dot{V}O_2)_{Exp}=V_E(1-F_ECO_2-F_EO_2)/(1-F_IO_2)ml/L \qquad （公式 7-3）$$

在这个公式中，V_E 是指在有限时间内收集在袋中的呼出气体量；F_ECO_2 和 F_EO_2 分别是呼出气体中 CO_2 和 O_2 的体积分数❶；F_IO_2 是吸入气体中 O_2 的体积分数，当吸入空气时，则为 0.21。作为分母的一部分，当 $F_IO_2 = 1.0$ 时，（$\dot{V}O_2$）$_{Exp}$ 便无法计算，而当 $F_IO_2 > 0.6$ 时，其临床价值变得不可靠[21]。

另一种方法则是使用经校准的流速仪及 CO_2 和 O_2 分析仪持续测量 $(\dot{V}O_2)_{Exp}$。当使用高 F_IO_2 时，吸入和呼出气体的 O_2 浓度差异很小，因此当 $F_IO_2 > 0.60$ 时，该方法的可靠程度也随之下降[22]。

在 ICU 临床实践中，最常使用的方法是通过热稀释法得到心输出量（Q）❷，再与动脉及混合静脉 O_2 含量计算得出 $(\dot{V}O_2)_{Exp}$（"反向"Fick 法）：

$$(\dot{V}O_2)_{sys}=Q([O_2]_a-[O_2]_{mv})ml/L \qquad （公式 7-4）$$

---

❶ 严格来说，我们日常在临床上所说的吸入气浓度指的都是体积分数。将某气体（如氧气）体积分数乘以大气压（海平面时为 760mmHg），则得到该气体的分压。

❷ 即 CO。

需要强调的是，公式 7-4 并没有考虑肺部的 O_2 消耗，因为深支气管静脉血流通过肺静脉或以直接汇入的方式进入左心房，从而进入体循环系统。因此，当出现肺炎[23] 或急性肺损伤[24, 25] 等肺部 O_2 消耗明显增加的情况时，使用反向 Fick 法会低估 $(\dot{V}O_2)_{sys}$。

三、$S_{mv}O_2$ 作为 O_2 摄取率的指标

组织摄取 O_2 的效率以 O_2 摄取率 [O_2 extraction ratio，$(ERO_2)_{sys}$] 来表示：

$$(ERO_2)_{sys}= (\dot{V}O_2)_{sys}/(\dot{D}O_2)_{sys} \qquad （公式 7-5）$$

单位时间内 O_2 输送至组织的速率 $(\dot{D}O_2)_{sys}$，可通过以下公式计算：

$$(\dot{D}O_2)_{sys}=Q \times [O_2]_a \text{ ml/min} \qquad （公式 7-6）$$

解读 $(ERO_2)_{sys}$ 的临床意义需要详细了解测量时的生理状况。在正常个体中，静息时 $(ERO_2)_{sys}$ 为 20% ～ 30%。在高强度运动期间，它会增加到 60%，甚至在训练有素的运动员中可能达到 80%[26]。另一方面，在危重患者中，60% 左右的 $(ERO_2)_{sys}$ 却意味着无氧代谢的发生[27]。

将 $[O_2]$、$(\dot{V}O_2)_{sys}$ 和 $(\dot{D}O_2)_{sys}$（公式 7-2、公式 7-4 和公式 7-6）代入公式 7-5 中，同时忽略血浆中 O_2 成分对血液 O_2 的影响，得到以 $S_{mv}O_2$ 和 S_aO_2 表达的 $(ERO_2)_{sys}$ 公式：

$$(ERO_2)_{sys}=(1-S_{mv}O_2/S_aO_2) \qquad （公式 7-7）$$

大多数临床条件下，S_aO_2 数值局限在 90% ～ 100% 的狭小范围内。因此，出于临床实用的目的，$(ERO_2)_{sys}$ 与 $S_{mv}O_2$ 表现为互补的函数关系：

$$(ERO_2)_{sys} \approx (1-S_{mv}O_2\%) \qquad （公式 7-8）$$

图 7-1 展示了一组重症患者（$n=53$）的数据[28]。该图说明了 $(ERO_2)_{sys}$ 和 $S_{mv}O_2$ 之间的紧密关系。虚线表示分别在 S_aO_2 为 90% 和 100% 的恒定条件下根据公式 7-7 算出的 $(ERO_2)_{sys}$ 值。它们描绘了基于公式 7-7 得出的 $(ERO_2)_{sys}$ 的狭小范围。

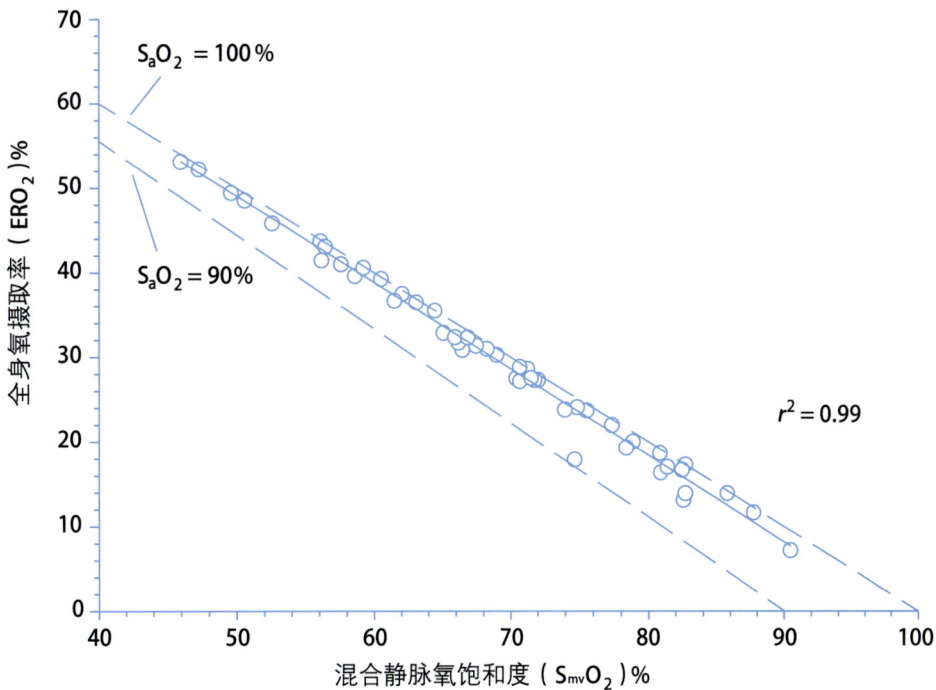

▲ 图 7-1　对于不同种类的重症患者，ERO_2 都是 $S_{mv}O_2$ 的函数（$n=53$）

实线代表它们之间的线性关系（$ERO_2 = 100.3-S_{mv}O_2$；$r^2 = 0.99$；$P < 0.01$），而虚线是在 SaO_2 分别为 90% 和 100% 的恒定条件下用公式 7-7 计算出的 $(ERO_2)_{sys}$ 值

从以上分析可以得出，$S_{mv}O_2$ 是反映 $(ERO_2)_{sys}$ 的可靠指标。因此，$S_{mv}O_2$ 提供了窥探组织从循环中摄取 O_2 比例的途径。但 $(ERO_2)_{sys}$ 的临床意义强烈地依赖于患者现有的生理状态。换言之，$(ERO_2)_{sys}$ 的变化可能是 $(\dot{D}O_2)_{sys}$ 下降或 $(\dot{V}O_2)_{sys}$ 增加，或两者同时存在的结果。值得注意的是，$S_{cv}O_2$ 不能用于估算 $(ERO_2)_{sys}$。如果在公式 7-7 或公式 7-8 中用 $S_{cv}O_2$ 代替 $S_{mv}O_2$，则计算值将仅反映汇入上腔静脉器官的 ERO_2。

四、$S_{mv}O_2$ 作为心输出量的指标

1968 年发表的一项关于心肌梗死患者的研究报道中，说明了心力衰竭征象与

$S_{cv}O_2$ 降低之间的关联，但警告不要使用 $S_{cv}O_2$ 来预测心输出量[29]。随后的一项研究报道体外循环后心指数 < 2.0L/(min·m²) 的患者出现 $S_{mv}O_2$ 降低[30]。还有其他研究者发现，在休克状态下[31] 或严重创伤时[32]，$S_{mv}O_2$ 的减少与心输出量的降低相对应。

通过重新排列公式 7–4，可获得心输出量与 $S_{mv}O_2$ 之间的关系：

$$Q= (\dot{V}O_2)_{sys}/[13.9 \times [Hb] \times (S_aO_2 - S_{mv}O_2)] \qquad （公式 7–9）$$

通过公式 7–9 可知，$S_{mv}O_2$ 和 Q 之间存在正向却又复杂的关系，必须考虑公式中的其他变量，特别是 $(\dot{V}O_2)_{sys}$。公式 7–9 表达的复杂关系说明单纯根据 $S_{mv}O_2$ 估算 Q 存在相当大的不确定性。图 7–2 举例说明了这一点，使用来自先前图 7–1 中采用的患者群体的数据将 Q 绘制为 $S_{mv}O_2$ 的函数。虽然 Q 和 $S_{mv}O_2$ 之间存在正相关关系，但两者之间的相关性很差（$r^2 = 0.17$）。

在不同临床条件下进行的几项研究也发现 $S_{mv}O_2$ 和 Q 之间的相关性很差。这些研究涉及麻醉诱导[33]、心胸外科[34-37]、血管外科[38]、普外科[39]、充血性心力衰竭[40-43]、心肌梗死[44]、急性肺损伤[45]、一般 ICU 患者[46] 和脓毒性休克[47, 48]。即使

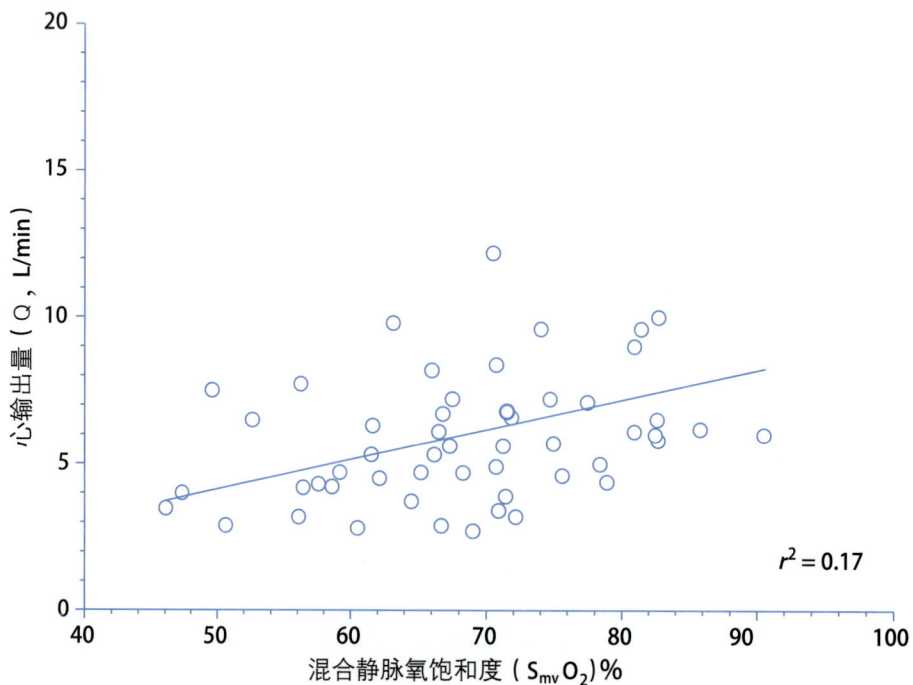

▲ **图 7–2　图 7–1 所示患者群体的心输出量（Q）与 $S_{mv}O_2$ 间的函数关系（n=53）**
实线代表其线性相关关系（Q = 0.99 + 0.1$S_{mv}O_2$；$r^2 = 0.17$；$P < 0.01$）

连续监测 $S_{mv}O_2$ 时，估算心输出量也存在同样的不确定性，只有一半的情况能够预测心输出量的变化[49]。

尽管有上述讨论，重症患者的低 $S_{mv}O_2$ 值可能依然反映的是心输出量的减少，而非组织 O_2 需求的增加。因此，对于某一个患者，只要 $(\dot{V}O_2)_{sys}$、[Hb] 和 S_aO_2 维持相对恒定，连续监测 $S_{mv}O_2$ 仍可能反映 Q 的变化。

五、$S_{mv}O_2$ 和肺内右向左分流率

当患者吸入氧浓度 F_IO_2 为 100% 时，肺内右向左分流率（Q_{Shunt}/Q_{Total}）可通过以下公式估算：

$$\frac{Q_S}{Q_T} = \frac{[O_2]_c - [O_2]_a}{[O_2]_c - [O_2]_{mv}} \qquad （公式 7-10）$$

其中，$[O_2]_c$ 代表理想化的肺毛细血管 O_2 含量。

计算 $[O_2]_a$ 和 $[O_2]_{mv}$ 需要从动脉和肺动脉采集血标本，而 $[O_2]_c$ 则是通过肺泡气公式计算得出，且同时需假设肺毛细血管和肺泡内 PO_2 相等。有人提出用氧饱和度替代公式 7-10 中的 O_2 含量用作 Q_S/Q_T 的床旁估计[50]：

$$\frac{Q_S}{Q_T} = \frac{1 - S_aO_2}{1 - S_{mv}O_2} \qquad （公式 7-11）$$

该公式是不正确的，且可能严重低估 Q_S/Q_T。例如，当动脉 $PCO_2 = 40Torr$❶，$PO_2 = 60Torr$，$S_aO_2 = 90\%$，且 $S_{mv}O_2 = 60\%$ 时（对应 $P_{mv}O_2 = 31Torr$），使用公式 7-10 计算出 $Q_S/Q_T = 38\%$。相比之下，使用公式 7-11 时计算结果为 25%。事实上，不管实际值如何，当 S_aO_2 接近于 1.0 时，通过公式 7-11 计算出的任何 Q_S/Q_T 值都接近于零，而这样的情况常出现在患者吸入氧浓度为 100% 时。

---

❶ 为了纪念意大利物理学家托里拆利（Evangelista Torricelli）而得名。原本的 1Torr 是指"将幼细直管内的水银顶高一毫米之压力"，由于标准大气压在后来才被严谨定义，与之前所定义的 760mmHg 有轻微差异，现在 1Torr = 0.999 999 857 533 699mmHg；1mmHg = 1.000 000 142 466 321Torr。

六、$S_{mv}O_2$ 作为组织氧合的指标

1919 年，August Krogh（1874—1949）建立了微循环的概念模型，以量化 O_2 从毛细血管向组织实质的转移过程[51]。在 Krogh 模型中，组织用一个围绕着一根无分支毛细血管的圆柱体表示（图 7-3）。红细胞（red blood cells，RBC）将 O_2 释放到毛细血管血浆中，从而径向扩散到组织中。决定血浆 PO_2 的变量包括 O_2 从血红蛋白解离的速率、O_2 在血浆中的溶解度和毛细血管通过时间。毛细血管通过时间定义为毛细血管长度与红细胞流速的比值，随毛细血管横截面积增加而增加，随血流量增加而减少[52]。

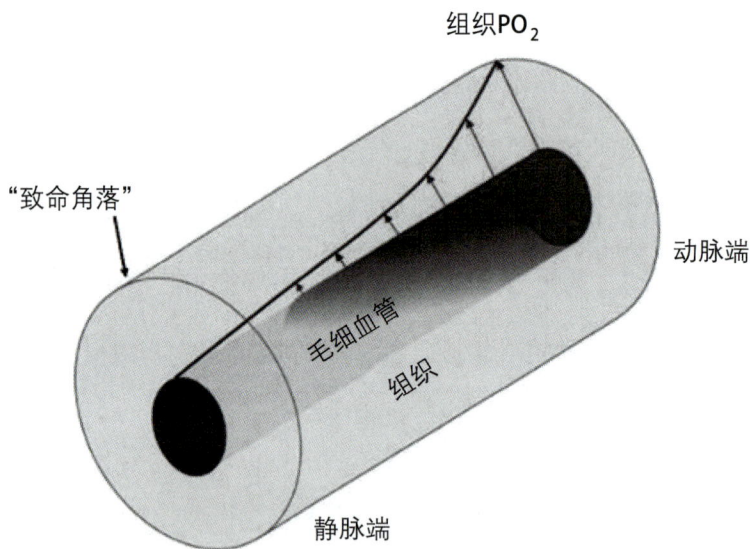

▲ 图 7-3 **Krogh 的毛细血管 - 组织氧合圆柱模型**

组织 O_2 摄取或 O_2 通量（O_2 flux）主要由血浆 PO_2 驱动。在红细胞穿过毛细血管的过程中，血红蛋白结合的 O_2 和血浆 PO_2 被耗尽。根据 Krogh 模型，毛细血管血浆 PO_2 和 O_2 通量在静脉端达到最低点，导致区域组织存在的缺氧风险增加，称为"致命角落"。Krogh 模型的另一个重要特性是假设末端毛细血管与静脉血的 PO_2 完全相等。

"致命角落"的概念，以及终末毛细血管和静脉 PO_2 相等的假设，产生了以静脉 SO_2 作为组织氧合标志物的概念。将 Krogh 的理论扩展到全身，将全身看成一个整体，为假设 $S_{mv}O_2$ 反映全身组织氧合状态提供了基础[53]。这是一个不稳定的假设，因为它没有考虑机体在脓毒症和低氧血症时，大循环及微循环错综复杂的调节。

Krogh 模型的精炼性为组织氧合过程提供了清晰的生理结构，但没有考虑微循环的空间与时间异质性[54]。一系列二次分配过程，包括毛细血管动员[55]、相邻毛细血管之间的 O_2 弥散[56]、时间依赖性血红蛋白 O_2 解离[57]，以及垂直和逆向流动[58]，上述机制的结合产生了非常均匀的组织氧合分布——一个没有"致命角落"的状态[59]。然而，在肠绒毛和肾髓质组织中，有可能存在逆向流动的特殊微血管，从而出现细胞生存在缺氧边缘的"致命角落"，即便轻微的缺血或缺氧都易使其出现损伤[60, 61]。

所有器官的静脉回流血在肺动脉中混合，产生 $S_{mv}O_2$，可定义为所有回流静脉 SO_2 的流量加权平均值：

$$S_{mv}O_2 = \sum [S_vO_2]_i \times Q_i/Q \qquad （公式 7-12）$$

其中，$[S_vO_2]_i$ 和 Q_i 分别代表各个器官的静脉 SO_2 和血流量。如公式 7-12 所示，具有最大 Q_i 的器官是 $S_{mv}O_2$ 的主要决定因素。

右心房中静脉血液的混合为 $S_{mv}O_2$ 与全身组织氧合的关系又增加了另一层面的复杂性。在病理状况下，如脓毒症时，局部组织缺氧可伴有正常甚至升高的 $S_{mv}O_2$。例如，局部微循环调控的丧失可能使某些器官获得更大的、超过其代谢率所需的 Q_i。从这些过度灌注的器官回流的静脉血有着更高的 $[S_vO_2]_i$，实际上造成了一个功能性的外周左向右分流。相反，$Q_i/(\dot{V}O_2)_i$ 降低且 $[S_vO_2]_i$ 低下的组织，由于其 Q_i 的降低而对 $S_{mv}O_2$ 仅有微小的影响。

骨骼肌是一种可通过毛细血管动员使开放的毛细血管数量增加 3 倍，从而诱导血流量增加 7 倍的器官[62]。在运动过程中这是一个有益的反应，因为它可以引导大量心脏输出的血流到达工作中的骨骼肌。但对于重症患者，静息状态骨骼肌的病理性血流增加将导致静脉血中 SO_2 升高，可能掩盖低灌注器官发出的缺氧信号。这种情况称为"隐性组织缺氧"[63]，即 $S_{mv}O_2$ 正常甚至升高的同时存在局部组织缺氧[64]。

这种情况出现于脓毒症或脓毒性休克的患者，这类患者 $S_{mv}O_2$ 无法准确预测内脏的局部 O_2 输送[65-67]，且这些患者肝静脉和混合静脉 SO_2 间存在显著差异[68]。动物实验还发现，$S_{mv}O_2$ 与局部静脉 SO_2 之间的相关性很差，当矢状窦和门静脉 SO_2 明显降低时，$S_{mv}O_2$ 没有变化[69]。

与之相反，有氧运动期间，在没有组织缺氧的情况下也可能出现低 $S_{mv}O_2$ 值。训练有素的运动员在达到无氧阈值之前可经历非常低的 $S_{mv}O_2$，接近 40%[70]。这些低 $S_{mv}O_2$ 值远非组织缺氧信号，而是反映了久经训练的骨骼肌通过从毛细血管中最大限度地摄取 O_2 来维持有氧代谢的能力。

相对于组织氧合，对 $S_{mv}O_2$ 意义解读的另一类混淆因素是由于何种原因导致的 $\dot{D}O_2$ 减少。当动物分别由于低氧血症或等容性贫血导致 $\dot{D}O_2$ 减少，使 $(\dot{D}O_2)_{sys}$ 达到相似的缺氧水平，即临界氧输送状态——$(\dot{D}O_2)_{critical}$，此时在低氧血症动物中的 $S_{mv}O_2$ 显著低于贫血动物[71-72]。已知这种现象也发生在器官水平[73]，表现为分别暴露于低氧血症和等容性贫血的静息骨骼肌出现相似的组织 PO_2 分布和 $(\dot{D}O_2)_{critical}$，但却存在显著不同的 S_vO_2 值。

在 $(\dot{D}O_2)_{critical}$ 状态下，低氧血症和等容性贫血间的 $S_{mv}O_2$ 差异可通过重新整理公式 7-9，以 $S_{mv}O_2$ 为因变量计算得出：

$$S_{mv}O_2 = S_aO_2 - (\dot{V}O_2)_{sys}/(13.9 \times [Hb] \times Q) \qquad （公式 7-13）$$

其中，$S_{mv}O_2$ 是那些可能导致 $\dot{D}O_2$ 下降的变量——即 S_aO_2、$[Hb]$ 和 Q 的函数。应该注意的是，$(\dot{V}O_2)_{sys}$ 在 $(\dot{D}O_2)_{critical}$ 以上是相对恒定的，仅仅是内在代谢率的函数。当 $(\dot{D}O_2)_{sys}$ 低于 $(\dot{D}O_2)_{critical}$ 时，这个看似简单的公式变得相当复杂，因为此时 $(\dot{V}O_2)_{sys}$ 变成了等式中其他变量的函数。

为了估计 $[Hb]$ 下降对 $S_{mv}O_2$ 的影响，我们假设 $Q = 5L/min$，$(\dot{V}O_2)_{sys} = 250ml/min$，且 $S_aO_2 = 100\%$。当 $[Hb]$ 从 15g/dl 下降至 12g/dl 将导致 $(\dot{D}O_2)_{sys}$ 从 1043ml/L 下降至 840ml/L——一个仍然被认为在 $(\dot{D}O_2)_{critical}$ 之上的值——可致 $S_{mv}O_2$ 从 76% 小幅下降至 70%。在相似的生理条件下，保持 $[Hb]$ 恒定在 15g/dl，S_aO_2 从 100% 降低到 80% 会导致 $(\dot{D}O_2)_{sys}$ 有类似于上述贫血情况的下降幅度，但此时却伴随着 $S_{mv}O_2$ 的显著下降，由 76% 降至 56%。公式 7-13 所体现的 S_aO_2 和 $S_{mv}O_2$ 之间的比例关系

被证实同样存在于人类中[74]。

总之，$S_{mv}O_2$ 与 $(\dot{V}O_2)_{sys}$ 或组织 PO_2 之间最多仅是微弱的相关关系。$S_{mv}O_2 \geqslant$ 70% 并不能保证充足的组织氧合。相反，$S_{mv}O_2 <$ 70% 可能来源于组织低 PO_2 之外的因素。另一个需要考虑的问题是，尽管组织 PO_2 是氧输送过程中一个最重要的变量，但它自身并不决定线粒体三磷酸腺苷（adenosine triphosphate，ATP）产生是否与细胞的需求相匹配。照顾重症患者的根本要务是时刻了解所有器官、所有细胞维持有氧 ATP 周转率所需的区域 $\dot{D}O_2$ 水平，而这些信息并不能从 $S_{mv}O_2$ 的测量结果中获得。

七、中心静脉血氧饱和度作为混合静脉血氧饱和度的度量

1996 年发表的一项观察性研究动摇了人们对使用 PAC 的信心，该研究表明使用 PAC 会增加死亡率[75]。这促使人们呼吁进行大规模的研究，以评估 PAC 的安全性和有效性，否则就暂停使用[76]。随后的一项多中心随机研究表明，在危重患者中使用 PAC 既无益处也无害处[77]，这毫无疑问使得危重症科医护人员对使用 PAC 的热情冷却下来。在美国，从 1993 年到 2004 年 PAC 的使用下降了 65%[78]，这一下降趋势一直持续至今。

鉴于对使用 PAC 的担忧，用较短的中心静脉导管替换 PAC 的想法具有一定的吸引力，这也启发了使用 $S_{cv}O_2$ 替代 $S_{mv}O_2$ 的想法[79]。然而，用 $S_{cv}O_2$ 代替 $S_{mv}O_2$ 引出了这样一个问题：这些变量之间有什么关系？换句话说，使用 $S_{cv}O_2$ 估测 $S_{mv}O_2$ 可靠性如何？如图 7-4 所示，右心房（right atrium，RA）是一个复杂的液体动力学腔室，不同来源的静脉血液在此混合。由此得到的 $S_{mv}O_2$ 是下腔静脉（inferior vena cava，IVC）、上腔静脉（superior vena cava，SVC）和冠状静脉窦（coronary sinus，CS）血流氧饱和度的流量加权平均值。

对存在心脏缺陷儿童的研究最先推动了同时采集 SVC 和 IVC 血液样本来估计 $S_{mv}O_2$ 公式的发展。得到最广泛接受的公式[80-83] 是：

$$S_{mv}O_2 = \frac{3S_{cv}O_2 + S_{IVC}O_2}{4} \qquad （公式 7-14）$$

公式 7-14 是根据经验推导出来的，并不代表右心房血液混合的生理模型。它的使用受所测得 SO_2 值的范围以及采血时临床状况的限制，不过公式 7-14 确实指出了 $S_{cv}O_2$ 对 $S_{mv}O_2$ 所产生的巨大影响，也进一步体现出这些变量间是密切相关的。应该指出的是，公式 7-14 没有体现冠状静脉窦血流对 $S_{mv}O_2$ 的贡献。冠状静脉窦血流的饱和度（$S_{cs}O_2$）通常较低，接近 40%[84]，但考虑到冠状静脉窦血流相对于心输出量占比很小，$S_{cs}O_2$ 对 $S_{mv}O_2$ 的最多只有中等强度的影响。另一方面，$S_{cs}O_2$ 可能在确定中心静脉 – 混合静脉饱和度差（SO_2 梯度或 ΔSO_2）的方向（或正负）上起到一定的作用，在这里 ΔSO_2 表示为 $S_{cv}O_2$ 与 $S_{mv}O_2$ 的差值：

$$\Delta SO_2 = S_{CV}O_2 - S_{mv}O_2 \qquad （公式 7-15）$$

表 7-1 列出了 28 项研究，对重症患者和成人术后患者的 $S_{cv}O_2$ 值和 $S_{mv}O_2$ 值进行了成对比较。表中显示了每个研究的患者数量、血样本量以及 $S_{cv}O_2$ 和 $S_{mv}O_2$ 的平均值。也显示了 ΔSO_2、$S_{cv}O_2$ 和 $S_{mv}O_2$ 之间相关性的决定系数（r^2）、95% 一致性界限 ❶（95% limits of agreements，LOA%），以及研究作者是否认为 $S_{cv}O_2$ 足以作为 $S_{mv}O_2$ 的替代值。变量的总体平均值显示在表的底部，该变量通过按每项研究的患者人数进行加权后获得。这要比根据送检血标本数量进行加权更准确，因为部分研究报告了同一个患者的多次血标本检测结果，甚至有一项包含 580 例次血液检测结果的研究中，样本仅仅来自于 7 名患者！

表 7-1 显示 $S_{cv}O_2$ 和 $S_{mv}O_2$ 的加权平均值存在显著差异（分别为 74.0% 及 71.2%，$P < 0.001$，配对 t 检验），$\Delta SO_2 = 2.4\%$。$S_{cv}O_2$ 和 $S_{mv}O_2$ 之间存在线性相关（$P < 0.01$），这一发现与图 7-4 所示的概念模型是一致的。0.61 的 r^2 值提示 $S_{mv}O_2$ 近 40% 的变异与 $S_{cv}O_2$ 以外的其他因素有关，最有可能是由于下腔静脉和冠状静脉窦血液混合的影响。最后，13.1% 的平均 LOA% 表明通过测量 $S_{cv}O_2$ 来估计 $S_{mv}O_2$ 有很大的不确定性。正如表 7-1 所示，并主要基于这么宽的 LOA% 值，所列出的

---

❶ 请参见 Bland-Altman 一致性检验。

绝大多数研究都反对使用 $S_{cv}O_2$ 作为 $S_{mv}O_2$ 的可靠替代值。

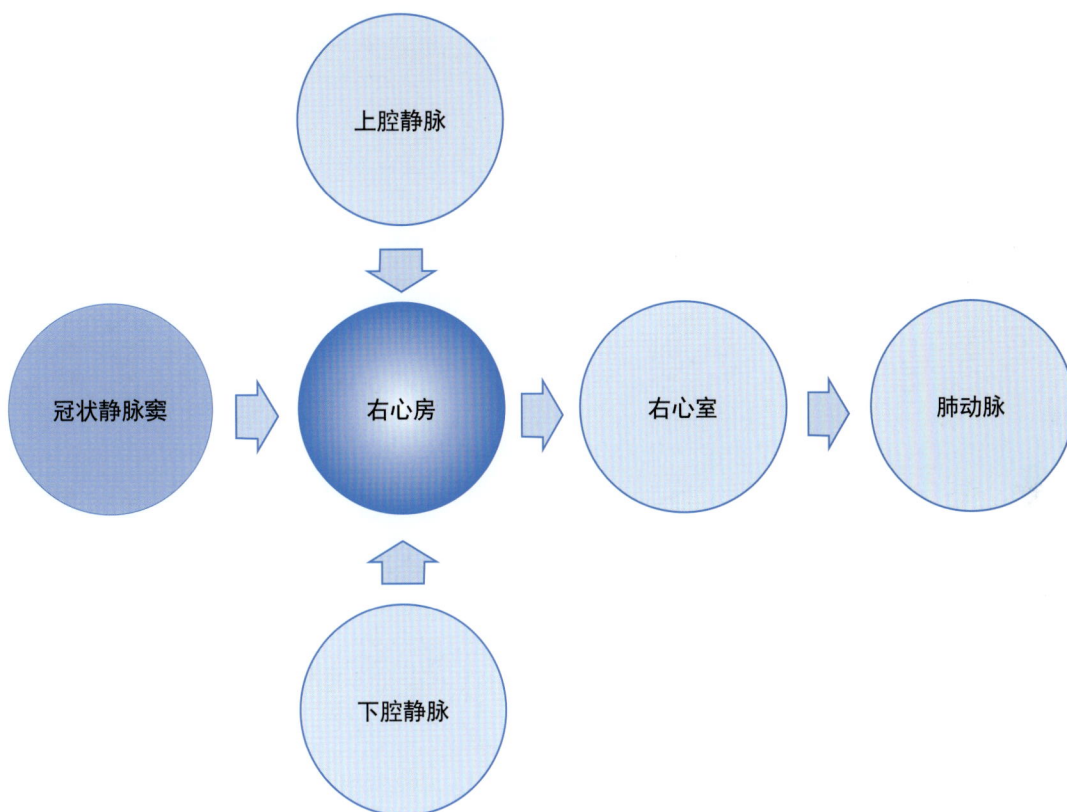

▲ 图 7-4　右心房血液混合的概念模型

八、中心静脉 – 混合静脉饱和度差（$S_{cv}O_2$–$S_{mv}O_2$ 梯度或 ΔSO_2）

　　连续测量 $S_{cv}O_2$ 和 $S_{mv}O_2$ 常常显示它们的变化是平行的[88、103]。因此或许能够通过连续监测 $S_{cv}O_2$ 来评估各系统氧输送是否充足。但需要注意的是，在缺少心输出量测量的情况下，这些信息的价值有限[112]。

　　有人提议将 $S_{cv}O_2$ 值减去 5% 来估算 $S_{mv}O_2$[113]。拯救脓毒症运动中提倡的初始复苏目标之一为 $S_{cv}O_2$ 达到 70% 或 $S_{mv}O_2$ 达到 65%，进一步支持了这一假设[114]。但临床数据并不支持 $S_{cv}O_2$ 和 $S_{mv}O_2$ 之间存在固定差值的设想。同一患者 ΔSO_2 可能是正值也可能是负值[102]，取决于不同时间点[108, 109] 及不同的临床情况[86, 100, 103]。

表 7-1 比较重症患者和成人术后患者 $S_{cv}O_2$ 和 $S_{mv}O_2$ 的配对研究

研 究	患者类型	人 数	采样数	$S_{cv}O_2\%$	$S_{mv}O_2\%$	$\Delta SO_2\%$	r^2	LOA %	$S_{cv}O_2 = S_{mv}O_2$
Berridge[85]	ICU 患者	51	76	73.2	70.8	3.4	0.95		Yes
Barrat-Boyes[86]	健康人	26	49	76.8	78.4	-2.0	0.53	7.0	N/A
Bouchacourt[87]	心外科	18	18	76.4	71.9	4.5	0.90	10.4	N/A
Chawla[28]	ICU 患者	53	53	73.9	68.8	5.2	0.88	10.4	No
Dueck[88]	神经外科	70	64			-0.5	0.76	13.5	No
Edwards[89]	休克	30	27	74.2	71.3	2.9	0.37	21.3	No
El Masry[90]	肝移植	50	450	88.0	85.5	2.5	0.96	3.6	No
Faber[91]	休克	24	211			5.0	0.75		No
Gasparovic[92]	心外科	156	468	66.2	64.9	1.2	0.73	13.0	No
Goldman[93]	心内科	27	27		64.9	1.3			Yes
Gutierrez[94]	肺动脉高压	9	9	69.0	64.5	4.4	0.99	3.1	N/A
Gutierrez[95]	ICU 患者	45	45	74.0	69.0	5.2			N/A
Ho[96]	休克	20	40			6.9	0.64	11.9	No
Kopterides[97]	脓毒性休克	37	37	78.6	70.2	8.5	0.86	11.8	No
Ladakis[98]	ICU 患者	61	61	69.4	68.6	0.8	0.95		Yes
Lee[99]	休克	15	19	66.1	56.0	10.1	0.73		No
Lee[99]	非休克	29	35	68.3	72.1	-3.8	0.88		Yes

（续　表）

研　究	患者类型	人　数	采样数	$S_{cv}O_2\%$	$S_{mv}O_2\%$	$\Delta SO_2\%$	r^2	LOA%	$S_{cv}O_2 = S_{mv}O_2$
Lequeux[100]	心外科	15	连续监测			-4.4		18.1	No
Lorentzen[101]	心外科	20	236			1.9		10.1	No
Martin[102]	ICU 患者	7	580	68.0	67.0	1.1	0.62	20.0	No
Reinhart[103]	ICU 患者	29	150	82.3	74.5	7.1	0.87	8.0	No
Sander[104]	心外科	60	300			0.3	0.72	12.2	No
Scheinman[105]	ICU 患者	16	29	57.9	53.3	4.6	0.86		Yes
Scheinman[105]	心源性休克	8	23	58.0	47.5	10.5	0.55		No
Suehiro[106]	心外科	102	102	79.9	77.5	2.3			N/A
Tahvanainen[107]	ICU 患者	42	64	72.0	70.8	0.2	0.88		No
Turnaoglu[108]	脓毒症	41	41	76.9	70.5	6.4	0.69	14.6	No
Turnaoglu[108]	心外科	32	32	76.9	78.5	-1.6	0.49	13.2	No
Van Beest[109]	脓毒症	53	265	72.0	71.8	1.7		13.8	No
Varpula[110]	脓毒性休克	16	72	70.0	66.0	4.2	0.89	12.3	No
Yazigi[111]	心源性休克	60	60	66.0	65.0	0.6	0.46	18.6	No
合计		1222	3643						
加权平均数				74.0	71.2	2.4	0.61	13.1	

上表显示出研究对象总人数（n）、送检血标本数量和以下各项值：$S_{cv}O_2$、$S_{mv}O_2$、ΔSO_2、r^2、95% 一致性界限（LOA%）。这些变量的平均值是按每个研究中的患者人数（而非采样数）加权得到的

当上腔静脉血流与下腔静脉及冠状静脉窦血流混合时便产生了 ΔSO_2。早期研究报道过休克患者的 $S_{cv}O_2 > S_{IVC}O_2$ 且 ΔSO_2 为负值（$S_{mv}O_2 > S_{cv}O_2$），而在非休克患者中则相反 [87, 99]。这些发现被解释为处于休克状态的患者，膈下器官的氧摄取比上半身器官更多，而非休克患者则相反 [115]。

表 7-2 显示了表 7-1 中各变量的加权平均值，分组依据为入组时患者是被确诊为脓毒症或休克（休克 / 脓毒症组），还是术后转入或其他 ICU 患者（即"非休克组"）。两组的 $S_{cv}O_2$ 加权平均值均大于 $S_{mv}O_2$，从而产生正的 ΔSO_2，而脓毒症 / 休克组的 ΔSO_2 更大（$P = 0.02$）。脓毒症 / 休克组还表现为更低的 r^2 值和更宽的 LOA%（$P < 0.05$），这可能是血流动力学不稳定的结果。

ΔSO_2 并不恒定，在不同患者间有很大的变异，在同一患者的不同时间点也随临床状况的改变有很大变化。由于临床数据的缺乏，限制了对于下腔静脉及冠状静脉窦血流对 ΔSO_2 影响的充分理解。一项关于肺动脉高压患者的研究表明 ΔSO_2 为 4.4% 时，$S_{IVC}O_2$ 和 $S_{cv}O_2$ 之间没有差异 [94]。这些数据表明右心房血与低 SO_2 的冠状静脉窦血的混合是产生 ΔSO_2 正值的机制。

表 7-2　分组依据为入组时患者是被确诊为脓毒症或休克（休克 / 脓毒症组），还是术后转入或其他 ICU 患者（即"非休克组"）

患者类型	n	采样数	$S_{cv}O_2$%	$S_{mv}O_2$%	ΔSO_2%	r^2	LOA%
非休克	918	2848	75.0	72.8	1.6	0.70	11.2
脓毒症 / 休克	304	795	71.7	67.7	4.4	0.42	15.4

唯一一个关于汇聚到右心房所有血流的 SO_2 的研究，是对接受择期心脏手术患者进行的一项观察性研究 [87]。作者发现存在正的 ΔSO_2（4.5%），$S_{IVC}O_2$ 和 $S_{cv}O_2$ 之间没有差异，而 $S_{cs}O_2$（46.6%）则显著偏低。由此得出结论，冠状静脉窦血液是产生 ΔSO_2 的重要影响因素。

测定上腔静脉和肺动脉血液中乳酸浓度的有关研究得出报告称，从上腔静脉到肺动脉的血乳酸浓度逐渐降低 [95, 97, 102]。乳酸是良好的心肌代谢底物，它在冠状静脉窦血液中的浓度通常较低，更支持冠状静脉窦血是产生 ΔSO_2 的重要因素。这一观察结果提出了一个有趣的可能性，即 ΔSO_2 可能有助于了解特定群体患者心肌利

用 O_2 的情况 [28, 84, 97]。

ΔSO_2 的临床意义目前还不清楚。一项关于接受左右心导管置入术患者的大规模回顾性研究发现，$\Delta SO_2 \geqslant 5\%$ 的病例占 5.4%，主要发生在肺毛细血管楔压和肺动脉压升高的患者中 [116]。一项关于术后及内科 ICU 患者的多中心研究，每隔 6 小时测量 ΔSO_2，发现生存率和正的 ΔSO_2 之间存在强烈的相关性 [117]。随后一项专注于脓毒症患者的研究也发现，ΔSO_2 为正值的患者存在更高存活率的统计学趋势（$P = 0.13$），但是正如作者们所承认的那样，该研究的检验效能可能不足以检验存活率的差异。与之相反，在心脏手术患者中的研究表明，负值 ΔSO_2 与更好的预后、更少需求正性肌力药支持相关 [92]。

总之，$S_{cv}O_2$ 不是 $S_{mv}O_2$ 可靠的替代指标，特别是对于脓毒症患者，其下腔静脉和冠状静脉窦血流对 $S_{mv}O_2$ 的影响可能占主导地位。此外，临床数据不支持通过从 $S_{cv}O_2$ 中减去 5% 来估计 $S_{mv}O_2$ 的做法。仅在病理生理状态非常确定的临床条件下，可以通过连续测量 $S_{cv}O_2$ 来了解全身氧摄取的变化。

九、$S_{mv}O_2$ 和 $S_{cv}O_2$ 作为发病率和死亡率的预测因子

监测变量的效用大小取决于它对即将发生的临床灾难事件的预警能力。关于危重患者发病率及死亡率与 $S_{mv}O_2$ 或 $S_{cv}O_2$ 之间关系的研究非常少。此外，考虑到临床结局不良的 ICU 患者，其 $S_{mv}O_2$ 或 $S_{cv}O_2$ 的结果可高可低，这些数据的性质并不明确。

虽然不同研究中死亡和存活患者间的 $S_{mv}O_2$ 或 $S_{cv}O_2$ 分界线不尽相同，有共识认为 $S_{mv}O_2$ 或 $S_{cv}O_2 < 70\%$ 的患者死亡率更高。一项对脓毒性休克患者持续使用光纤 PAC 测量 $S_{mv}O_2$ 的研究（$n=20$）发现，$S_{mv}O_2 < 65\%$ 的患者死亡率更高 [118]。一项关于原有左室功能不全合并脓毒症患者的回顾性病例对照研究（$n=166$）表明，死亡者（占 34%）比存活者的初始平均 $S_{mv}O_2$ 更低（61% vs 70%）[119]。但令人疑惑的是，对照组 ❶（$n=168$）中的死亡者（占 26%）与存活者有相似的 $S_{mv}O_2$（70% vs 71%）。

❶　对照的是初始心功能正常的患者。

在纳入综合 ICU 患者（n=98）的研究中也发现，$S_{cv}O_2 < 60\%$ 的患者有更高的死亡率（29% vs 17%）[120]。同样，脓毒性休克患者（n=363）中，入 ICU 时 $S_{cv}O_2 < 70\%$ 的患者死亡率更高（38% vs 27%）[121]。

更复杂的情况是，高 $S_{cv}O_2$ 值也与高 ICU 死亡率有关。一项对前瞻性收集的脓毒症患者资料（n=619）进行的二次分析显示，$S_{cv}O_2$ 过低或者过高者（< 70% 或 > 89%）的死亡率高于 $S_{cv}O_2$ 在"正常"范围者（70% ~ 89%）[122]。一项对 169 例脓毒症患者的回顾性研究里表明，入 ICU 时 $S_{cv}O_2$ 值"高"或"低"（分别为 78.8% 和 51.1%）的患者死亡率明显高于 $S_{cv}O_2$ 值"正常"（70.9%）者[123]。

患者暴露于低 $S_{mv}O_2$ 或 $S_{cv}O_2$ 的时间长短对患者预后的影响可能比氧饱和度零星下降的影响更大。在对脓毒性休克患者（n=111）的回顾性研究中发现，患者在入 ICU 的第一个 24h 内 $S_{mv}O_2 < 70\%$ 的持续时间越长，死亡率越高（33%）[124]。

值得注意的是，ICU 里脓毒症患者合并低 $S_{mv}O_2$ 值并不常见。一项持续监测 ICU 患者 $S_{mv}O_2$ 值的研究（n=15）发现，$S_{mv}O_2 < 65\%$ 仅占所有监测结果的 10%，患者平均 $S_{mv}O_2$ 值在 72% ~ 82% 之间波动。另一项对 ICU 患者连续测量 $S_{cv}O_2$ 值的研究（n=32）显示，存活者中 $S_{cv}O_2 < 70\%$ 者占监测结果的 4.3%，而死亡者中占到了 12.6%[103]。该结果提示，单次测量 $S_{cv}O_2$ 值在预测 ICU 死亡率方面既不敏感也不特异。

多数的外科手术和创伤患者的研究表明，低 $S_{mv}O_2$ 和低 $S_{cv}O_2$ 与术后并发症存在关联。一项关于 488 例心脏术后患者的回顾性分析发现，入 ICU 时 $S_{mv}O_2 < 55\%$ 患者的术后并发症发生率及死亡率（9.4%）均较高[125]。接受冠状动脉旁路移植（coronary artery bypass grafting，CABG；n=36）、术后心脏指数 < 2.0L/(min·m^2) 的患者 $S_{mv}O_2$ 值较低（58.5%，对照组为 63.7%），需要更长时间的 ICU 治疗[126]。$S_{cv}O_2$ 值降低与大手术患者（n=117）的术后并发症独立相关[127]，发生术后并发症的患者在手术过程中 $S_{cv}O_2$ 值更低（63% vs 67%）。一项纳入 60 名腹腔手术患者的多中心研究也表明，术中 $S_{cv}O_2$ 值为 60% 者比 $S_{cv}O_2$ 值为 64% 者发生术后并发症概率更高[128]。

对于脓毒症和普通 ICU 患者，术后并发症与低 $S_{cv}O_2$ 值之间的关系尚不清楚。在对接受择期心脏手术患者（n=205）的研究中发现，低 $S_{cv}O_2$ 值（< 61%）或者高

$S_{cv}O_2$ 值（ > 77%）均有更高的死亡率 [129]。

据创伤的文献报道，遭受更严重创伤且失血更多的患者在入院时 $S_{cv}O_2$ 值往往更低（ < 65%；n=10）[130]，但随后一项对于相似人群的观察性研究未能证实这一点 [131]。最近，有报道称创伤患者 $S_{cv}O_2$ < 70% 与不良预后存在关联，判断发生并发症的 $S_{cv}O_2$ 最佳截断值为 66.5%[132]。

鉴于 $S_{cv}O_2$ 预测预后的能力不明确，有人主张早期联合监测 $S_{cv}O_2$ 和血乳酸浓度或乳酸清除率。作为术后并发症的预测指标，血乳酸浓度可能比 $S_{cv}O_2$ 更可靠。接受 CABG 的患者（ n=629 ），不论其 $S_{cv}O_2$ 值是多少，当乳酸 < 3.9mmol/L 时并发症更少 [133]。研究发现入 ICU 时 $S_{cv}O_2$ < 70% 且乳酸 ≥ 4mmol/L 的 CABG 术后患者（ n=18 ）ICU 住院时间更长 [134]。情况在脓毒症患者（ n=25 ）中可能并不相同，入 ICU 时的乳酸或 $S_{cv}O_2$ 值在存活组和死亡组没有显示出区别 [135]。

一项关于脓毒性休克患者的研究显示，目标为提高乳酸清除率至 ≥ 10% 的治疗与目标为 $S_{cv}O_2$ ≥ 70% 的治疗（ 每组 n=150 ）相比，两组的死亡率没有差异 [136]。这些研究者在后续研究中（ n=203 ）发现，乳酸清除率 ≥ 10% 与生存的关联较 $S_{cv}O_2$ ≥ 70% 更为密切 [137]。

$S_{mv}O_2$ 或 $S_{cv}O_2$ 的减少往往反映呼吸肌做功增加（ 摄氧增加 ）。因此，机械通气的患者在撤机过程中对这些变量进行监测可能有用。一项对血流动力学稳定的 ICU 患者进行的撤机研究（ n=73 ）发现，$S_{cv}O_2$ 下降值 > 4.5% 是再次插管的唯一独立预测因素 [138]。其他研究曾报道撤机期间保持 $S_{mv}O_2$ > 60% 是成功撤机的可靠指标 [139]，而 $S_{mv}O_2$ 下降值 > 20% 则与撤机失败有关 [140]。当连续监测 $S_{mv}O_2$ 时，撤机失败（ n=8 ）与 $S_{mv}O_2$ 进行性下降有关，相反撤机成功者（ n=11 ）的 $S_{mv}O_2$ 值并没有变化 [141]。

十、$S_{cv}O_2$ 指导脓毒症复苏

脓毒症中 "病理性氧供依赖" 的概念源自两个观察结论。其一是脓毒

症患者常见乳酸增加，提示组织缺氧激活了糖的无氧酵解[142]；其二是脓毒症患者 $(\dot{D}O_2)_{sys}$ 的增加常伴随 $(\dot{V}O_2)_{sys}$ 的骤升[143, 144]。根据病理性氧供依赖假说，脓毒症中的组织会受到氧利用障碍所影响，导致一种"隐蔽的"缺氧状态[145]。通过多巴酚丁胺介导心输出量增加[146]或通过输血[147]，从而增加 $(\dot{D}O_2)_{sys}$ 可以揭开这种低氧状态。一项在混杂的 ICU 患者群体中验证该假说的临床试验中，一组患者以获得高的心指数为目标（n=253），另一组患者以维持 $S_{mv}O_2 \geqslant 70\%$ 为目标（n=257），但与对照组相比，这两组患者的生存率均无改善[148]。当时，有人将该研究缺乏有效性归因为入组时间延迟（入 ICU 48h 之后）及 $S_{mv}O_2$ 检测的时间间隔（每 12 小时 1 次）[149]。

许多年以后，在脓毒性休克患者（n=263）中进行的一项研究强调了治疗反应的快速性。治疗由一套在患者入院最初 6h 内实施的复苏流程所指导，称为早期目标导向治疗（early goal-directed therapy，EGDT）[150]。部分试验组患者的治疗是由带分光光度计的中心静脉导管持续测量的 $S_{cv}O_2$ 指导的[151]。在 EGDT 流程的治疗组中，通过增加 $(\dot{D}O_2)_{sys}$ 维持 $S_{cv}O_2 \geqslant 70\%$。$(\dot{D}O_2)_{sys}$ 的增加首先是通过输注红细胞，若失败则静脉应用多巴酚丁胺增加心输出量来实现的。该研究显示接受 EGDT 治疗的患者病死率显著降低（30.5% vs 46.5%）。

基于 EGDT 研究取得的令人惊叹的结果，从 2004 年[152]一直延续到最近[113]，拯救脓毒症运动管理指南委员会（Surviving Sepsis Campaign Management Guidelines Committee）一直推荐对经过最初 6h 积极的液体复苏治疗仍无法维持 $S_{cv}O_2 \geqslant 70\%$ 的脓毒症患者，应给予输注袋装红细胞以维持红细胞压积 $\geqslant 30\%$ 和（或）应用多巴酚丁胺 [最大量 20μg/(kg·min)]。美国医疗卫生质量改进委员会（Institute of Healthcare Improvement，IHI）[153]与美国医疗机构评审联合委员会（Joint Commission on the Accreditation of Hospitals，JCAHO）[154]迅速接受了 SSC 的推荐意见，将其作为脓毒症或脓毒性休克患者集束化治疗中的一部分。

三项大型前瞻性随机研究共纳入 4183 例患者，对 EGDT 可改善脓毒症患者在 ICU 的生存率这一假说进行了验证。这三项研究分别是 ProCESS 研究（Protocolized Care for Early Septic Shock）[155]、ARISE 研 究（Autralasian Resuscitation in Sepsis

Evaluation）[156] 和 ProMISe 研究（Protocolised Management in Sepsis）[157]，均未能证实实施 EGDT 可提高患者生存率。

我们不深入探究导致 EGDT 研究和最近的几项研究结果不一致的所有可能原因，只讨论迄今为止这些研究中被人忽视的一个方面可能就具有指导意义。Rivers 等在 EGDT 研究中报道的初始 $S_{cv}O_2$ 较低，为 49% ± 11%。对多数标准而言这都是一个非常低的数值，荷兰的一项多中心研究纳入了 150 例脓毒症患者，其中仅有一例患者在入院后 6h 内 $S_{cv}O_2$ < 50%[158]。相比之下，ProCESS 研究中初始 $S_{cv}O_2$ 为 71% ± 13%，ARISE 研究中为 73% ± 11%，ProMISe 研究中为 65% ± 20%（根据图片获得的估计值）。

图 7-5 显示了基于这些初始 $S_{cv}O_2$ 数值的高斯函数 ❶。显而易见，EGDT 研究中报道的 $S_{cv}O_2$ 分布与另外三项研究中的明显不同（P < 0.001），提示 EGDT 研究纳入的患者与后续阴性结果的研究的患者群体从根本上就是不同的。差异的一个可能来源是检测 $S_{cv}O_2$ 的上腔静脉部位不同[159]。

中心静脉导管（central venous catheter，CVC）的正确位置应为其尖端位于上腔静脉内，在第一前肋之下、右心房上方[160]。在胸片中，CVC 尖端应位于隆突稍上方[161]，置于奇静脉开口以下（奇静脉是单侧的、收集肋间后肌与膈肌静脉血的血管）。红外线分光光度光纤管腔的开口，即测量 $S_{cv}O_2$ 的部位，也位于 CVC 的尖端。

EGDT 研究中的患者出现了严重的代谢性酸中毒，也出现了相当程度的呼吸窘迫，53% 的患者需要有创机械通气，而 ProCESS、ARISE、ProMISe 研究中的有创机械通气比例分别为 26%、20% 与 22%。代偿性通气伴随着呼吸肌——尤其是肋间内肌——做功的增加，可能导致奇静脉将饱和度很低的静脉血在很靠近中心静脉尖端的位置引入上腔静脉。因此，EGDT 研究中报道的较低 $S_{cv}O_2$ 值，可能反映了呼吸功的增加，而非整体的组织缺氧。在这种情况下，需要的治疗是机械通气，而非输注红细胞或应用多巴酚丁胺。有一项研究支持这一假说，在脓毒症患者中进行紧急气管插管、实施机械通气后 $S_{cv}O_2$ 从 64% 增加到了 71%[162]。

总而言之，$S_{cv}O_2$ 指导的复苏并未改善脓毒症患者的生存率。这并不意味着建立

---

❶ 即正态分布函数。

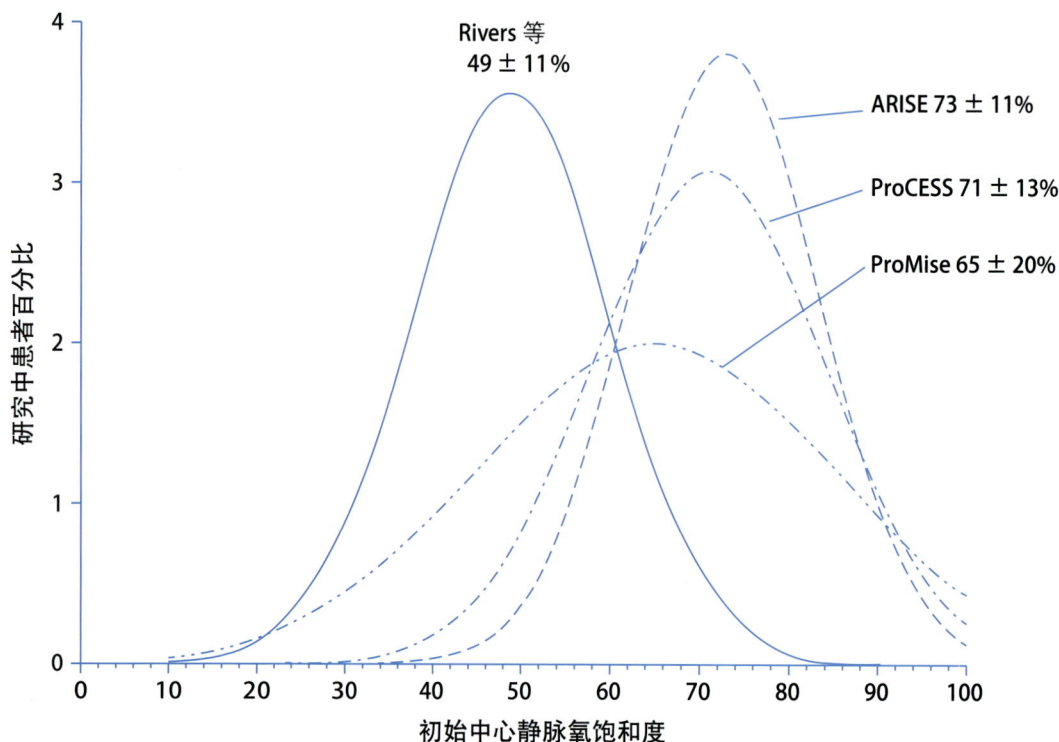

▲ 图 7-5　由不同 EGDT 相关研究中发表的均数 ± 标准差推测的人群理论 $S_{cv}O_2$ 高斯分布

在脓毒症患者早期治疗之上的疗法是徒劳的。某些治疗方法的早期应用，比如小潮气量机械通气[163]、快速液体输注纠正低血压[164] 仍可能改善严重脓毒症或脓毒性休克患者的生存率。

十一、关于 $S_{cv}O_2$ 的一些想法

理想的 ICU 监测指标应当具备以下特点：①易于测量；②结果易于解读；③随治疗而改变；④检测方法无创。脉搏氧饱和度监测仪是一个满足上述标准的经典监测装置，而 $S_{cv}O_2$ 监测则远远达不到这些预期。

$S_{cv}O_2$ 相对易于检测，可通过光纤导管间断或持续测量，但由于其有创性及操作过程中的风险，仅以测量 $S_{cv}O_2$ 为目的而放置中心静脉导管需要三思。

$S_{mv}O_2$ 的变化与全身 ERO_2 变化呈负相关，相同的道理也适用于 $S_{cv}O_2$ 的变化与

上半身器官的 ERO_2。然而，正如前文所述，$S_{cv}O_2$ 不易解读。即使是经验丰富的临床医生，也可能对 $S_{cv}O_2$ 所传达的信息感到困惑。有学者提出了基于动脉血压、乳酸、$S_{mv}O_2$ 与 $S_{cv}O_2$ 的血流动力学表型，但由此产生的分类复杂且不太可能具有很好的临床应用[165]。可能在部分病理生理学改变已被很好掌握的患者中（如心输出量降低的心肌病患者），持续监测 $S_{mv}O_2$ 或 $S_{cv}O_2$ 是有用的。但在其他大多数影响危重症患者的情况中并不适用，特别是那些过高或过低的 $S_{mv}O_2$ 或 $S_{cv}O_2$ 值都伴有不良预后的严重脓毒症患者。

最后，$S_{cv}O_2$ 应用的"阿喀琉斯之踵"❶在于缺乏定义清晰的治疗反应。这种缺乏加剧了用病理学改变解释脓毒症中 $S_{cv}O_2$ 变化的困难。治疗目标应该是通过机械通气降低氧耗，还是通过输注红细胞或多巴酚丁胺增加氧输送，这一点无法由检测 $S_{cv}O_2$ 轻松辨别。

在明确确立经证实的、针对 $S_{mv}O_2$ 或 $S_{cv}O_2$ 变化的治疗之前，在重症患者中监测这些变量尚不能得到生理学原理或现有文献的支持。

参 考 文 献

[1] Reinhart K, Bloos F. The value of venous oximetry. Curr Opin Crit Care. 2005;11: 259–63.

[2] Vincent JL. $S_{cv}O_2$ as a marker for resuscitation in intensive care. In: Kuhlen R, Moreno RP, Ranieri M, Rhodes A, editors. Controversies in intensive care medicine. Berlin: MWV Medizinisch Wissenschaftliche Verlagsgesellschaft; 2008. p.77–81.

[3] Fick A. Ueber die Messung des Blutquantums in den Herzventrikeln. Sitzber Physik Med Ges Würzburg. 1870;2:16–28.

[4] Henderson Y, Prince AL. Applications of gas analysis. II. The CO_2 tension of the venous blood and the circulation rate. J Biol Chem. 1917;32:325–31.

[5] Richards DW, Cournand A, Bryan NA. Applicability of the rebreathing method for determining mixed venous CO_2 in cases of chronic pulmonary disease. J Clin Invest.

---

❶ 意指致命弱点。

1935;14:173–80.

[6] Forssmann W. Die Sondierung des rechten Herzens. Klin Wockschr. 1929;8:2085–9.

[7]Klein O. Zur Bestimmung des zirkulatorischen Minutenvolumens beim Menschen nach dem Fickschen Prinzip mittels Herzsondierung. Munchen Med Wchnschr. 1930;77: 1311–2.

[8] Cournand A, Ranges HA. Catheterization of the right auricle in man. Proc Soc Exptl Biol Med. 1941;46:462–8.

[9] Cournand A, Riley RL, Bradley SE, et al. Studies of the circulation in clinical shock. Surgery. 1943;13:964–70.

[10] Swan HJ, Ganz W, Forrester J, et al. Catheterization of the heart in man with use of a flowdirected balloon-tipped catheter. N Engl J Med. 1970;283:447–51.

[11] Ganz W, Donoso R, Marcus HS, et al. A new technique for measurement of cardiac output by thermodilution in man. Am J Cardiol. 1971;27:392–6.

[12] Baele PL, McMichan JC, Marsh HM, et al. Continuous monitoring of mixed venous oxygen saturation in critically ill patients. Anesth Analg. 1982;61:513–7.

[13] Boutros AR, Lee C. Value of continuous monitoring of mixed venous blood oxygen saturation in the management of critically ill patients. Crit Care Med. 1986;14:132–4.

[14] Squara P. Central venous oxygenation: when physiology explains apparent discrepancies. Crit Care. 2014;18:579.

[15] Hartog C, Bloos F. Venous oxygen saturation. Best Pract Res Clin Anaesthesiol. 2014;28: 419–28.

[16] Muir AL, Kirby BJ, King AJ, et al. Mixed venous oxygen saturation in relation to cardiac output in myocardial infarction. Br Med J. 1970;4:276–8.

[17] Sumimoto T, Takayama Y, Iwasaka T, et al. Mixed venous oxygen saturation as a guide to tissue oxygenation and prognosis in patients with acute myocardial infarction. Am Heart J. 1991;122(1 Pt 1):27–33.

[18] Pearse R, Dawson D, Fawcett J, et al. Changes in central venous saturation after major surgery, and association with outcome. Crit Care. 2005;9:R694–9.

[19] Holm J, Håkanson E, Vánky F, et al. Mixed venous oxygen saturation predicts short- and

long-term outcome after coronary artery bypass grafting surgery: a retrospective cohort analysis. Br J Anaesth. 2011;107:344–50.

[20] Rhodes A, Bennett ED. Early goal-directed therapy: an evidence-based review. Crit Care Med. 2004;32(11 Suppl):S448–50.

[21] Joosten KF, Jacobs FI, van Klaarwater E, et al. Accuracy of an indirect calorimeter for mechanically ventilated infants and children: the influence of low rates of gas exchange and varying F_1O_2. Crit Care Med. 2000;28:3014–8.

[22] Weissman C, Kemper M. Metabolic measurements in the critically ill. Crit Care Clin. 1995;11:169–97.

[23] Light RB. Intrapulmonary oxygen consumption in experimental pneumococcal pneumonia. J Appl Physiol. 1988;64:2490–5.

[24] Jolliet P, Thorens JB, Nicod L, et al. Relationship between pulmonary oxygen consumption, lung inflammation, and calculated venous admixture in patients with acute lung injury. Intensive Care Med. 1996;22:277–85.

[25] Epstein CD, Peerless JR, Martin JE, et al. Comparison of methods of measurements of oxygen consumption in mechanically ventilated patients with multiple trauma: the Fick method versus indirect calorimetry. Crit Care Med. 2000;28:1363–9.

[26] Sun XG, Hansen JE, Ting H, et al. Comparison of exercise cardiac output by the Fick principle using oxygen and carbon dioxide. Chest. 2000;118:631–40.

[27] Ronco JJ, Fenwick JC, Tweeddale MG, et al. Identification of the critical oxygen delivery for anaerobic metabolism in critically ill septic and nonseptic humans. JAMA. 1993;270: 1724–30.

[28] Chawla LS, Zia H, Gutierrez G, et al. Lack of equivalence between central and mixed venous oxygen saturation. Chest. 2004;126:1891–6.

[29] Goldman RH, Klughaupt M, Metcalf T, et al. Measurement of central venous oxygen saturation in patients with myocardial infarction. Circulation. 1968;38:941–6.

[30] Routsi C, Vincent JL, Bakker J, et al. Relation between oxygen consumption and oxygen delivery in patients after cardiac surgery. Anesth Analg. 1993;77:1104–10.

[31] Buheitel G, Scharf J, Hofbeck M, et al. Estimation of cardiac index by means of the arterial

and the mixed venous oxygen content and pulmonary oxygen uptake determination in the early post-operative period following surgery of congenital heart disease. Intensive Care Med. 1994;20:500–3.

[32] Inomata S, Nishikawa T, Taguchi M. Continuous monitoring of mixed venous oxygen saturation for detecting alterations in cardiac output after discontinuation of cardiopulmonary bypass. Br J Anaesth. 1994;72:11–6.

[33] Colonna-Romano P, Horrow JC. Dissociation of mixed venous oxygen saturation and cardiac index during opioid induction. J Clin Anesth. 1994;6:95–8.

[34] Sommers MS, Stevenson JS, Hamlin RL, et al. Mixed venous oxygen saturation and oxygen partial pressure as predictors of cardiac index after coronary artery bypass grafting. Heart Lung. 1993;22:112–20.

[35] Noll ML, Fountain RL. The relationship between mixed venous oxygen saturation and cardiac output in mechanically ventilated coronary artery bypass graft patients. Prog Cardiovasc Nurs. 1990;5:34–40.

[36] Magilligan DJ Jr, Teasdall R, Eisinminger R, et al. Mixed venous oxygen saturation as a predictor of cardiac output in the postoperative cardiac surgical patient. Ann Thorac Surg. 1987;44:260–2.

[37] Viale JP, Annat G, Lehot JJ, et al. Relationship between oxygen uptake and mixed venous oxygen saturation in the immediate postoperative period. Anesthesiology. 1994;80:278–83.

[38] Powelson JA, Maini BS, Bishop RL, et al. Continuous monitoring of mixed venous oxygen saturation during aortic operations. Crit Care Med. 1992;20:332–6.

[39] Nelson LD. Continuous venous oximetry in surgical patients. Ann Surg. 1986;203: 329–33.

[40] Hassan E, Roffman DS, Applefeld MM. The value of mixed venous oxygen saturation as a therapeutic indicator in the treatment of advanced congestive heart failure. Am Heart J. 1987;113:743–9.

[41] Richard C, Thuillez C, Pezzano M, et al. Relationship between mixed venous oxygen saturation and cardiac index in patients with chronic congestive heart failure. Chest. 1989;95:1289–94.

[42] Jain A, Shroff SG, Janicki JS, et al. Relation between mixed venous oxygen saturation and

cardiac index. Nonlinearity and normalization for oxygen uptake and hemoglobin. Chest. 1991;99:1403–9.

[43] Gawlinski A. Can measurement of mixed venous oxygen saturation replace measurement of cardiac output in patients with advanced heart failure? Am J Crit Care. 1998;7:374–80.

[44] Kyff JV, Vaughn S, Yang SC, et al. Continuous monitoring of mixed venous oxygen saturation in patients with acute myocardial infarction. Chest. 1989;95:607–11.

[45] Mohsenifar Z, Goldbach P, Tashkin DP, et al. Relationship between O_2 delivery and O_2 consumption in the adult respiratory distress syndrome. Chest. 1983;84:267–71.

[46] Mahutte CK, Jaffe MB, Sasse SA, et al. Relationship of thermodilution cardiac output to metabolic measurements and mixed venous oxygen saturation. Chest. 1993;104:1236–42.

[47] Lind L, Skoog G, Malstam J. Relations between mixed venous oxygen saturation and hemodynamic variables in patients subjected to abdominal aortic aneurysm surgery and in patients with septic shock. Ups J Med Sci. 1993;98:83–7.

[48] Ruokonen E, Takala J, Uusaro A. Effect of vasoactive treatment on the relationship between mixed venous and regional oxygen saturation. Crit Care Med. 1991;19:1365–9.

[49] Vaughn S, Puri VK. Cardiac output changes and continuous mixed venous oxygen saturation measurement in the critically ill. Crit Care Med. 1988;16:495–8.

[50] Walley KR. Use of central venous oxygen saturation to guide therapy. Am J Respir Crit Care Med. 2011;184:514–20.

[51] Krogh A. The number and the distribution of capillaries in muscle with the calculation of the oxygen pressure necessary for supplying the tissue. J Physiol Lond. 1919;52:409–515.

[52] Honig CR, Connett RJ, Gayeski TE. O_2 transport and its interaction with metabolism; a systems view of aerobic capacity. Med Sci Sports Exerc. 1992;24:47–53.

[53] Marx G, Reinhart K. Venous oximetry. Curr Opin Crit Care. 2006;12:263–8.

[54] Ellsworth ML, Popel AS, Pittman RN. Assessment and impact of heterogeneities of convective oxygen transport parameters in capillaries of striated muscle: experimental and theoretical. Microvasc Res. 1988;35:341–62.

[55] Poole DC, Copp SW, Hirai DM, et al. Dynamics of muscle microcirculatory and bloodmyocyte O_2 flux during contractions. Acta Physiol (Oxford). 2011;202:293–310.

[56] Secomb TW, Hsu R. Simulation of O_2 transport in skeletal muscle: diffusive exchange

between arterioles and capillaries. Am J Phys. 1994;267:H1214–21.

[57] Gutierrez G. The rate of oxygen release and its effect on capillary O2 tension: a mathematical analysis. Respir Physiol. 1986;63:79–96.

[58] Popel AS. Theory of oxygen transport to tissue. Crit Rev Biomed Eng. 1989;17: 257–321.

[59] Gayeski TE, Honig CR. Intracellular PO_2 in individual cardiac myocytes in dogs, cats, rabbits, ferrets, and rats. Am J Phys. 1991;260(2 Pt 2):H522–31.

[60] Shepherd AP, Kiel JW. A model of countercurrent shunting of oxygen in the intestinal villus. Am J Phys. 1992;262(4 Pt 2):H1136–42.

[61] Gardiner BS, Smith DW, O'Connor PM, et al. A mathematical model of diffusional shunting of oxygen from arteries to veins in the kidney. Am J Physiol Renal Physiol. 2011;300:F1339–52.

[62] Honig CR, Odoroff CL, Frierson JL. Capillary recruitment in exercise: rate, extent, uniformity, and relation to blood flow. Am J Phys. 1980;238:H31–42.

[63] Shoemaker WC, Appel PL, Kram HB. Role of oxygen debt in the development of organ failure sepsis, and death in high-risk surgical patients. Chest. 1992;102:208–15.

[64] Krafft P, Steltzer H, Hiesmayr M. Mixed venous oxygen saturation in critically ill septic shock patients. The role of defined events. Chest. 1993;103:900–6.

[65] De Backer D, Creteur J, Noordally O, et al. Does hepato-splanchnic VO2/DO2 dependency exist in critically ill septic patients? Am J Respir Crit Care Med. 1998;157: | 1219–25.

[66] Meier-Hellmann A, Hannemann L, Specht M. The relationship between mixed venous and hepatic venous O_2 saturation in patients with septic shock. Adv Exp Med Biol. 1994;345: 701–7.

[67] Ruokonen E, Takala J, Uusaro A. Effect of vasoactive treatment on the relationship between mixed venous and regional oxygen saturation. Crit Care Med. 1991;19:1365–9.

[68] Dahn MS, Lange MP, Jacobs LA. Central mixed and splanchnic venous oxygen saturation monitoring. Intensive Care Med. 1988;14:373–8.

[69] McDaniel LB, Zwischenberger JB, Vertrees RA, et al. Mixed venous oxygen saturation during cardiopulmonary bypass poorly predicts regional venous saturation. Anesth Analg.

1995;80:466–72.

[70] Sun XG, Hansen JE, Ting H, et al. Comparison of exercise cardiac output by the Fick principle using oxygen and carbon dioxide. Chest. 2000;118:631–40.

[71] Cain SM. Oxygen delivery and uptake in dogs during anemic and hypoxic hypoxia. J Appl Physiol. 1977;42:228–34.

[72] van der Hoeven MA, Maertzdorf WJ, Blanco CE. Relationship between mixed venous oxygen saturation and markers of tissue oxygenation in progressive hypoxic hypoxia and in isovolemic anemic hypoxia in 8- to 12-day-old piglets. Crit Care Med. 1999;27:1885–92.

[73] Gutierrez G, Marini C, Acero AL, et al. Skeletal muscle PO_2 during hypoxemia and isovolemic anemia. J Appl Physiol. 1990;68:2047–53.

[74] Jee R, White N. The effect of inspired oxygen concentration on central venous oxygen saturation. J Intens Care Soc. 2007;8:7–10.

[75] Connors AF Jr, Speroff T, Dawson NV, et al. The effectiveness of right heart catheterization in the initial care of critically ill patients. SUPPORT Investigators. JAMA. 1996;276: 889–97.

[76] Dalen JE, Bone RC. Is it time to pull the pulmonary artery catheter? JAMA. 1996;276: 916–8.

[77] Harvey S, Harrison DA, Singer M, et al. PAC-Man study collaboration. Assessment of the clinical effectiveness of pulmonary artery catheters in management of patients in intensive care (PAC-Man): a randomised controlled trial. Lancet. 2005;366:472–7.

[78] Wiener RS, Welch HG. Trends in the use of the pulmonary artery catheter in the United States, 1993–2004. JAMA. 2007;298:423–9.

[79] Rivers EP, Ander DS, Powell D. Central venous oxygen saturation monitoring in the critically ill patient. Curr Opin Crit Care. 2001;7:204–11.

[80] Gutgesell HP, Williams RL. Caval samples as indicators on mixed venous oxygen saturation: implications in atrial septal defects. Cardiovasc Dis. 1974;1:160–4.

[81] Miller HC, Brown DJ, Miller GA. Comparison of formulae used to estimate oxygen saturation of mixed venous blood from caval samples. Br Heart J. 1974;36:446–51.

[82] Thomsen A. Calculation of oxygen saturation of mixed venous blood in infants. Scand J

Lab Invest. 1978;38:389–92.

[83] Weber H, Grimm T, Albert J. The oxygen saturation of blood in the vena cavae, right heart chambers, and pulmonary artery, comparison of formulae to estimate mixed venous blood in healthy infants and children. Z Kardiol. 1980;69:504–7.

[84] Zhang J, Shan C, Zhang YU, et al. Blood gas analysis of the coronary sinus in patients with heart failure. Biomed Rep. 2015;3:379–82.

[85] Berridge JC. Influence of cardiac output on the correlation between mixed venous and central venous oxygen saturation. Br J Anaesth. 1992;69:409–10.

[86] Barratt-Boyes BG, Wood EH. The oxygen saturation of blood in the venae cavae,right-heart chambers, and pulmonary vessels of healthy subjects. J Lab Clin Med. 1957;50: 93–106.

[87] Bouchacourt JP, Kohn E, Riva J, et al. Contribution of the coronary sinus blood to the pulmonary artery oxygen saturation gradient in cardiac surgery patients. Minerva Anestesiol. 2011;77:579–84.

[88] Dueck MH, Klimek M, Appenrodt S, et al. Trends but not individual values of central venous oxygen saturation agree with mixed venous oxygen saturation during varying hemodynamic conditions. Anesthesiology. 2005;103:249–57.

[89] Edwards JD, Mayall RM. Importance of the sampling site for measurement of mixed venous oxygen saturation in shock. Crit Care Med. 1998;26:1356–60.

[90] el-Masry A, Mukhtar AM, el-Sherbeny AM. Comparison of central venous oxygen saturation and mixed venous oxygen saturation during liver transplantation. Anaesthesia. 2009;64:378–82.

[91] Faber T. Central venous versus mixed venous oxygen content. Acta Anaesthesiol Scand Suppl. 1995;107:33–6.

[92] Gasparovic H, Gabelica R, Ostojic Z, et al. Diagnostic accuracy of central venous saturation in estimating mixed venous saturation is proportional to cardiac performance among cardiac surgical patients. J Crit Care. 2014;29:828–34.

[93] Goldman RH, Braniff B, Harrison DC, et al. The use of central venous oxygen saturation measurements in a coronary care unit. Ann Intern Med. 1968;68:1280–7.

[94] Gutierrez G, Venbrux A, Ignacio E, et al. The concentration of oxygen, lactate and glucose in the central veins, right heart, and pulmonary artery: a study in patients with pulmonary hypertension. Crit Care. 2007;11:R44.

[95] Gutierrez G, Chawla LS, Seneff MG, et al. Lactate concentration gradient from right atrium to pulmonary artery. Crit Care. 2005;9:R425–9.

[96] Ho KM, Harding R, Chamberlain J, et al. A comparison of central and mixed venous oxygen saturation in circulatory failure. J Cardiothorac Vasc Anesth. 2010;24:434–9.

[97] Kopterides P, Bonovas S, Mavrou I, et al. Venous oxygen saturation and lactate gradient from superior vena cava to pulmonary artery in patients with septic shock. Shock. 2009;31:561–7.

[98] Ladakis C, Myrianthefs P, Karabinis A, et al. Central venous and mixed venous oxygen saturation in critically ill patients. Respiration. 2001;68:279–85.

[99] Lee J, Wright F, Barber R, et al. Central venous oxygen saturation in shock: a study in man. Anesthesiology. 1972;36(5):472–8.

[100] Lequeux PY, Bouckaert Y, Sekkat H, et al. Continuous mixed venous and central venous oxygen saturation in ardiac surgery with cardiopulmonary bypass. Eur J Anesthesiol. 2010;27:295–9.

[101] Lorentzen AG, Lindskov C, Sloth E, et al. Central venous oxygen saturation cannot replace mixed venous saturation in patients undergoing cardiac surgery. J Cardiothorac Vasc Anesth. 2008;22:853–7.

[102] Martin C, Auffray JP, Badetti C, et al. Monitoring of central venous oxygen saturation versus mixed venous oxygen saturation in critically ill patients. Intensive Care Med. 1992;18:101–4.

[103] Reinhart K, Kuhn HJ, Hartog C. Continuous central venous and pulmonary artery oxygen saturation monitoring in the critically ill. Intensive Care Med. 2004;30:1572–8.

[104] Sander M, Spies CD, Foer A. Agreement of central venous saturation and mixed venous saturation in cardiac surgery patients. Intensive Care Med. 2007;33:1719–25.

[105] Scheinman MM, Brown MA, Rapaport E. Critical assessment of use of central venous oxygen saturation as a mirror of mixed venous oxygen in severely ill cardiac patients.

Circulation. 1969;40:165–72.

[106] Suehiro K, Tanaka K, Matsura T, et al. Discrepancy between superior vena cava saturation and mixed venous oxygen saturation can predict postoperative complications in cardiac surgery patients. J Cardiothorac Vasc Anesth. 2014;28:528–33.

[107] Tahvanainen J, Meretoja O, Nikki P. Can central venous blood replace mixed venous blood samples? Crit Care Med. 1982;10:758–61.

[108] Turnaoglu S, Tugrul M, Camci E, et al. Clinical applicability of the substitution of mixed venous oxygen saturation with central venous oxygen saturation. J Cardiothorac Vasc Anesth. 2001;15:574–9.

[109] van Beest PA, van Ingen J, Boerma EC, et al. No agreement of mixed venous and central venous saturation in sepsis, independent of sepsis origin. Crit Care. 2010;14:R219.

[110] Varpula M, Karlsson S, Ruokonen E, et al. Mixed venous oxygen saturation cannot be estimated by central venous oxygen saturation in septic shock. Intensive Care Med. 2006;32:1336–43.

[111] Yazigi A, Abou-Zeid H, Madi-Jebara S, et al. Correlation between central venous oxygen saturation and oxygen delivery changes following fluid therapy. Acta Anaesthesiol Scand. 2008;52:1213–7.

[112] Vincent JL. Does central venous oxygen saturation accurately reflect mixed venous oxygen saturation? Nothing is simple, unfortunately. Intensive Care Med. 1992;18:386–7.

[113] Rivers E. Mixed vs central venous oxygen saturation may be not numerically equal, but both are still clinically useful. Chest. 2006;129:507–8.

[114] Dellinger RP, Levy MM, Rhodes A, et al. Surviving sepsis Campaign Guidelines Committee including The Pediatric Subgroup. Surviving Sepsis Campaign: international guidelines for management of severe sepsis and septic shock, 2012. Intensive Care Med. 2013;39: 165–228.

[115] Vincent JL. Does central venous oxygen saturation accurately reflect mixed venous oxygen saturation? Nothing is simple, unfortunately. Intensive Care Med. 1992;18:386–7.

[116] Glamann DB, Lange RA, Hillis LD. Incidence and significance of a "step-down" in oxygen saturation from superior vena cava to pulmonary artery. Am J Cardiol. 1991;68:695–7.

[117] Gutierrez G, Comignani P, Huespe L, et al. Central venous to mixed venous blood oxygen and lactate gradients are associated with outcome in critically ill patients. Intensive Care Med. 2008;34:1662–8.

[118] Heiselman D, Jones J, Cannon L. Continuous monitoring of mixed venous oxygen saturation in septic shock. J Clin Monit. 1986;2:237–45.

[119] Ouellette DR, Shah SZ. Comparison of outcomes from sepsis between patients with and without pre-existing left ventricular dysfunction: a case-control analysis. Crit Care. 2014;18:R79.

[120] Bracht H, Hänggi M, Jeker B, et al. Incidence of low central venous oxygen saturation during unplanned admissions in a multidisciplinary intensive care unit: an observational study. Crit Care. 2007;11:R2.

[121] Boulain T, Garot D, Vignon P, et al. Clinical Research in Intensive Care and Sepsis Group. Prevalence of low central venous oxygen saturation in the first hours of intensive care unit admission and associated mortality in septic shock patients: a prospective multicentre study. Crit Care. 2014;18:609.

[122] Pope JV, Jones AE, Gaieski DF, et al. Emergency Medicine Shock Research Network (EMShockNet) Investigators. Multicenter study of central venous oxygen saturation ($S_{cv}O_2$) as a predictor of mortality in patients with sepsis. Ann Emerg Med. 2010;55:40–6.

[123] Park JS, Kim SJ, Lee SW, et al. Initial low oxygen extraction ratio is related to severe organ dysfunction and high in-hospital mortality in severe sepsis and septic shock patients. J Emerg Med. 2015;49:261–7.

[124] Varpula M, Tallgren M, Saukkonen K. Hemodynamic variables related to outcome in septic shock. Intensive Care Med. 2005;31:1066–71.

[125] Svedjeholm R, Hakanson E, Szabo Z. Routine S_vO_2 measurement after CABG surgery with a surgically introduced pulmonary artery catheter. Eur J Cardiothorac Surg. 1999;16: 450–7.

[126] Routsi C, Vincent JL, Bakker J, et al. Relation between oxygen consumption and oxygen delivery in patients after cardiac surgery. Anesth Analg. 1993;77:1104–10.

[127] Pearse R, Dawson D, Fawcett J. Changes in central venous saturation after major surgery,

and association with outcome. Crit Care. 2005;9:R694–9.

[128] Collaborative Study Group on Perioperative $S_{cv}O_2$ Monitoring. Multicentre study on periand postoperative central venous oxygen saturation in high-risk surgical patients. Crit Care. 2006;10:R158.

[129] Perz S, Uhlig T, Kohl M, et al. Low and "supranormal" central venous oxygen saturation and markers of tissue hypoxia in cardiac surgery patients: a prospective observational study. Intensive Care Med. 2011;37:52–9.

[130] Scalea TM, Hartnett RW, Duncan AO, et al. Central venous oxygen saturation: a useful clinical tool in trauma patients. J Trauma. 1990;30:1539–43.

[131] Bannon MP, O'Neill CM, Martin M, et al. Central venous oxygen saturation, arterial base deficit, and lactate concentration in trauma patients. Am Surg. 1995;61:738–45.

[132] Hosking C, Wilander P, Goosen J, et al. Low central venous oxygen saturation in haemodynamically stabilized trauma patients is associated with poor outcome. Acta Anaesthesiol Scand. 2011;55:713–21.

[133] Laine GA, Hu BY, Wang S, et al. Isolated high lactate or low central venous oxygen saturation after cardiac surgery and association with outcome. J Cardiothorac Vasc Anesth. 2013;27:1271–6.

[134] Hu BY, Laine GA, Wang S, et al. Combined central venous oxygen saturation and lactate as markers of occult hypoperfusion and outcome following cardiac surgery. J Cardiothorac Vasc Anesth. 2012;26:52–7.

[135] Park JH, Lee J, Park YS, et al. Prognostic value of central venous oxygen saturation and blood lactate levels measured simultaneously in the same patients with severe systemic inflammatory response syndrome and severe sepsis. Lung. 2014;192:435–40.

[136] Jones AE, Shapiro NI, Trzeciak S, Arnold RC, et al. Emergency Medicine Shock Research Network (EMShockNet) Investigators. Lactate clearance vs central venous oxygen saturation as goals of early sepsis therapy: a randomized clinical trial. JAMA. 2010;303:739–46.

[137] Puskarich MA, Trzeciak S, Shapiro NI, et al. Emergency Medicine Shock Research Network (EMSHOCKNET). Prognostic value and agreement of achieving lactate clearance or central venous oxygen saturation goals during early sepsis resuscitation.

Acad Emerg Med. 2012;19:252–8.

[138] Teixeira C, da Silva NB, Savi A, et al. Central venous saturation is a predictor of reintubation in difficult-to-wean patients. Crit Care Med. 2010;38:491–6.

[139] Armaganidis A, Dhainaut JF. Weaning from artificial respiration: value of continuous monitoring of mixed venous oxygen saturation. Ann Fr Anesth Reanim. 1989;8:708–15.

[140] Zakynthinos S, Routsi C, Vassilakopoulos T, et al. Differential cardiovascular responses during weaning failure: effects on tissue oxygenation and lactate. Intensive Care Med. 2005;31:1634–42.

[141] Jubran A, Mathru M, Dries D, et al. Continuous recordings of mixed venous oxygen saturation during weaning from mechanical ventilation and the ramifications thereof. Am J Respir Crit Care Med. 1998;158:1763–9.

[142] Chertoff J, Chisum M, Garcia B, et al. Lactate kinetics in sepsis and septic shock: a review of the literature and rationale for further research. J Intensive Care. 2015;3:39.

[143] Gilbert EM, Haupt MT, Mandanas RY, et al. The effect of fluid loading, blood transfusion, and catecholamine infusion on oxygen delivery and consumption in patients with sepsis. Am Rev Respir Dis. 1986;134:873–8.

[144] Dantzker DR, Foresman B, Gutierrez G. Oxygen supply and utilization relationships. A reevaluation. Am Rev Respir Dis. 1991;143:675–9.

[145] Shoemaker WC, Appel PL, Kram HB, et al. Sequence of physiologic patterns in surgical septic shock. Crit Care Med. 1993;21:1876–89.

[146] Shoemaker WC, Appel PL, Kram HB. Oxygen transport measurements to evaluate tissue perfusion and titrate therapy: dobutamine and dopamine effects. Crit Care Med. 1991;19: 672–88.

[147] Steffes CP, Bender JS, Levison MA. Blood transfusion and oxygen consumption in surgical sepsis. Crit Care Med. 1991;19:512–7.

[148] Gattinoni L, Brazzi L, Pelosi P, et al. A trial of goal-oriented hemodynamic therapy in critically ill patients. S_vO_2 Collaborative Group. N Engl J Med. 1995;333:1025–32.

[149] Shoemaker WC. Goal-oriented hemodynamic therapy. N Engl J Med. 1996;334:799–800.

[150] Rivers E, Nguyen B, Havstad S, et al. Early goal-directed therapy in the treatment of

severe sepsis and septic shock. N Engl J Med. 2001;345:1368–77.

[151] Rivers EP, Martin GB, Smithline H, Rady MY, Schultz CH, Goetting MG, Appleton TJ, Nowak RM. The clinical implications of continuous central venous oxygen saturation during human CPR. Ann Emerg Med. 1992;21:1094–101.

[152] Dellinger RP, Carlet JM, Masur H, et al. Surviving Sepsis Campaign Management Guidelines Committee. Surviving Sepsis Campaign guidelines for management of severe sepsis and septic shock. Crit Care Med. 2004;32:858–73.

[153] Severe sepsis bundles. http://www.ihi.org/resources/Pages/Tools/SevereSepsisBundles. aspx. Accessed 21 Dec 2015.

[154] Certification: getting serious about sepsis. http://www.jointcommission.org/assets/1/6/ Certification_Getting_Serious_About_Sepsis.pdf. Accessed 21 Dec 2015.

[155] The ProCESS Investigators. A randomized trial of protocol-based care for early septic shock. N Engl J Med. 2014;370:1683–93.

[156] The ARISE Investigators and the ANZICS Clinical Trials Group. Goal-directed resuscitationfor patients with early septic shock. N Engl J Med. 2014;371:1496–506.

[157] Mouncey PR, Osborn TM, Power GS, et al. ProMISe Trial Investigators. Trial of early, goaldirected resuscitation for septic shock. N Engl J Med. 2015;372:1301–11.

[158] van Beest PA, Hofstra JJ, Schultz MJ, et al. The incidence of low venous oxygen saturation on admission to the intensive care unit: a multi-center observational study in The Netherlands. Crit Care. 2008;12:R33.

[159] Godoy MCB, Leitman BS, de Groot PM, et al. Pictorial essay. Chest radiography in the ICU: part 2, evaluation of cardiovascular lines and other devices. Am J Roentgenolo. 2012;198:572–81.

[160] Stonelake PA, Bodenham AR. The carina as a radiological landmark for central venous catheter tip position. Br J Anaesth. 2006;96:335–40.

[161] Hernandez G, Peña H, Cornejo R, et al. Impact of emergency intubation on central venous oxygen saturation in critically ill patients: a multicenter observational study. Crit Care. 2009;13: R63.

[162] Needham DM, Yang T, Dinglas VD. Timing of low tidal volume ventilation and intensive

care unit mortality in acute respiratory distress syndrome. A prospective cohort study. Am J Respir Crit Care Med. 2015;191:177–85.

[163] Waechter J, Kumar A, Lapinsky SE, et al. Cooperative Antimicrobial Therapy of Septic Shock Database Research Group. Interaction between fluids and vasoactive agents on mortality in septic shock: a multicenter, observational study. Crit Care Med. 2014;42:2158–68.

[164] Sterling SA, Miller WR, Pryor J, et al. The impact of timing of antibiotics on outcomes in severe sepsis and septic shock: a systematic review and meta-analysis. Crit Care Med. 2015;43:1907–15.

[165] Rivers EP, Yataco AC, Jaehne AK, et al. Oxygen extraction and perfusion markers in severe sepsis and septic shock: diagnostic, therapeutic and outcome implications. Curr Opin Crit Care. 2015;21:381–7.

8

Central Venous–to–Arterial Carbon Dioxide Partial Pressure Difference
中心静脉–动脉二氧化碳分压差

Xavier Monnet, Jean-Louis Teboul **著**

李　敏　译

陈　晗　校

发现、纠正与预防组织缺氧，是急性循环衰竭患者血流动力学复苏的主要目标之一。从这个角度看，关键问题是确定氧的供给是否满足氧的需求。这个问题在解读心输出量时尤为重要，因为心输出量并没有一个"正常范围"可以用来定义血流动力学的复苏目标。事实上，合适的心输出量需要确保氧输送量与代谢需求相匹配，而后者是高度变异的。

在回答氧供是否满足氧需这个问题上，可用的临床检查很有限。尿量最多也只能反映一个器官的功能。此外，在急性肾小管坏死的情况下，多尿不再能作为反映肾功能的指标。乳酸是反映全身无氧代谢的敏感指标，但存在很多假阳性的情况。此外，乳酸代谢的过程造成其变化的延迟，使其无法作为监测组织代谢的实时指标。在脓毒症时，虽然组织存在无氧代谢，但由于组织氧摄取的变化（部分由微循环障碍所致），混合静脉血氧饱和度（mixed venous oxygen saturation，S_vO_2）或中心静脉血氧饱和度（central venous oxygen saturation，$S_{cv}O_2$）常常处于正常范围内。静脉与动脉间的 CO_2 分压差（PCO$_2$ gap 或 ΔPCO_2）作为反映组织无氧代谢的指标，克服了上述其他指标的诸多局限性。接下来，我们将复习其生理意义并详细说明其临床解读方式。

一、静脉 – 动脉 CO_2 分压差的意义

（一）CO_2 的生成

在常氧情况下，CO_2 产生于细胞内的氧化代谢过程。CO_2 生成量（CO_2 production，VCO_2）与全身氧消耗量（VO_2）直接相关，两者的关系为：$VCO_2 = R \times VO_2$。此处"R"为呼吸商，根据主要供能底物的不同，可介于 $0.7 \sim 1.0$ 之间（脂类 0.7，糖类 1.0）。因此，在有氧环境下，造成 CO_2 生成增加的原因是有氧代谢增多（或对于给定数量的 VO_2），是由于更高比例的糖类成为能量代谢底物。

在缺氧情况下，CO_2 产生于细胞内碳酸氢根离子缓冲过量生成的质子的过程中。质子生成的机制有两种[1]：首先，由于 Krebs 循环被阻断，丙酮酸堆积造成乳酸生成增多[1]；其次，在无氧环境下三磷酸腺苷及二磷酸腺苷的水解造成 CO_2 生成增多。另一个潜在但较小的 CO_2 来源是在无氧条件下一些中间代谢产物的脱羧基化（α-酮戊二酸或草酰乙酸）[1]。

（二）CO_2 的转运

CO_2 在血液中的转运有三种形式：游离 CO_2（10%）、碳酸氢盐离子的形式（60%）以及氨基甲酸化合物的形式（30%）。由于 CO_2 溶解度为 O_2 的 $20 \sim 30$ 倍，相较于 O_2，游离形式的 CO_2 在其转运过程中起着更为重要的作用。作为 CO_2 与水分子反应的结果，血液中 CO_2 主要以碳酸氢盐的形式存在（$CO_2 + H_2O \leftrightarrow H_2CO_3 \leftrightarrow HCO_3^- + H^+$）。

在组织毛细血管中，CO_2 扩散至红细胞内，经红细胞碳酸酐酶催化水合，大部分转化为 HCO_3^- 和 $H^{+[2]}$。在红细胞内，游离 CO_2 还可以被血红蛋白结合。CO_2 与血红蛋白的结合取决于血红蛋白的氧合状态：CO_2 与还原型血红蛋白的亲和力比氧合血红蛋白高[3]，这一现象称为"何尔登（Haldane）效应"[4]。在外周毛细血管中，由于 O_2 解离至组织中，这一效应有利于血液中 CO_2 的运载。相反，在肺部 O_2 转移至血红蛋白，何尔登效应使 CO_2 的卸载增加。

最后，氨基甲酸化合物由 CO_2 与蛋白质 NH_2 末端基团，特别是血红蛋白中珠蛋白的 NH_2 末端基团结合而形成。这一反应在血红蛋白脱氧时更易发生。

（三）CO_2 的清除

血液中以三种形式存在的 CO_2 均由血液运送至肺循环通过呼吸排出体外。由于血管内与肺泡内 CO_2 张力存在差异，CO_2 顺压力梯度自毛细血管被动扩散至肺泡内。

（四）血液 CO_2 含量（CCO_2）与 CO_2 分压（PCO_2）的关系

CO_2 含量（CO_2 content，CCO_2）与 CO_2 分压（partial pressure of CO_2，PCO_2）在生理范围内几乎是线性的关系：$PCO_2 = \kappa \times CCO_2$。因此，在床边可以通过测定静脉 – 动脉 CO_2 分压差（PCO_2 gap）估计静脉 – 动脉 CCO_2 的差值[5]。但实际上，CCO_2 与 PCO_2 间的关系受到代谢性酸中毒程度、红细胞压积及动脉氧饱和度的影响，因而不是理想的线性关系[6, 7]。

（五）静脉 – 动脉 CO_2 分压差的决定因素

依照 Fick 方程，CO_2 排出量（等同于稳定状态下的 VCO_2）等于心输出量与混合静脉血 CCO_2（C_vCO_2）和动脉血 CCO_2（C_aCO_2）之间的差值的乘积：

$$\mathbf{VCO_2 = 心输出量 \times （C_vCO_2 - C_aCO_2）}$$

如上所述，在生理条件下 PCO_2 可以用于代替 CCO_2（$PCO_2 = \kappa \times CCO_2$），所以 $\Delta PCO_2 = \kappa \times （C_vCO_2 - C_aCO_2）$。因此，可以通过调整 Fick 方程来计算 VCO_2：$\Delta PCO_2 = （\kappa \times VCO_2）/ 心输出量$；$\kappa$ 是 PCO_2 与 CCO_2 间的相关系数。

从上式中心输出量与静脉 – 动脉 CO_2 分压差之间的关系可以表明：如果心输出量低，那么外周 CO_2 清除速度也会降低，CO_2 滞留在外周静脉，故外周静脉的 P_vCO_2 相对 P_aCO_2 升高。换言之，如 VCO_2 不变，心输出量的下降将导致静脉 – 动脉 CO_2 分压差升高，反之亦然。通过动物实验发现：在控制 VO_2 不变的情况下，随着心输出量的逐步降低，可以观察到静脉 – 动脉 CO_2 分压差随之逐渐升高[8, 9]。在一项对血乳酸正常伴有心功能不全患者的临床研究中，发现 VCO_2 维持不变时，在使用多巴酚丁胺增加心指数后，静脉 - 动脉 CO_2 分压差出现下降[10]。

二、在临床实践中如何运用静脉 - 动脉 CO_2 分压差

（一）静脉 - 动脉 CO_2 分压差不能作为组织缺氧的标志

静脉 - 动脉 CO_2 分压差常常被认为是组织缺氧的标志物。这主要是因为有研究观察到在心脏停搏时静脉 - 动脉 CO_2 分压差显著升高[11, 12]。然而，根据上文所述的生理事实，静脉 - 动脉 CO_2 分压差并非无氧代谢的直接指标。

事实上，在组织缺氧时，静脉 - 动脉 CO_2 分压差的决定因素可以出现相反方向的变化，使得静脉 - 动脉 CO_2 分压差可以升高、降低或维持不变。如同前述，在组织缺氧时相关系数 κ（决定 PCO_2 与 CCO_2 之间关系）增大，因而即使静脉 - 动脉 CO_2 含量差并没有变化，静脉 - 动脉 CO_2 分压差也会升高。

在发生组织缺氧时，VCO_2 因 VO_2 的降低而降低，两者通过呼吸商联系在一起，这可能导致静脉 - 动脉 CO_2 分压差下降。在 Zhang 和 Vincent 完成的一项动物实验中，他们通过心脏压塞的方法降低实验动物的心输出量，观察到在 O_2 供给低于临界水平以下时，进一步降低心输出量及 O_2 供给将导致 VO_2 下降，VCO_2 也随之逐渐下降[8]。一项通过逐步增加 PEEP，建立猪组织缺氧模型的实验也得到了相似的结果[9]。

由于在发生组织缺氧时，VCO_2 一定会降低而 κ 一定会增大，两者变化的综合效应使得静脉 - 动脉 CO_2 分压差的变化主要由心输出量决定[13]。因此，必须区分两种情况：低血流量状态下的组织缺氧和正常或高血流量状态下的组织缺氧。

在出现全身血流量减少的组织缺氧时，由于静脉血流停滞现象导致 $PvCO_2$ 相对 $PaCO_2$ 升高。在这方面已有报道发现，充血性心力衰竭伴有低心排血量综合征而乳酸正常的患者，静脉 - 动脉 CO_2 分压差高于正常[10]。

在通过减少血流量诱导组织缺氧的动物实验中，同样发现了静脉 - 动脉 CO_2 分压差升高[9, 14]。这些实验中出现的静脉 - 动脉 CO_2 分压差升高，除了与静脉血流停

滞现象相关外，还被认为与随着心输出量降低而升高的 κ 有关。在这种情况下，尽管 VCO_2 下降，静脉－动脉 CO_2 分压差仍会出现显著升高[9, 14]。

在组织缺氧伴有正常或高的全身血流量状态时，静脉－动脉 CO_2 分压差应当是正常甚至是降低的。在这种情况下，即使有一些 CO_2 通过上述无氧途径生成，由于 VO_2 减少会导致通过有氧代谢产生的 CO_2 减少。无论 VCO_2 如何变化，高输出的静脉血流量对组织产生的 CO_2 有足够的冲刷作用，静脉－动脉 CO_2 分压差不会增加。

多个临床研究结果均支持这一假说。Bakker 等[15]发现大多数脓毒性休克患者的静脉－动脉 CO_2 分压差 $\leqslant 6mmHg$。这一亚组患者的心指数显著高于静脉－动脉 CO_2 分压差 $> 6mmHg$ 亚组的患者。有趣的是，这两组患者血乳酸水平没有差异。虽然没有直接测量 VCO_2 和 VO_2，但这些数据提示 CO_2 产量不同并不能影响静脉－动脉 CO_2 分压差的差异。换言之，一些存在组织缺氧但静脉－动脉 CO_2 分压差仍正常的患者，可能是因为外周生成的 CO_2 很容易被他们的高血流量所清除。Mecher 等[16]也报道了类似的发现。很显然，这些近期的研究凸显了静脉－动脉 CO_2 分压差对发现组织缺氧的敏感性不佳。

Wendon 等[17]在一项包含 10 名暴发性肝衰竭合并低血压患者的研究中，报告静脉－动脉 CO_2 分压差可以维持正常或出现降低。由于这些患者在输注前列环素后都表现为 VO_2 升高，所以认定他们均存在显著的组织缺氧。静脉－动脉 CO_2 分压差的基线水平非常低，这可以用 VCO_2 很低（正如 VO_2 很低所提示的那样）及心输出量很高来解释。这些发现支持高血流量状态下的组织缺氧将导致静脉－动脉 CO_2 分压差降低而非升高的事实。

动物实验中，通过对比缺血性缺氧与低张性缺氧状态下静脉－动脉 CO_2 分压差变化的差异，阐明了心输出量在静脉－动脉 CO_2 分压差增大中扮演的重要作用[18, 19]。通过对猪[18]或羊[19]进行逐步放血，进而导致血流量减少从而得到缺血性缺氧模型，而低张性缺氧则是通过逐步减少猪的吸入氧浓度[18]或是给羊逐步吸入盐酸[19]而获得。在这两个研究中，低张性缺氧组的心输出量保持不变，静脉－动脉 CO_2 分压差在缺血性缺氧组升高，而在低张性缺氧组保持不变[18, 19]。Vallet 等在一个孤立血管的犬后肢模型中也报道了相似的研究结果[20]。当犬后肢组织缺氧是由缺血引起时，

确实会使静脉 – 动脉 CO_2 分压差显著升高；而当血流量不变，由低氧造成组织缺氧时，静脉 – 动脉 CO_2 分压差保持不变[20]。

所有这些动物实验[18-20]及临床研究[15-17]均证明了在发生组织缺氧时，静脉 – 动脉 CO_2 分压差是否升高取决于心输出量。数学模型分析也同样证明了心输出量是静脉 – 动脉 CO_2 分压差升高的主要决定因素[21]。因此，静脉 – 动脉 CO_2 分压差正常并不代表不存在组织缺氧，这往往在高血流量休克（高心排休克）状态下可能出现。另一方面，在心输出量低而没有组织缺氧的情况下，静脉 – 动脉 CO_2 分压差也可能出现升高。

（二）如何在实践中解读静脉 – 动脉 CO_2 分压差

静脉 – 动脉 CO_2 分压差升高提示心输出量不能满足全身代谢状态的需求。在无氧的情况下（血乳酸升高时），静脉 – 动脉 CO_2 分压差升高意味着需要增加心输出量，以达到减少组织缺氧的目的（图 8-1）。在有氧情况下，静脉 – 动脉 CO_2 分压差升高可能与氧需求的增加有关。从这个角度说，由于 β_1 激动剂潜在的产热作用，静脉 – 动脉 CO_2 分压差以及 S_vO_2 比心输出量能更好地滴定其剂量[10]。

对于初始静脉 – 动脉 CO_2 分压差高的患者，遵循其时间进程也有助于评估以提高心输出量为目标的干预治疗的全身代谢效应。在氧供氧耗依赖的情况下，随着心输出量增加，无氧代谢的减少会使静脉 – 动脉 CO_2 分压差降低，但 VO_2 的增加又会导致静脉 – 动脉 CO_2 分压差升高。其结果是，相较氧供氧耗非依赖阶段，氧供氧耗依赖时增加心输出量，静脉 – 动脉 CO_2 分压差的预期降低幅度更小。因此，治疗时静脉 – 动脉 CO_2 分压差没有变化并不意味着治疗失败，而应该加强治疗直至静脉 – 动脉 CO_2 分压差出现明显下降，这意味着此时的氧输送水平终于超过了（最低的）临界水平。

静脉 – 动脉 CO_2 分压差正常提示心输出量足以冲刷外周组织产生的 CO_2（图 8-1）。提示即使患者存在低氧的情况，通过增加心输出量来改善全身氧合的可能性不大，因而不作为首选。从这个角度看，必须记住：没有证据表明增加重症患者心输出量至超常值是有益处的[22, 23]。

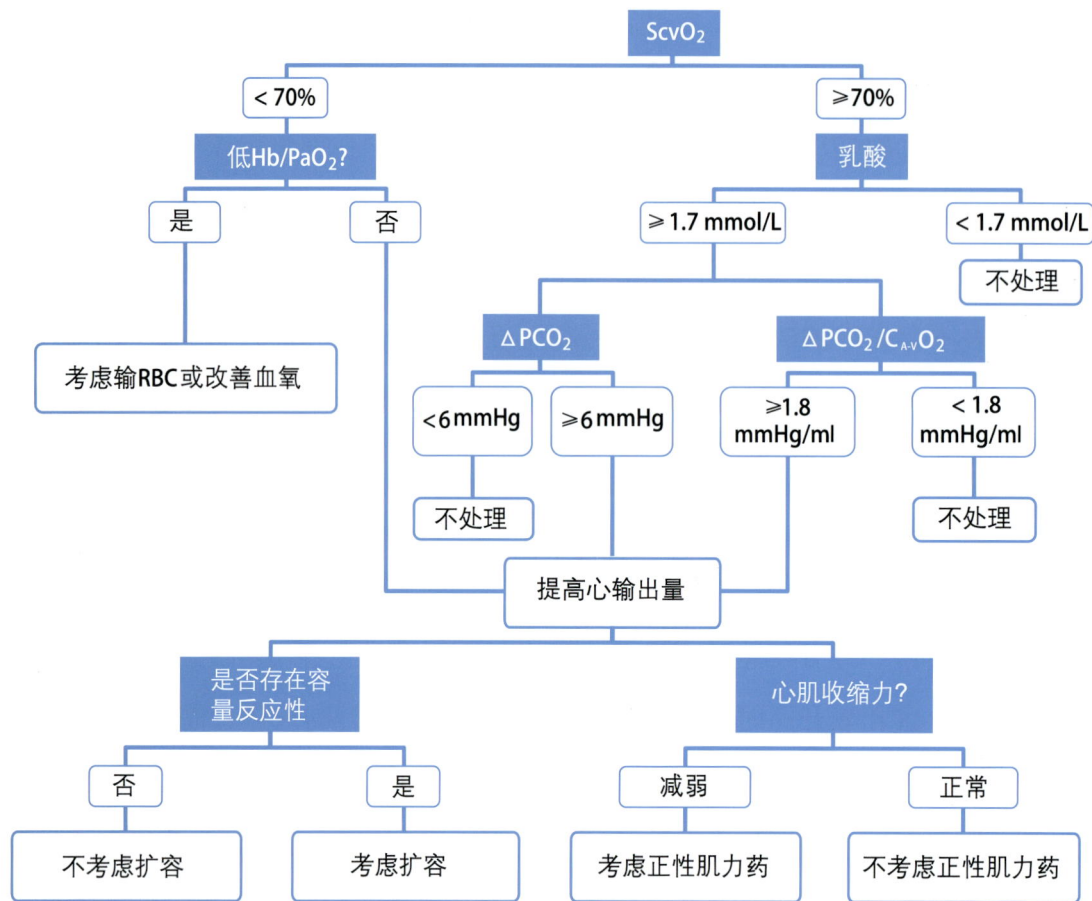

▲ 图 8-1 **氧供是否满足氧需求**

$C_{A-v}O_2$. 动静脉氧含量差；Hb. 血红蛋白；P_aO_2. 动脉血氧分压；△PCO_2. 静脉 - 动脉二氧化碳分压差；RBC. 红细胞；$S_{cv}O_2$. 中心静脉氧饱和度

三、静脉 - 动脉 CO_2 分压差与氧衍生参数的联合分析

根据 Fick 原理，两个方程式可以写成：

$$VCO_2 \times \kappa = 心输出量 \times \triangle PCO_2$$

$$VO_2 = 心输出量 \times C_{A-V}O_2$$

其中，$C_{A-V}O_2$ 是动静脉氧含量差（即动脉血 O_2 含量—混合静脉血 O_2 含量）。

当组织缺氧时，κ 增加，而 VCO_2 的减少（由于通过无氧途径产生 CO_2）小于 VO_2 的减少。因此（$VCO_2 \times \kappa$）/VO_2 将会升高。由于（$VCO_2 \times \kappa$）/VO_2 等于

$\Delta PCO_2/C_{A-V}O_2$（上式除以下式，分子及分母中的心输出量相互抵消），故 $\Delta PCO_2/C_{A-V}O_2$ 会在缺氧时升高，可用于检测全身无氧代谢（图 8-1）。换句话说，通过 VO_2 标化 VCO_2（及通过 $C_{A-V}O_2$ 标化 ΔPCO_2），让人们可以解读静脉 - 动脉 CO_2 分压差而不依赖于 VO_2 的变化。

在对 89 名重症患者（148 次测量）的研究中，经肺动脉导管取混合静脉血并分析发现，血乳酸浓度与 $\Delta PCO_2/C_{A-V}O_2$ 之间密切相关，而血乳酸浓度与单独 ΔPCO_2 或 $C_{A-V}O_2$ 之间没有发现相关性[24]。

此结果在另一项 51 例重症患者的研究中得到了确认，采用的是中心静脉而非混合静脉血进行血气分析[25]。在对患者进行补液扩容后心输出量增加时，$\Delta PCO_2/C_{A-V}O_2$ 可跟随 VO_2 变化而变化，静脉 - 动脉 CO_2 分压差则不能[25]。这证明了静脉 - 动脉 CO_2 分压差反映的是心输出量是否满足组织代谢，而非 O_2 供应是否满足 VO_2。

总而言之，$\Delta PCO_2/C_{A-V}O_2$ 可以作为全身无氧代谢的标志物。似乎既可以通过中心静脉血，也可以通过混合静脉血检测而获得。

四、$S_{cv}O_2$ 与 PCO_2 衍生参数相比较

静脉 - 动脉 CO_2 分压差较 $S_{cv}O_2$ 具有的优势是：即使是在微循环和氧摄取能力受损的状态下，静脉 - 动脉 CO_2 分压差仍是反映心输出量是否满足代谢情况的有效指标（图 8-1）。这可能是因为 CO_2 的溶解度是氧的 20 倍[26]。微循环障碍伴有大量动静脉分流，阻碍了 O_2 自红细胞向组织细胞的弥散，而 CO_2 的弥散仍维持不变[26]。另一假说是：在脓毒性休克时由于线粒体功能障碍（"恶性缺氧，dysoxia"），导致 O_2 利用障碍，这种异常会改变 O_2 的消耗但不改变 CO_2 的生成。

为了说明静脉 - 动脉 CO_2 分压差相对于 SvO_2 的优越性，Vallée 等完成了一项纳入 50 例 $S_{cv}O_2$ 高于 70% 脓毒性休克患者的研究[27]。中心静脉 - 动脉 CO_2 分压差高于正常者（> 6mmHg）占患者总数的一半[27]。这一亚组与中心静脉 - 动脉 CO_2 分压差 ≤ 6mmHg 亚组的患者比较，血乳酸水平偏高且心输出量较低。作者的结论是，$S_{cv}O_2$ 可能不足以指导治

疗；当 $S_{cv}O_2$ 达到 70% 而中心静脉 – 动脉 CO_2 分压差仍 > 6mmHg 可能有助于识别复苏仍不充分的患者[27]。另一项研究显示，$S_{cv}O_2$ 联合中心静脉 – 动脉 CO_2 分压差，预测 172 名脓毒性休克重症患者的复苏结局优于单用 $S_{cv}O_2$[28]，达到这两个目标的患者乳酸清除率更高[28]。另一项脓毒性休克患者的研究也报道了相似的结果[29]。

关于 $S_{cv}O_2$ 与 $\Delta PCO_2/C_{A-v}O_2$ 的比较，我们团队完成了一项纳入 51 例接受容量复苏重症患者的研究[30]。采用中心静脉，而非混合静脉血进行血气分析。在那些扩容能增加心输出量的患者中，静脉 – 动脉 CO_2 分压差可以随心输出量变化而变化。这提示即使只使用中心静脉，静脉 – 动脉 CO_2 分压差也能让我们追踪心输出量的变化。而在心输出量增加的患者中，VO_2 增高者占到了一半（表明氧输送与 VO_2 之间的依赖性），而另一半的患者 VO_2 维持不变（表明氧输送与 VO_2 之间的非依赖性）。VO_2 的增高能够通过 $\Delta PCO_2/C_{A-v}O_2$ 发现，却不能通过静脉 – 动脉 CO_2 分压差发现[30]。这说明，与静脉 – 动脉 CO_2 分压差相反，$\Delta PCO_2/C_{A-v}O_2$ 可以用来评估组织缺氧的改善。同样有趣的是，由于脓毒性休克患者中有很大比例存在氧摄取障碍，使他们的 $S_{cv}O_2$ 维持在正常范围，因而 $S_{cv}O_2$ 不能反映 VO_2 的变化。这彰显了 $\Delta PCO_2/C_{A-v}O_2$ 相对于 $S_{cv}O_2$ 在评估脓毒性休克患者组织氧合状况时的优越性。最后，乳酸的变化同样可以用于检测 VO_2 的变化，但乳酸要在扩容后 3h 检测，而 $\Delta PCO_2/C_{A-v}O_2$ 可在液体治疗结束后立刻检测[30]。这提示与乳酸对比，$\Delta PCO_2/C_{A-v}O_2$ 的优势是其在 VO_2 发生变化后立即出现变化。

总的来说，所有这些论点表明在存在 O_2 利用障碍的脓毒性休克患者中，与 $SvO_2/S_{cv}O_2$ 相反，静脉 – 动脉 CO_2 分压差仍是监测心输出量是否满足代谢状况的可靠指标，而 $\Delta PCO_2/C_{A-v}O_2$ 仍是监测 O_2 输送是否满足 VO_2 的可靠指标。此外，与乳酸相比，CO_2 衍生参数具有不会延迟改变，且随代谢情况实时变化的优点。

五、静脉 – 动脉 CO_2 分压差的误差和隐患

第一，在进行静脉 – 动脉 CO_2 分压差测定时，可能会由于采集静脉血的技术问

题而出现一些误差：采样容器错误、所采静脉血混有空气或导管内的液体[31]。

第二，血标本运送时间过长会导致动、静脉血气成分发生显著变化。

第三，如果用中心静脉血而非混合静脉血进行血气分析，必须在胸片上定位中心静脉导管末端位于右心房的位置。

第四，注意血气分析仪精度存在 ±1mmHg 范围的误差是很重要的，这一误差与静脉 – 动脉 CO_2 分压差的正常范围比起来不能忽略。

第五，由于在高心输出量状态下 CCO_2 与 PCO_2 之间的非线性关系，此时可能出现 CO_2 的巨大变化而静脉 – 动脉 CO_2 分压差升高却没有那么明显。

六、结论

对 CO_2 代谢生理的合理分析显示，静脉 – 动脉 CO_2 分压差可以反映心输出量是否满足代谢状况。$\Delta PCO_2/C_{A-v}O_2$ 则能更好地反映氧供是否满足氧耗。使用中心静脉血似乎也能像混合静脉血那样可靠地测量 CO_2 衍生参数。与 S_vO_2 和 $S_{cv}O_2$ 不同，CO_2 衍生参数在脓毒性休克合并 O_2 摄取障碍的患者中仍有应用价值。

参 考 文 献

[1] Randall HM Jr, Cohen JJ. Anaerobic CO_2 production by dog kidney in vitro. Am J Phys. 1966;211(2):493–505.

[2] Jensen FB. Red blood cell pH, the Bohr effect, and other oxygenation-linked phenomena in blood O_2 and CO_2 transport. Acta Physiol Scand. 2004;182(3):215–27.

[3] Geers C, Gros G. Carbon dioxide transport and carbonic anhydrase in blood and muscle. Physiol Rev. 2000;80(2):681–715.

[4] West JB. Gas transport to the periphery:how gases are moved to the peripheral tissues. In: West JB, editor. Respiratory physiology the essentials. 4th ed. Baltimore: Williams and

Wilkins; 1990. p. 69–85.

[5] Cavaliere F, Giovannini I, Chiarla C, Conti G, Pennisi MA, Montini L, et al. Comparison of two methods to assess blood CO_2 equilibration curve in mechanically ventilated patients. Respir Physiol Neurobiol. 2005;146(1):77–83.

[6] Jensen FB. Comparative analysis of autoxidation of haemoglobin. J Exp Biol. 2001;204(Pt 11):2029–33.

[7] McHardy GJ. The relationship between the differences in pressure and content of carbon dioxide in arterial and venous blood. Clin Sci. 1967;32(2):299–309.

[8] Zhang H, Vincent JL. Arteriovenous differences in PCO2 and pH are good indicators of critical hypoperfusion. Am Rev Respir Dis. 1993;148(4 Pt 1):867–71.

[9] Groeneveld AB, Vermeij CG, Thijs LG. Arterial and mixed venous blood acid-base balance during hypoperfusion with incremental positive end-expiratory pressure in the pig. Anesth Analg. 1991;73(5):576–82.

[10] Teboul JL, Mercat A, Lenique F, Berton C, Richard C. Value of the venous-arterial PCO2 gradient to reflect the oxygen supply to demand in humans: effects of dobutamine. Crit Care Med. 1998;26(6):1007–10.

[11] Grundler W, Weil MH, Rackow EC. Arteriovenous carbon dioxide and pH gradients during cardiac arrest. Circulation. 1986;74(5):1071–4.

[12] Weil MH, Rackow EC, Trevino R, Grundler W, Falk JL, Griffel MI. Difference in acid-base state between venous and arterial blood during cardiopulmonary resuscitation. N Engl J Med. 1986;315(3):153–6.

[13] Dres M, Monnet X, Teboul JL. Hemodynamic management of cardiovascular failure by using PCO_2 venous-arterial difference. J Clin Monit Comput. 2012;26(5):367–74.

[14] Van der Linden P, Rausin I, Deltell A, Bekrar Y, Gilbart E, Bakker J, et al. Detection of tissue hypoxia by arteriovenous gradient for PCO_2 and pH in anesthetized dogs during progressive hemorrhage. Anesth Analg. 1995;80(2):269–75.

[15] Bakker J, Vincent JL, Gris P, Leon M, Coffernils M, Kahn RJ. Veno-arterial carbon dioxide gradient in human septic shock. Chest. 1992;101(2):509–15.

[16] Mecher CE, Rackow EC, Astiz ME, Weil MH. Venous hypercarbia associated with severe

sepsis and systemic hypoperfusion. Crit Care Med. 1990;18(6):585–9.

[17] Wendon JA, Harrison PM, Keays R, Gimson AE, Alexander G, Williams R. Arterial-venous pH differences and tissue hypoxia in patients with fulminant hepatic failure. Crit Care Med. 1991;19(11):1362–4.

[18] Neviere R, Chagnon JL, Teboul JL, Vallet B, Wattel F. Small intestine intramucosal PCO(2) and microvascular blood flow during hypoxic and ischemic hypoxia. Crit Care Med. 2002;30(2):379–84.

[19] Dubin A, Murias G, Estenssoro E, Canales H, Badie J, Pozo M, et al. Intramucosal-arterial PCO2 gap fails to reflect intestinal dysoxia in hypoxic hypoxia. Crit Care. 2002;6(6): 514–20.

[20] Vallet B, Teboul JL, Cain S, Curtis S. Venoarterial CO(2) difference during regional ischemic or hypoxic hypoxia. J Appl Physiol (1985). 2000;89(4):1317–21.

[21] Gutierrez G. A mathematical model of tissue-blood carbon dioxide exchange during hypoxia. Am J Respir Crit Care Med. 2004;169(4):525–33.

[22] Hayes MA, Timmins AC, Yau EH, Palazzo M, Hinds CJ, Watson D. Elevation of systemic oxygen delivery in the treatment of critically ill patients. N Engl J Med. 1994;330(24): 1717–22.

[23] Gattinoni L, Brazzi L, Pelosi P, Latini R, Tognoni G, Pesenti A, et al. A trial of goal-oriented hemodynamic therapy in critically ill patients. S_vO_2 Collaborative Group. N Engl J Med. 1995;333(16):1025–32.

[24] Mekontso-Dessap A, Castelain V, Anguel N, Bahloul M, Schauvliege F, Richard C, et al. Combination of venoarterial PCO_2 difference with arteriovenous O_2 content difference to detect anaerobic metabolism in patients. Intensive Care Med. 2002;28(3):272–7.

[25] Monnet X, Julien F, Ait-Hamou N, Lequoy M, Gosset C, Jozwiak M, et al. Markers of anaerobic metabolism are better than central venous oxygen saturation for detecting whether hemodynamic resuscitation will reduce tissue hypoxia. Intensive Care Med. 2011;37(Supp 1):S282.

[26] Vallet B, Pinsky MR, Cecconi M. Resuscitation of patients with septic shock: please "mind the gap"! Intensive Care Med. 2013;39(9):1653–5.

[27] Vallee F, Vallet B, Mathe O, Parraguette J, Mari A, Silva S, et al. Central venous-to-arterial carbon dioxide difference: an additional target for goal-directed therapy in septic shock? Intensive Care Med. 2008;34(12):2218–25.

[28] Du W, Liu DW, Wang XT, Long Y, Chai WZ, Zhou X, et al. Combining central venous-toarterial partial pressure of carbon dioxide difference and central venous oxygen saturation to guide resuscitation in septic shock. J Crit Care. 2013;28(6):1110.e1–5.

[29] Mallat J, Pepy F, Lemyze M, Gasan G, Vangrunderbeeck N, Tronchon L, et al. Central venousto-arterial carbon dioxide partial pressure difference in early resuscitation from septic shock: a prospective observational study. Eur J Anaesthesiol. 2014;31(7):371–80.

[30] Monnet X, Julien F, Ait-Hamou N, Lequoy M, Gosset C, Jozwiak M, et al. Lactate and venoarterial carbon dioxide difference/arterial-venous oxygen difference ratio, but not central venous oxygen saturation, predict increase in oxygen consumption in fluid responders. Crit Care Med. 2013;41(6):1412–20.

[31] d'Ortho MP, Delclaux C, Zerah F, Herigault R, Adnot S, Harf A. Use of glass capillaries avoids the time changes in high blood PO(2) observed with plastic syringes. Chest. 2001;120(5):1651–4.

Lactate

乳 酸

9

Glenn Hernández Poblete，Maarten W. Nijsten，Jan Bakker　**著**

龚书榕　**译**

陈　晗　**校**

自首次对人类乳酸水平测量的描述以来，在许多临床场景下乳酸水平的增加都与发病率和死亡率升高有关[1, 2]。通常认为，组织血流量减少导致了组织缺氧，由于线粒体可利用的氧减少，无氧酵解产物——乳酸的生成增加[3]。随后由于氧合受损导致组织损伤，引起器官衰竭和随之而来的发病率与死亡率增加。正如许多动物实验所显示的那样，在氧输送的某个临界点，组织氧输送减少的确会导致血清乳酸水平增高。由何种机制导致氧输送减少并不影响这一定律[4]，不过血流量减少及伴随的微循环灌注减少似乎是其重要的临床特征[5]。虽然在不同区域的循环中氧输送的临界点有所不同[6]，组织低氧、临界氧输送和乳酸水平升高的机制已被广泛接受。此外，在临床患者中也发现了临界氧输送水平的存在及其与乳酸水平升高间的内在联系[7–9]。

乳酸是葡萄糖代谢的正常终产物，因此乳酸水平可由于其他原因升高，而非氧代谢障碍。在氧代谢正常的情况下，交感神经张力增加或葡萄糖代谢加快可显著增加乳酸水平[10, 11]。虽然癫痫发作常伴有乳酸水平升高，其死亡率却极低。同样，体力活动增加也常伴有乳酸水平增高，却不会产生临床后果。乳酸清除的减少也与血清乳酸水平升高相关[12]。

尽管在重症患者中乳酸水平升高与氧输送降低之间存在明确的偶联关系，仍需要深入理解乳酸的代谢及其升高的原因，以优化其临床应用。在本章中，我们将整合来自于动物实验、运动生理学和重症患者的临床研究、关于乳酸代谢和监测等方面的各种新旧知识。

一、乳酸的生理学与生物化学地位

就像植物一样，动物也要通过两个关键过程来产生能量以维持生命：糖酵解和三羧酸循环中的氧化磷酸化。这两种生成 ATP 的过程具有各自特有的优点（表 9-1），而乳酸则整合了这两种过程，从而形成了一个优异的灵活高效的杂合体系（图 9-1）。就像高端混合动力汽车使用两套系统来分别提供加速（电动引擎）和续航（汽油引擎）一样，动物利用糖酵解来满足快速的或局部很高的 ATP 需求（加速），氧化磷酸化则提供持续的整体 ATP 供应（续航）。如果没有乳酸和乳酸脱氢酶（lactate dehydrogenase，LDH）的帮助——显然二者在进化上至少同线粒体一样古老——这是不可能实现的。

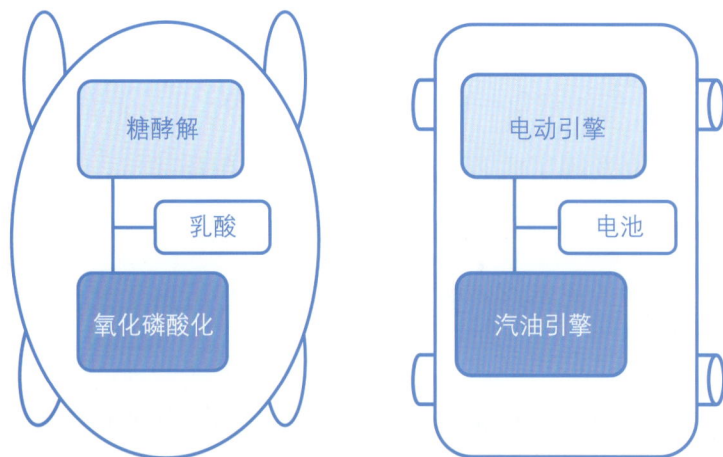

▲ 图 9-1　**杂合代谢**
在动物和混合动力汽车中存在两种能量生成系统的组合。混合动力汽车表现优于传统汽车和纯电动汽车，是因为其结合了两种互补的引擎。但如果没有电池作为两者之间的缓冲，混合动力汽车是不可行的。得益于电池，汽车可以迅速加速，而得益于高效的汽油引擎，它有很强的续航能力。所有动物都是杂合代谢的，它们将糖酵解和氧化磷酸化结合在一起，而乳酸在其中扮演了不可或缺的缓冲器的作用

表 9-1　糖酵解和氧化磷酸化

糖酵解	氧化磷酸化
约 35 亿年	约 10 亿年
底物水平磷酸化	细胞生化反应
在细胞质中	在线粒体中
非常快速且适应性强	依赖氧
产量低（2 个 ATP）	产量高（32 个 ATP）
产生丙酮酸 / 乳酸	利用丙酮酸 / 乳酸
在所有动物细胞中	在很多动物细胞中

由于丙酮酸与乳酸将糖酵解和氧化磷酸化联系在一起，诱导组织增加糖酵解的情况可能会导致乳酸生成增加，从而引起循环乳酸水平的增高

（一）生物化学层面的乳酸

虽然乳酸盐（La^-）和乳酸（HLa）不一样，这两个术语经常被互换使用。

一般而言糖类分子式为（$CHOH$）$_n$，葡萄糖为（$CHOH$）$_6$，那么乳酸（$CHOH$）$_3$可以理解为相当于半个葡萄糖。因此，在一分子的葡萄糖酵解之后产生两分子的乳酸。乳酸的 pKa 值 [1] 为 3.8，即使是在病理生理条件下，乳酸也几乎完全解离成 La^- 和 H^+。在有氧的情况下，葡萄糖和脂肪等具有碳骨架的分子可被线粒体完全氧化为二氧化碳。在无氧的情况下，葡萄糖是唯一可以产生 ATP 的燃料，通过糖酵解每毫摩尔葡萄糖产生 2mmol ATP 和 2mmol 乳酸。在这一快速代谢过程中丙酮酸的堆积将抑制糖酵解，直到丙酮酸被存在于所有动物细胞中的 LDH 还原为乳酸，同时将还原型烟酰胺腺嘌呤二核苷酸（NADH）转化为氧化型烟酰胺腺嘌呤二核苷酸（NAD）。

（二）细胞层面的乳酸

当细胞处于应激状态时，糖酵解可以迅速增加。虽然相比于氧化磷酸化时每个

---

[1] 即酸解离常数。它反映了一种酸将质子传递给水，形成 H_3O^+ 的能力，即反映了酸的强度。一种酸的 pKa 越大则酸性越弱，pKa 越小则酸性越强。

葡萄糖分子所产生的 34 个 ATP[●]，糖酵解仅能产生 2 个 ATP，但糖酵解可以更迅速地上调，并且在上调的程度上较氧化磷酸化要大得多。图 9-2 概述了三种截然不同的细胞状态。上图显示了非应激状态下稳定量的葡萄糖通过糖酵解转化为丙酮酸 / 乳酸，而后通过氧化磷酸化转化为 CO_2。中间图显示了在应激状态下，细胞在维持氧化磷酸化的同时摄取了更多的葡萄糖。在这种条件下，即使氧供充足，通过糖酵解的产生的乳酸量还是超出了氧化磷酸化代谢乳酸的能力，于是乳酸堆积并溢出细胞外以供后期再利用。下图显示应激后的恢复过程。细胞重新利用堆积的乳酸用于氧化磷酸化产生能量，或通过糖异生作用（重新）合成葡萄糖或糖原。因此，乳酸不是"废物"，而是可以最终被细胞重新利用的燃料 [13, 14]。

（三）组织层面的乳酸

在哺乳动物中，组织水平的燃料输送（脂肪和葡萄糖）远远高于氧输送。即使所有输送的氧都可以被消耗，仍然有超过 75% 的燃料经过组织却未被利用来生成 ATP。鉴于完全利用氧是不可能的，这更凸显了糖酵解和乳酸生成的重要性（图 9-3）。虽然不同器官对燃料的偏好不同（例如，心脏偏好脂肪酸而大脑偏好葡萄糖），但即使最大限度的有氧代谢也总会在静脉回心侧留下相当多的燃料。因此，当 ATP 需求急剧增加时，即使在完全有氧条件下，也还有大量的葡萄糖可转化为乳酸 [15]。如图 9-3B 所示，在许多生理以及病理生理应激状态下，乳酸的产生叠加于氧化磷酸化的基础上 [16, 17]。因此，在很多病理生理状态中，乳酸的产生发生在氧供充足但 ATP 需求增加的情况下。

（四）器官层面的乳酸

肝脏和肾脏作为主要的代谢器官，可以清除循环中的乳酸并通过糖异生将其转化为葡萄糖（图 9-4）。在身体运动时，肌肉消耗的部分葡萄糖转化为乳酸并排到循环中去，由肝脏和肾脏转化为葡萄糖，称为 Cori 循环，由 Cori 在 1931 年首先描述 [15]。Cori 循环允许应激组织比其他情况下产生更多的 ATP。此外，很多时候乳酸

---

❶ 不同教材中 ATP 数目有差别，此处直接保留原文叙述。

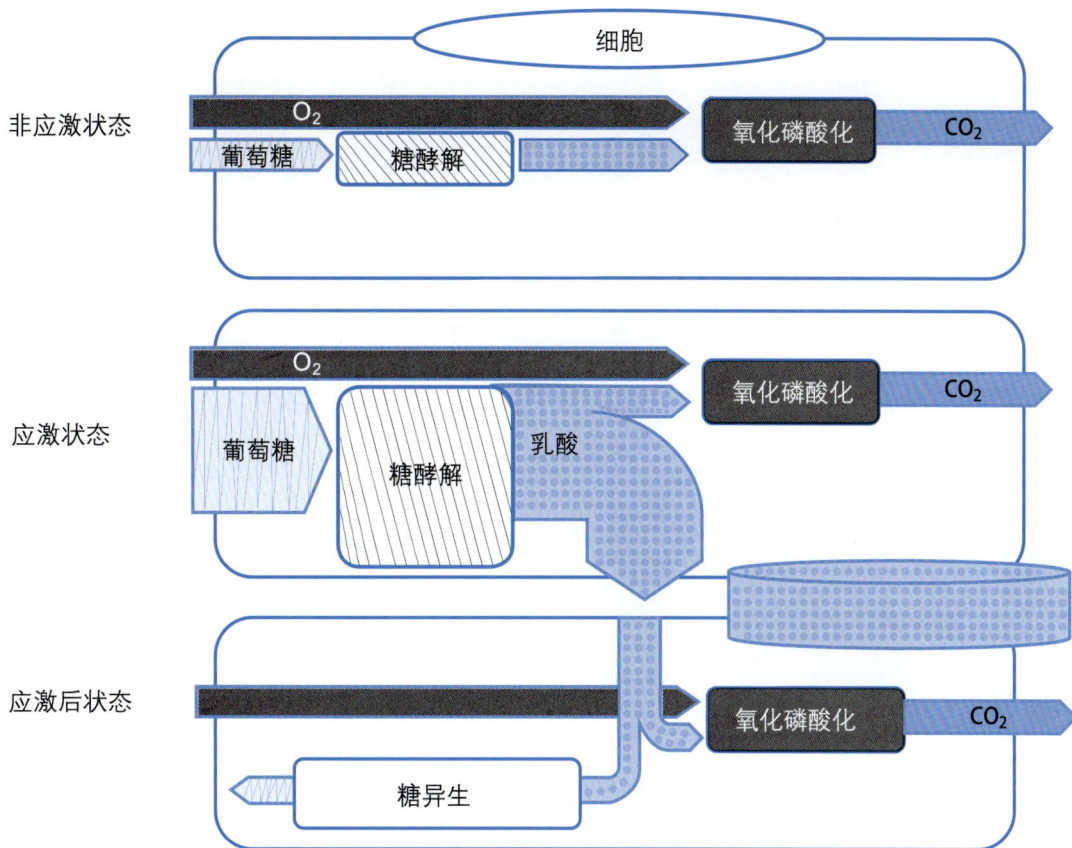

▲ 图 9-2   细胞水平的糖代谢

在细胞层面关于乳酸产生和消耗的三种不同状态。上图为稳定状态下一定量的葡萄糖通过糖酵解转化为丙酮酸 / 乳酸，而后被氧化磷酸化为 CO_2。中间图显示在应激状态下，细胞在维持氧化磷酸化同时摄取更多的葡萄糖。通过糖酵解产生的乳酸可以轻易地大幅度超过氧化磷酸化代谢乳酸的能力。乳酸可以溢出细胞外用于其他地方或供以后使用。下图显示了在应激后状态下，细胞重新利用堆积的乳酸用于氧化磷酸化产生能量，或通过糖异生来（重新）合成葡萄糖或糖原

被其他组织直接氧化，总体上不会造成 ATP 的损失（图 9-4）。因此，乳酸生成增加可能是由于能量需求增加所驱使，而非由于供给减少。在应激条件下，如休克，能量需求的增加来自不同的来源。已发现肾上腺素能系统，尤其是肾上腺素，会通过 β_2 受体激动作用直接刺激糖酵解和肝糖原分解 [15-17]。葡萄糖的快速释放导致高血糖，从而增加循环中"急性"燃料的浓度，与此同时刺激糖酵解，从而立即提高 ATP 水平。紧随快速全身性肾上腺素能应激反应之后是反应较慢的肾上腺皮质反应，以皮质醇水平升高为表现。目前已知，糖皮质激素反应增加葡萄糖水平并诱导糖异生，也增加糖的酵解和乳酸的生成 [18, 19]。

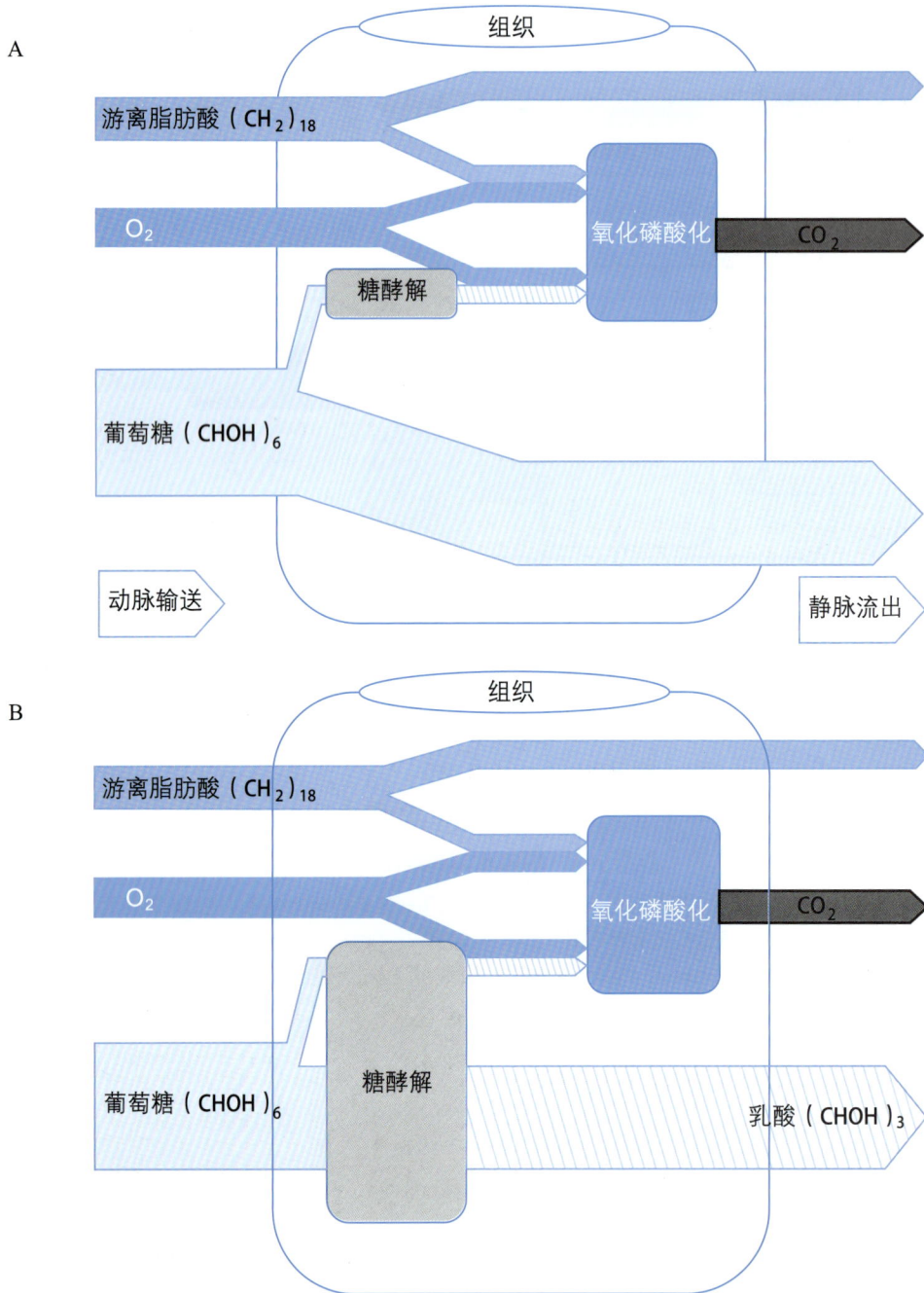

▲ 图 9-3 **组织层面的燃料和氧输送**

A. 组织或器官燃料与氧输送的示意图。该图显示了理论上组织水平的最大纯有氧代谢能力。该理论模型显示了在稳定条件下，假定组织已摄取了所有可利用的氧时，关键代谢物的输送和流出情况。图中游离脂肪酸和葡萄糖的宽度（代表了消耗掉的量）与完全氧化它们所需的氧量相匹配。B. 组织水平理论上最大的纯有氧代谢＋最大的糖酵解。与上图相比，虽然也消耗了所有输送的氧，此时仍富余的葡萄糖被转化为乳酸并排出细胞外，以产生额外的 ATP。这种现象称为"有氧糖酵解"，因为它不是由缺氧状态所导致的糖酵解，而是来自于细胞能量需求的增加。假设动脉血氧值 $[O_2]$ 为 9mmol/L，脂肪酸（以 $[CH_2]_{18}$，即油酸表示）为 0.5mmol/L，葡萄糖为 5mmol/L。燃料输送为 0.5×18 + 5×6=39 个碳原子，则需要 39 个氧分子才能将其完全氧化成 CO_2。请注意此时燃料 / 氧气比约为 39：9 或约等于 4.3。一个在过去几十年里逐渐显现的事实是，由这种原因导致的乳酸生成比因为氧的缺乏所导致的乳酸生成要更常见得多

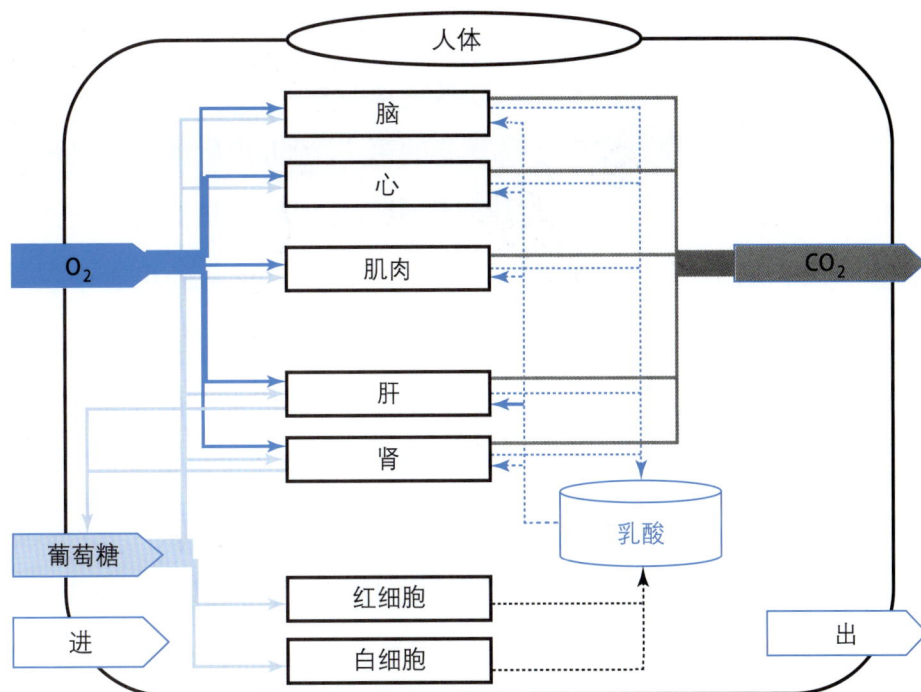

▲ 图 9-4　**机体乳酸循环**

乳酸作为生物体中间代谢产物的作用。哺乳动物所有细胞都具有产生乳酸的能力，大多数细胞具有代谢乳酸的能力，造就了多样化的乳酸循环。具有线粒体的细胞可以摄取循环中的乳酸。请注意，由于红细胞和（许多）白细胞缺乏氧化磷酸化产生 ATP 的途径，它们完全依赖糖酵解。只有肝脏和肾脏可以将乳酸转化为葡萄糖（消耗 6 个 ATP 来进行糖异生），并将产生的葡萄糖释放入循环中。肌肉组织动脉端消耗葡萄糖，静脉端产生乳酸，并通过肝脏转化为葡萄糖重新释放入循环的过程称为 Cori 循环。请注意乳酸是一种真正的中间代谢产物，动物会利用糖类和脂肪来滋养自身并排出二氧化碳，但并不会摄取或排出相应量的乳酸

二、临床实践中的持续性高乳酸血症

鉴于上述葡萄糖和乳酸代谢的重要性，在临床实践中乳酸水平的解读并不像人们所想的那样简单。例如当通过复苏，组织灌注增加时，那些经常与乳酸一起用于监测组织灌注水平的参数可能具有不同的时间常数[20]。如中心静脉血氧饱和度，当氧耗减少或氧供增加时几乎立即有所反应，而乳酸水平的下降则慢得多[2]。虽然传统上认为组织低灌注是高乳酸血症最常见的原因，但越来越多的证据表明，与之相伴随的非缺氧性和非流量依赖性机制可能会影响乳酸恢复的时间进程[21, 22]。这两种情况（流量依赖性与非流量依赖性的高乳酸血症）之间的区别

会严重影响治疗方法的选择[21]。比如说，对非流量依赖性的高乳酸血症持续使用旨在提高DO_2的治疗可能会导致过度输液或强心药物过量带来的不良后果。在Hernandez等[23]最近的一项研究中，在复苏的第一个6h内乳酸较其基础中位值显著下降近30%，而且与之相关联的是其他代谢与外周灌注指标的迅速正常化。然而，乳酸进一步降低的速度非常缓慢，甚至在一组最终存活的患者中仅观察到一半的患者在24h时达到完全正常。因此，乳酸的下降呈现为二阶段式发展的特征：早期快速反应阶段以及随之而来的缓慢恢复趋势，后者可由非流量依赖机制来解释。

最近，高儿茶酚胺血症和应激性肌肉有氧乳酸生成作为持续性高乳酸血症一个非常重要的促成因素受到关注[20, 21]。然而，人们较少关注或研究这种情况下肝脏乳酸清除受损所起的相应作用。实际上，内脏对高乳酸血症的贡献可能继发于低氧性或非低氧性肠道乳酸生成、由低灌注或肝功能不全导致的肝乳酸清除率下降，或二者皆而有之[24-27]。在Hernandez等最近的一项研究中，与乳酸清除率高的患者相比，6h乳酸清除率< 10%的脓毒性休克患者表现为胃黏膜 - 动脉CO_2分压差增加及血浆吲哚菁绿清除率（indocyanine green–plasma disappearance rate，ICG–PDR）下降并达到极端异常值（中位数分别为33mmHg和9.7%），提示至少在某些患者中，尽管全身血流动力学呈现高流量状态，他们仍存在持续性的肝脏低灌注[22]。

当评估乳酸水平的系列变化对治疗的反应时，常使用乳酸清除率。然而，乳酸水平的变化是乳酸生成与实际清除间相互作用的结果。因此，血清乳酸水平的下降既可能是由于生成减少，也可以是清除增加，反之亦然[28]。虽然肝脏在全身乳酸清除中起主要作用[29]，但持续性高乳酸血症仅在严重休克合并肝脏缺血或晚期肝硬化的情况下才与肝乳酸清除能力受损有关[24, 30]。与此观点相反，Levraut等[12]通过给予外源性乳酸输注来模拟乳酸代谢动力学的方式，评估了34例乳酸正常到轻度增高的稳定脓毒症患者全身净乳酸清除率和乳酸产量。他们发现，在给予乳酸负荷后，乳酸水平增高的患者较乳酸水平正常的患者乳酸清除率大约会低50%。此外，Hernandez等发现内毒素性休克会诱导产生非常早期和严重的全身外源性乳酸净清除率损害（达90%），而这与肝脏总体灌注不足或明显的肝生化代谢功能障碍无关[31]。

除此之外，门静脉和肝静脉之间的乳酸浓度差异非常小，这至少提示肝脏代谢能力不足，因而不能处理升高的乳酸负荷。这种代谢功能不全似乎是特异性而非普遍性的，因为肝脏对山梨醇（一种多羟基分子，具有 96% 的肝脏首过代谢率）的清除能力是正常的。乳酸清除能力的显著下降在内毒素注射后很早期就可以观察到（在内毒素注射后平均 80min），并且不能通过全身液体复苏而纠正。综合起来，这两项研究表明乳酸清除受损在脓毒性休克的极早期就会出现，其严重程度依据脓毒症损伤的严重程度而有所不同。同时考虑到 Levraut 研究 [34] 的 34 名患者中有 12 名患者是在脓毒性休克 3 天后才入组的，提示乳酸清除受损随时间的推移持续存在。这两项研究中的肝脏生化指标几乎正常，提示这种选择性代谢异常不易被全身血流动力学监测或通常的肝功能检查所识别。

三、循环功能障碍时乳酸水平正常

某些患者在循环障碍，甚至是严重循环障碍的情况下，还能维持正常乳酸水平的能力也额外提供了有价值的信息。在脓毒性休克期间，肾上腺素能驱动的有氧和缺氧相关的无氧性乳酸生成都可能增加。然而，与发生在运动生理学中的情况相类似 [14]，我们对病理生理状态下乳酸变化的理解在过去 10 年间发生了巨大变化，乳酸在概念上从一个"坏东西"转变为一个"好东西"。乳酸似乎反映了代谢的根本状态，起到了信号预警的作用。如此说来，在肌肉大量释放有氧性乳酸的情况下患者仍能保持正常血乳酸水平反映了一种生理性代偿状态，而这最终与高存活率有关。我们在之前的研究中探讨过这个问题，根据 2001 年共识，共有 302 名诊断为脓毒性休克的患者，他们接受了以灌注为导向的常规治疗策略，他们的数据收录在一个前瞻性的数据库中 [32]。在对数据的回顾性分析中，Hernandez 等发现有 1/3 的患者从未出现乳酸升高，并且表现出非常低的死亡风险（< 8%）、器官功能障碍更少以及对去甲肾上腺素的需求更低。有趣的是，至少出现一次乳酸值增高患者的病死率为 43%，与那些在入组时就出现乳酸高峰的患者相比，出现乳酸峰值延迟的患

者病死率甚至更高（61%）。虽然所有患者都符合 2001 年共识的定义并需要升压药，但那些未出现高乳酸血症的患者表现出的生理模式和临床演变与真实的休克状态并不相符。

在随后的一项纳入 124 例脓毒症休克患者研究中，对复苏期间未出现高乳酸血症患者的临床、血流动力学、组织灌注和微循环特点进行了研究[33]。30% 的患者未出现高乳酸血症，其微循环障碍严重程度较轻，血小板计数亦较高。全身流量参数与是否存在高乳酸血症不相关。这些数据提示了凝血、微循环紊乱和乳酸水平之间的相互关系，并倾向于支持如下观点：在脓毒性休克患者中，那些存在持续性脓毒症诱导低血压却没有高乳酸血症的患者具有其独特的临床和生理学特征。

四、应对高乳酸水平的实用方法

对一个脓毒症患者来说，最重要的是排除由于缺氧而引起的高乳酸血症。同时分析中心静脉血氧饱和度（central venous O_2 saturation，$S_{cv}O_2$）、中心静脉 – 动脉 CO_2 分压差（venous–arterial pCO_2 gradient，$P_{cv-a}CO_2$）和外周灌注可能有所帮助[20]。持续性高乳酸血症同时合并低 $S_{cv}O_2$ 清楚地表明氧供（DO_2）/ 氧耗（VO_2）之间存在失衡，从而提示流量依赖性高乳酸血症。这一发现提示应该立即积极地实施 Rivers 等[34] 所提出的 DO_2/VO_2 优化策略。与之相反，ICU 患者常见的正常乃至超常的 $S_{cv}O_2$ 值不应被解读为组织灌注正常的证据，原因如下：第一，Vallee 等发现有 50% 的经过初始复苏、$S_{cv}O_2$ 已达标的脓毒性休克患者仍存在持续异常的 $P_{cv-a}CO_2$ 值，且与高乳酸血症相关[35]。第二，$S_{cv}O_2$ 在严格意义上属于局部监测。我们已证明在实施紧急插管的脓毒症患者中，采用机械通气和镇静的手段，通过降低局部氧摄取可以使这一参数迅速正常化，但这并不能确保全身组织的缺氧得到纠正[36]。第三，由于严重的微循环紊乱理论上可能会损害组织的氧摄取能力，正常的 DO_2/VO_2 关系亦可能与严重的组织缺氧共存[37]。$P_{cv-a}CO_2$ 增加发生于不同类型的休克中，业已发现 $P_{cv-a}CO_2$ 与心输出量间存在反曲线关系[38]，这凸显了血流量对于

静脉 CO_2 堆积的重要影响。最近有人提出高 $P_{cv-a}CO_2$ 可以识别那些虽然其他指标达标，但仍存在复苏不充分的脓毒症患者，更强化了 $P_{cv-a}CO_2$ 作为全身灌注指标的理念，因为该指标可以追踪血流量变化[35]，甚至可以监测无氧性 CO_2 的产生，进而有助于识别流量依赖性乳酸的变化。此外，分析静脉 – 动脉 CO_2 含量差❶与动脉 – 静脉 O_2 含量差的比值（$C_{v-a}CO_2/D_{a-v}O_2$）可作为呼吸商的替代指标[39]，并可对乳酸水平的升高作出诠释。其比值 > 1.0 可用以识别厌氧性 CO_2 的生成。若存在高乳酸血症，$C_{v-a}CO_2/D_{a-v}O_2$ 升高提示乳酸的来源可能是无氧代谢，而 $C_{v-a}CO_2/D_{a-v}O_2$ 正常则表明乳酸堆积是由于非流量依赖性原因造成的[39]。有趣的是在高乳酸患者中，尽管具有相似的 DO_2 值，在初始复苏 6h 后仍存在高 $C_{v-a}CO_2/D_{a-v}O_2$ 者与那些具备正常 $C_{v-a}CO_2/D_{a-v}O_2$ 的患者相比 VO_2 较低[39]。这表明高 $C_{v-a}CO_2/D_{a-v}O_2$ 结合高乳酸血症可以识别持续存在的 VO_2/DO_2 依赖。

在高乳酸血症的情况下评估外周灌注可以提供额外的生理学信息。外周灌注异常可能是由心输出量低引起的，因此通过有创或无创手段进行补充心功能评估是绝对有必要的。外周灌注异常还提示有必要对前负荷状态进行再次评估，因为持续低血容量触发的肾上腺素能反应会导致外周血管收缩[40]。同时出现外周灌注异常和高乳酸血症提示可能是乳酸来源于流量依赖性机制。

总而言之，乳酸的生理学和病理生理学地位已经被逐步阐明。乳酸代谢的基本原理已众所周知，且现在很清楚的是，高乳酸血症是机体的一种关键代偿反应。我们乐观地认为，在不久的将来，各种内在的机制将会被进一步阐明。与此同时，乳酸也已成为判断危重疾病严重程度的重要而又独一无二的标志物[41]。

---

❶ 请注意，此处的公式不同于前一章，那个公式的分子是 CO_2 分压差，本公式是含量差。而不同于氧分压与氧含量之间的计算公式，CO_2 分压与 CO_2 含量间的换算公式非常复杂，摘录如下，供读者参考（引自参考文献 [39]）：

血液 CO_2 含量 = 血浆 CO_2 含量 ×（1-0.0289×Hb）÷（3.352-0.456×SpO_2）×（8.142-pH）

血浆 CO_2 含量 =2.226× 血浆 CO_2 溶解度 × 血浆 PCO_2 ×（1+10^{pH-pK'}）

血浆 CO_2 溶解度 =0.0307 + [0.000 57×（37- 温度）] + 0.000 02×（37- 温度）^{2}

pK' = 6.086 + 0.042×（7.4-pH）+（38- 温度）× [0.004 72+0.001 39×（7.4 -pH）]

参 考 文 献

[1] Kompanje EJO, Jansen TC, van der Hoven B, et al. The first demonstration of lactic acid in human blood in shock by Johann Joseph Scherer (1814–1869) in January 1843. Intensive Care Med. 2007;33(11):1967–71.

[2] Jansen TC, van Bommel J, Bakker J. Blood lactate monitoring in critically ill patients: a systematic health technology assessment. Crit Care Med. 2009;37(10):2827–39.

[3] Broder G, Weil MH. Excess lactate: an index of reversibility of shock in human patients. Science. 1964;143(3613):1457–9.

[4] Cain SM. Appearance of excess lactate in anesthetized dogs during anemic and hypoxic hypoxia. Am J Phys. 1965;209(3):604–10.

[5] van Genderen ME, Klijn E, Lima A, et al. Microvascular perfusion as a target for fluid resuscitation in experimental circulatory shock. Crit Care Med. 2014;42(2):E96–E105.

[6] Cain SM, Curtis SE. Systemic and regional oxygen uptake and delivery and lactate flux in endotoxic dogs infused with dopexamine. Crit Care Med. 1991;19(12):1552–60.

[7] Bakker J, Vincent J. The oxygen-supply dependency phenomenon is associated with increased blood lactate levels. J Crit Care. 1991;6(3):152–9.

[8] Friedman G, De Backer D, Shahla M, et al. Oxygen supply dependency can characterize septic shock. Intensive Care Med. 1998;24(2):118–23.

[9] Ronco JJ, Fenwick JC, Tweeddale MG, et al. Identification of the critical oxygen delivery for anaerobic metabolism in critically ill septic and nonseptic humans. JAMA. 1993;270(14): 1724–30.

[10] Griffith FR Jr, Lockwood JE, Emery FE. Adrenalin lactacidemia: proportionality with dose. Am J Phys. 1939;127(3):415–21.

[11] Druml W, Grimm G, Laggner AN, et al. Lactic acid kinetics in respiratory alkalosis. Crit Care Med. 1991;19(9):1120–4.

[12] Levraut J, Ciebiera JP, Chave S, et al. Mild hyperlactatemia in stable septic patients is due to impaired lactate clearance rather than overproduction. Am J Respir Crit Care Med. 1998;157(4): 1021–6.

[13] Brooks GA. The lactate shuttle during exercise and recovery. Med Sci Sports Exerc.

1986;18(3):360–8.

[14] Gladden LB. 200th anniversary of lactate research in muscle. Exerc Sport Sci Rev. 2008;36(3):109–15.

[15] Cori CF. Mammalian carbohydrate metabolism. Physiol Rev. 1931;11(2):143–275.

[16] Bakker J, Nijsten MW, Jansen TC. Clinical use of lactate monitoring in critically ill patients. Ann Intensive Care. 2013;3(1):12.

[17] Levy B. Lactate and shock state: the metabolic view. Curr Opin Crit Care. 2006;12(4): 315–21.

[18] Ottens TH, Nijsten MW, Hofland J, et al. Effect of high-dose dexamethasone on perioperative lactate levels and glucose control: a randomized controlled trial. Crit Care. 2015;19:41.

[19] Boysen SR, Bozzetti M, Rose L, et al. Effects of prednisone on blood lactate concentrations in healthy dogs. J Vet Intern Med. 2009;23(5):1123–5.

[20] Jones AE, Shapiro NI, Trzeciak S, et al. Lactate clearance vs central venous oxygen saturation as goals of early sepsis therapy: a randomized clinical trial. JAMA. 2010;303(8): 739–46.

[21] Hernandez G, Bruhn A, Castro R, et al. The holistic view on perfusion monitoring in septic shock. Curr Opin Crit Care. 2012;18(3):280–6.

[22] Hernandez G, Regueira T, Bruhn A, et al. Relationship of systemic, hepatosplanchnic, and microcirculatory perfusion parameters with 6-hour lactate clearance in hyperdynamic septic shock patients: an acute, clinical-physiological, pilot study. Ann Intensive Care. 2012;2(1):44.

[23] Hernandez G, Luengo C, Bruhn A, et al. When to stop septic shock resuscitation: clues from a dynamic perfusion monitoring. Ann Intensive Care. 2014;4:30.

[24] Mizock BA. The hepatosplanchnic area and hyperlactatemia: a tale of two lactates. Crit Care Med. 2001;29(2):447–9.

[25] De Backer D, Creteur J, Silva E, et al. The hepatosplanchnic area is not a common source of lactate in patients with severe sepsis. Crit Care Med. 2001;29(2):256–61.

[26] Brinkmann A, Calzia E, Trager K, et al. Monitoring the hepato-splanchnic region in the critically ill patient. Measurement techniques and clinical relevance. Intensive Care Med. 1998;24(6):542–56.

[27] Dantzker DR. The gastrointestinal tract. The canary of the body? JAMA. 1993;270(10): 1247–8.

[28] Vincent JL. Serial blood lactate levels reflect both lactate production and clearance. Crit

Care Med. 2015;43(6):e209.

[29] Garcia-Alvarez M, Marik P, Bellomo R. Sepsis-associated hyperlactatemia. Crit Care. 2014;18(5):503.

[30] Jeppesen JB, Mortensen C, Bendtsen F, et al. Lactate metabolism in chronic liver disease. Scand J Clin Lab Invest. 2013;73(4):293–9.

[31] Tapia P, Soto D, Bruhn A, et al. Impairment of exogenous lactate clearance in experimental hyperdynamic septic shock is not related to total liver hypoperfusion. Crit Care. 2015;19(1):188.

[32] Hernandez G, Castro R, Romero C, et al. Persistent sepsis-induced hypotension without hyperlactatemia: Is it really septic shock? J Crit Care. 2011;26(4):435.e439–14.

[33] Hernandez G, Bruhn A, Castro R, et al. Persistent sepsis-induced hypotension without hyperlactatemia: a distinct clinical and physiological profile within the spectrum of septic shock. Crit Care Res Pract. 2012;2012:536852.

[34] Rivers E, Nguyen B, Havstad S, et al. Early goal-directed therapy in the treatment of severe sepsis and septic shock. N Engl J Med. 2001;345(19):1368–77.

[35] Vallee F, Vallet B, Mathe O, et al. Central venous-to-arterial carbon dioxide difference: an additional target for goal-directed therapy in septic shock? Intensive Care Med. 2008;34(12): 2218–25.

[36] Hernandez G, Pena H, Cornejo R, et al. Impact of emergency intubation on central venous oxygen saturation in critically ill patients: a multicenter observational study. Crit Care. 2009;13(3):R63.

[37] Ince C. The microcirculation is the motor of sepsis. Crit Care. 2005;9(Suppl 4):S13–9.

[38] Bakker J, Vincent JL, Gris P, et al. Veno-arterial carbon dioxide gradient in human septic shock. Chest. 1992;101(2):509–15.

[39] Ospina-Tascon GA, Umana M, Bermudez W, et al. Combination of arterial lactate levels and venous-arterial CO_2 to arterial-venous O_2 content difference ratio as markers of resuscitation in patients with septic shock. Intensive Care Med. 2015;41(5):796–805.

[40] Hernandez G, Pedreros C, Veas E, et al. Evolution of peripheral vs metabolic perfusion parameters during septic shock resuscitation. A clinical-physiologic study. J Crit Care. 2012;27(3):283–8.

[41] Vincent JL, Quintairos ESA, Couto L Jr, et al. The value of blood lactate kinetics in critically ill patients: a systematic review. Crit Care. 2016;20(1):257.

第四部分

局部组织灌注测量

Measuring Tissue Perfusion:
Regional Assessment

10

Clinical Assessment
临床评估

Roberto Rabello Filho，Thiago Domingos Corrêa　**著**

张晓光　**译**

陈　晗　**校**

当发生循环衰竭时，氧供的减少以及血流的重新分布会导致组织灌注不足[1]。重要器官如脑、心脏和肾脏能在低血压状态下，通过血管调节功能维持血流量，而皮肤血液循环则会丧失自动调节功能[1]。

监测外周灌注的生理学原理是基于以下概念：低动脉血压触发交感性神经体液反应，主要作用于外周组织，导致灌注减少，进而导致皮肤温度降低[2, 3]。因此，床旁监测组织灌注的临床参数，有助于评估疾病早期的休克状态所引发的代偿机制[4]。

将皮肤的临床参数同休克进行关联的尝试并非近年才开始。1969 年，Joly 和 Weil 就发现足趾冰冷可作为一个易获得的判断休克严重程度的参数[5]。他们还观察到心输出量（cardiac output，CO）和足趾温度之间存在着显著关联[5]。如今，这么多年过去了，在急性休克时外周灌注的主观评估仍存在争议，尤其是从皮肤获得的参数用于识别预后不良的高危重症患者时[6-8]。

Thompson 等研究了 373 名脑膜炎球菌性疾病的儿童和青少年在住院前的临床表现时间进程[6]。作者发现出血性皮疹、脑膜炎和意识损害等表现出现较晚（中位时间为 13 ～ 22h），而超过 2/3 的患者出现早期外周低灌注症状（腿痛、手脚冰凉、皮肤颜色异常）的中位时间是 8h[6]。

为了确定体格检查是否能准确追踪灌注不足，Kaplan 等根据四肢皮肤温度将患者分为末梢温暖和末梢冰凉两组[7]。作者发现两组在宏观血流动力学参数如心率、收缩压、舒张压和肺动脉楔压等方面没有差异[7]。然而，在四肢冰凉患者那组中，CO、血 pH 和混合静脉血氧饱和度（mixed venous oxygen saturation，SvO_2）较低，而血乳酸水平较高[7]。作者证明，尽管宏观血流动力学参数正常，仍可能发生灌注不足[7]。

此外，对周围灌注的主观评估也可以提供重要的预后信息[8]。Hasdai 等的研究表明，从体格检查中获得的参数——如冰冷潮湿的皮肤——是 30 天死亡率的独立预测指标[8]。最近的一项前瞻性观察研究表明，组织灌注的临床评估可以鉴别出器官功能障碍较严重的患者，表现为外周灌注异常患者的序贯器官衰竭评分（sequential organ failure assessment score，SOFA 评分）较高[4]。

在本章中，我们将简要回顾外周循环临床评估的作用，并呈现了支持床旁应用毛细血管再充盈时间、外周温度和温度梯度，以及皮肤花斑的证据。

一、毛细血管再充盈时间

毛细血管再充盈时间（capillary refill time，CRT）是一种评估危重患者循环状态快速、可重复且无创的方法[9]。Beecher 在 1947 年首次在文献中提到 CRT 测量，提出将此作为一个休克评估的参数[10]。CRT 的测量方法是对示指末节施加 15s 的固定压力[1]。之后须使用计时设备来记录手指恢复正常颜色的时间[1, 4]。

CRT 会随着年龄、性别和温度变化[11]。比如说，如果将恢复时间的上限定为 2s，儿童和成年男性志愿者的假阳性率为 4.0%，成年女性志愿者为 13.7%，而老年志愿者为 29.0%[11]。因此，建议成年女性的正常值上限应为 2.9s，而老年人的正常值上限则为 4.5s[11]。

为了正确测量 CRT，方法学上需要认识到以下几点：①肢体选择很重要，因为相比上肢，下肢的 CRT 可能更长[12]；②环境光线应足够明亮；③肢体位置应高于心脏，以避免静脉再灌注[13]；④环境温度低会延长 CRT[14]。

有许多研究评估过 CRT 与血流动力学参数之间的相关性[9-15]。Bailey 等评估了心脏手术后即刻的外周灌注指标（CRT、足动脉搏动和足趾或手指同核心温度的梯度）与热稀释法心指数（cardiac index，CI）和体循环血管阻力间的关系[15]。他们发现在进入 ICU 的第一个 8h 内，CRT 和全身血流动力学之间并不存在显著关联[15]。

而在儿科患者中，CRT 同其他临床或实验室灌注参数间存在更强的相关性[9, 16]。研究发现，CRT 延长预示着脱水、每搏输出量下降和血乳酸水平升高[9, 16]。

这些发现引发了对 CRT 作为循环状态和外周灌注诊断指标有效性的质疑，尤其是在成人中，主要是因为全身血流动力学之外的其他因素，包括正常的热调节反应，都可能会影响外周血管[17]。然而，CRT 与较差的临床预后间的相关性很重要，不应被忽视。仍应鼓励开展评价联合运用 CRT 和血清组织灌注监测工具的新研究。

二、外周温度和温度梯度

影响外周皮肤循环的因素有两个：①毛细血管血流；②动静脉分流（主要受温度调节）[18]。皮肤表面温度梯度与毛细血管血流相关性较好，而手指总血流量可能受到体温调节变化的影响[18]。

自从 Ibsen[19] 和 Joly[5] 研究了足趾温度作为休克的参数，体温梯度就开始用作测量外周灌注的方法。温度测量客观、不会带来不适，且成本低廉。因此，将其用于常规监测的潜在价值特别有吸引力[5]。

1967 年 Ibsen 发表了第一项涉及温度梯度的研究，评估了 150 例不同类型休克患者应用血管舒张剂前后直肠和皮肤温度的差异[19]。研究观察到，在应用血管舒张剂后温度梯度明显降低，并为一系列新的研究打开了大门[19]。

两年后，在 Joly 和 Weil 的研究中，用标准热敏电阻探头在五个部位测量了外周温度：中指远节指腹、踇趾、上肢三角肌区、大腿外侧和直肠，研究了皮肤温度的定量变化是否可作为存在休克及休克严重程度的可靠指标[5]。作者发现在 44 例患者中有 42 例（95%），当足趾温度下降到低于 27℃时，CI 低于 2L/(min·m²) 的临界值；而在所有病例中，当足趾温度超过 29.2℃时，CI 都超过了 2L/(min·m²)[5]。

此外，作者确认了 CI 与足趾温度高度相关（$r = 0.71$；$P < 0.01$），并且在校正了环境温度的差异后，相关系数进一步提高（$r = 0.73$；$P < 0.01$）[5]。

Ruiz 等研究了 34 例心肌梗死、菌血症❶或低血容量相关的休克患者在应用多巴胺治疗前后足趾温度的变化[20]。足趾温度升高与 CO 升高相关，多巴胺治疗期间动脉血乳酸降低及足趾温度升高是很好的良好转归预测指标[20]。

在环境温度恒定时，皮肤温度的变化反映了皮肤血流的变化[21]。外周皮肤温度可以用置于跗趾腹侧面的温度探头测量，指尖温度则可用放置在手指腹侧的温度探头测量[1]。由于环境温度恒定，在血管收缩过程中，外周 – 环境温度梯度（temperature gradients peripheral–to–ambient，dTp–a）降低，核心 – 外周温度梯度（temperature gradients central–to–peripheral，dTc–p）升高[22]。血流动力学稳定患者的温度梯度为 3 ～ 7℃[23]。

前臂 – 指尖皮肤温度梯度（forearm–to–fingertip skin–temperature gradient，Tskin–diff）也被用作外周循环的指标，用于识别体温调节性血管收缩的开始[24, 25]。Tskin–diff 概念基于以下假设，即所选择的参考温度皮肤位点暴露于与指尖相同的环境温度下[24, 25]。动物实验发现用于识别严重血管收缩的 Tskin–diff 截断值为 4℃[24, 25]。

有相当多的研究检验了上述温度梯度与全身血流动力学变量之间的相关性[7, 26]。Kaplan 等对成年 ICU 患者的末梢皮肤温度（通过主观体格检查评估）和血流动力学低灌注指标进行了比较[7]。研究发现外周冰凉的表现与心输出量低、血乳酸水平高之间存在相关性，是组织缺氧更严重的标志[7]。

Henning 等研究了 71 名因急性心肌梗死、原发性菌血症或低血容量所致循环衰竭的危重患者跗趾腹侧与环境温度的温度梯度[26]。在每组患者中，dTp–a 都是比动脉血压或 CI 更好的生存预测指标[26]。而且在 12h 的治疗过程中，死亡患者中可观察到典型的小于 3℃的温度梯度[26]。

Vincent 等[27] 评估了 dTp–a 用于评估心源性休克外周灌注的价值，发现低 CI 与 dTp–a 下降、低于 5℃相关。而且在患者恢复过程中，dTp–a 的增加比皮肤氧分

---

❶　菌血症（bacteremia）的概念现已被脓毒症（sepsis）取代，但原始研究开展于 20 世纪 70 年代，原始文献及本章作者都使用了 "bacteremia" 一词，此处亦遵照原著译为 "菌血症"。后文中参考文献 [26] 的情况也是如此。

压的增加更早发生[27]。

综上所述，应用温度梯度对外周灌注进行临床评估，除了作为危重患者重要的预后指标外，其与大循环变量，尤其是 CI 相关的价值已经得到了很好的阐述。上述温度梯度很容易获得，并可作为对不同休克类型的重症患者进行血流动力学监测的额外工具。

三、皮肤花斑

1941 年，Ebert 等描述了严重感染出现循环衰竭的患者，其特征不仅是动脉压的明显下降，还有外周血流量的减少，表现为"苍白且冰凉的末梢"[28]。随后，在对 100 例脓毒性休克患者的分析中，皮肤湿冷的患者往往伴随着更差的预后[29]。

皮肤花斑是危重患者常见且易于评估的一个临床体征，其定义为由于皮肤灌注不足，皮肤由红向紫的变色过程，通常从膝盖周围开始[30]。

从病理生理学来说，皮肤花斑是在去甲肾上腺素受体密度高的小血管中，由化学介质作用形成的，主要位于膝盖、耳和手指等处[31]。在出现花斑的区域，近红外光谱显示组织氧饱和度降低，提示局部灌注不足[32]。

皮肤花斑评分（skin mottling score，SMS）用于量化腿部花斑的程度[30]。根据从膝盖到外周花斑区域的大小，分数范围为 0 ～ 5 分[30]。0 分代表没有花斑；1 分代表膝盖中心位置皮肤存在小范围的花斑；2 分代表皮肤花斑范围不超过膝盖骨的上缘；3 分代表皮肤花斑范围不超过大腿中部；4 分代表皮肤花斑范围不超过腹股沟皱褶处；5 分代表皮肤花斑非常严重，其范围超出腹股沟皱褶处[30]。

在 SMS 的开发过程中，有两项研究报告了因脓毒性休克住院的患者中，膝盖出现皮肤花斑的发生率[30, 32]。在这两项研究中，有 46 名患者出现了皮肤花斑，发生率达 70%[30, 32]。

在不同的严重疾病患者人群中，有众多研究对把这一征象作为预后因素进行了评估[30, 33, 34]。一项针对脓毒性休克患者的前瞻观察性研究发现，SMS 在不同观察者间具有极好的一致性，且高动脉乳酸和高 SMS 与 14 天死亡率密切相关[30]。最近，另一项研究分析了 SMS 作为 ICU 病房脓毒症患者 28 天死亡预测因子的作用，结果显示，SMS 越高的患者死亡时间越短[33]。

Coudroy 等对 791 名危重患者进行了评估，旨在分析 ICU 中皮肤花斑的总体发生率及其对死亡率的影响，但没有使用 SMS[34]。他们发现，没有花斑的患者死亡率为 8%，皮肤短时间花斑的患者死亡率为 30%，皮肤花斑症状持续存在（无逆转）的患者死亡率为 40%[34]。此外，在整个研究人群中，膝部皮肤花斑与 ICU 死亡率独立相关，而与简化急性生理学评分 Ⅱ（Simplified Acute Physiology Score，SAPS Ⅱ）无关[34]。

我们可以得出这样的结论：皮肤花斑是一个无创且易于评估的临床体征，在 ICU 患者中经常出现，可预测不良预后，且独立于全身血流动力学参数和 ICU 病情严重评分。

四、结论

微循环异常已被确认为器官功能障碍及预后不良的主要原因[27, 35]，而全身血流动力学参数则不然[36]。因此，了解床旁可用于评估微循环和器官灌注的各种不同指标非常重要。有一些简单、无创、低成本的工具可用于临床评估外周灌注，它们常被忽视，却可以预测 ICU 患者的不良预后。

参 考 文 献

[1] Lima A, Bakker J. Noninvasive monitoring of peripheral perfusion. Intensive Care Med. 2005;31:1316–26.

[2] Miyagatani Y, Yukioka T, Ohta S, et al. Vascular tone in patients with hemorrhagic shock. J Trauma. 1999;47:282–7.

[3] Ikossi DG, Knudson MM, Morabito DJ, et al. Continuous muscle tissue oxygenation in critically injured patients: a prospective observational study. J Trauma. 2006;61:780–8.

[4] Alexandre Lima; Tim C. Jansen; Jasper van Bommel, ; Can Ince, Bakker J. The prognostic value of the subjective assessment of peripheral perfusion in critically ill patients. Crit Care Med 2009 Vol. 37, (3):934–938.

[5] Joly HR, Weil MH. Temperature of the great toe as an indication of the severity of shock. Circulation. 1969;39:131–8.

[6] Thompson MJ, Ninis N, Perera R, et al. Clinical recognition of meningococcal disease in children and adolescents. Lancet. 2006;367:397–403.

[7] Kaplan LJ, McPartland K, Santora TA, et al. Start with a subjective assessment of skin temperature to identify hypoperfusion in intensive care unit patients. J Trauma. 2001;50:620–7.

[8] Hasdai D, Holmes DR Jr, Califf RM, et al. Cardiogenic shock complicating acute myocardial infarction: predictors of death. GUSTO investigators. Global utilization of streptokinase and tissue-plasminogen activator for occluded coronary arteries. Am Heart J. 1999;138: 21–31.

[9] Tibby SM, Hatherill M, Murdoch IA. Capillary refill and core-peripheral temperature gap as indicators of haemodynamic status in paediatric intensive care patients. Arch Dis Child. 1999;80:163–6.

[10] Beecher HK, Simeone FA, Burnett CH. The internal state of the severely wounded man on entry to the most forward hospital. Surgery. 1947;22:672–81.

[11] Schriger DL, Baraff L. Defining normal capillary refill: variation with age, sex, and temperature. Ann Emerg Med. 1988;17:932–5.

[12] Saavedra JM, Harris GD, Li S, Finberg L. Capillary refilling (skin turgor) in the assessment of dehydration. Am J Dis Child. 1991;145:296–8.

[13] Advanced Life Support Group. Advanced paediatric life support: the practical approach. 1st ed. London: BMJ Publishing Group; 1993. p. 76.

[14] Gorelick MH, Shaw KN, Baker MD. Effect of ambient temperature on capillary refill in healthy children. Pediatrics. 1993;92:699–702.

[15] Bailey JM, Levy JH, Kopel MA, et al. Relationship between clinical evaluation of peripheral

perfusion and global hemodynamics in adults after cardiac surgery. Crit Care Med. 1990;18: 1353–6.

[16] Steiner MJ, DeWalt DA, Byerley JS. Is this child dehydrated? JAMA. 2004;291: 2746–54.

[17] McGee S, Abernethy WB III, Simel DL. Is this patient hypovolemic? JAMA. 1999;281:1022–9.

[18] Rubinstein EH, Sessler DI. Skinsurface temperature gradients correlate with fingertip blood flow in humans. Anesthesiology. 1990;73:541–5.

[19] Ibsen B. Treatment of shock with vasodilators measuring temperature of the great toe: ten years experience in 150 cases. Dis Chest. 1967;52:425–9.

[20] Ruiz CE, Weil MH, Carlson RW. Treatment of circulatory shock with dopamine. Studies on survival. JAMA. 1979;242:165–8.

[21] Guyton AC. Body temperature, temperature regulation, and fever. In: Guyton AC, Hall JE, editors. Textbook of medical physiology. Philadelphia: Saunders; 1996. p. 911–22.

[22] Ross BA, Brock L, Aynsley-Green A. Observations on central and peripheral temperatures in the understanding and management of shock. Br J Surg. 1969;56:877–82.

[23] Curley FJ, Smyrnios NA. Routine monitoring of critically ill patients. In: Irwin RS, Cerra FB, Rippe JM, editors. Intensive care medicine. New York: Lippincott Williams & Wilkins; 2003. p. 250–70.

[24] Sessler DI. Skin-temperature gradients are a validated measure of fingertip perfusion. Eur J Appl Physiol. 2003;89:401–2.

[25] House JR, Tipton MJ. Using skin temperature gradients or skin heat flux measurements to determine thresholds of vasoconstriction and vasodilatation. Eur J Appl Physiol. 2002;88: 141–5.

[26] Henning RJ, Wiener F, Valdes S, Weil MH. Measurement of toe temperature for assessing the severity of acute circulatory failure. Surg Gynecol Obstet. 1979;149:1–7.

[27] Vincent JL, Moraine JJ, van der LP. Toe temperature versus transcutaneous oxygen tension monitoring during acute circulatory failure. Intensive Care Med. 1988;14:64–8.

[28] Ebert RV, Stead EA. Circulatory failure in acute infections. J Clin Invest. 1941;20: 671–9.

[29] Altemeier WA, Cole W. Septic shock. Ann Surg. 1956;143:600–7.

[30] Ait-Oufella H, Lemoinne S, Boelle PY, Galbois A, Baudel JL, Lemant J, Joffre J, Margetis

D, Guidet B, Maury E, Offenstadt G. Mottling score predicts survival in septic shock. Intensive Care Med. 2011;37:801–7.

[31] Duval A, Pouchot J. Livedo: from pathophysiology to diagnosis. Rev Med Interne. 2008;29:380–92.

[32] Ait-Oufella H, Joffre J, Boelle PY, Galbois A, Bourcier S, Baudel JL, Margetis D, Alves M, Offenstadt G, Guidet B, Maury E. Knee area tissue oxygen saturation is predictive of 14-day mortality in septic shock. Intensive Care Med. 2012;38:976–83.

[33] de Moura EB, Amorim FF, da Cruz Santana NA, et al. Skin mottling score as a predictor of 28-day mortality in patients with septic shock. Intensive Care Med. 2016;42(3): 479–80.

[34] Coudroy R, Jamet A, Frat JP, Veinstein A, Chatellier D, Goudet V, Cabasson S, Thille AW, Robert R. Incidence and impact of skin mottling over the knee and its duration on outcome in critically ill patients. Intensive Care Med. 2015;41:452–9.

[35] Ince C. The microcirculation is the motor of sepsis. Crit Care. 2005;9(Suppl 4):S13–9.

[36] De Backer D, Creteur J, Dubois MJ, Sakr Y, Vincent JL. Microvascular alterations in patients with acute severe heart failure and cardiogenic shock. Am Heart J. 2004; 147:91–9.

Optical Monitoring
光学监测技术

11

Alexandre Augusto Pinto Lima，Daniel De Backer　著

陈　晗　译

于荣国　校

光学监测技术将不同波长的光直接作用于组织，并利用组织的散射特性来评估其不同状态[1]。光的应用包含两种方式：第一种方法是根据组织对光的吸收能力来评估组织的氧合状态，或实现红细胞的可视化。临床中常用的包括近红外光谱成像、脉搏氧饱和度仪的体积描记信号——用于床旁监测组织氧合情况，以及用于直接显示舌下微循环状态的显微观测系统等。第二种方法利用了运动中的细胞对其反射光波长产生的影响（多普勒效应）。激光多普勒就是利用该原理来评价微血管的灌注。

在生理浓度下，吸收大部分光的分子是血红蛋白、肌红蛋白、细胞色素、黑色素、胡萝卜素和胆红素。利用简单的光学方法就可以在保持组织完整性的情况下对这些物质进行定量测量。由于血红蛋白含量远多于其他物质，绝大部分光的吸收都与血红蛋白及所谓的"组织氧合"（事实上是组织微血管的氧合）有关。组织微血管氧合的评价依据的是氧合血红蛋白（HbO_2）与脱氧血红蛋白（Hb）的特定吸收光谱。本章讨论内容包括近红外光谱、脉搏氧饱和度仪的体积描记信号和激光多普勒流量计。有关可视化舌下微循环监测技术的介绍详见第6章。

一、近红外光谱成像

近红外辐射由波长接近可见光的电磁波所组成，于 1800 年由 William Herschel 首次描述 [2]。直到 1968 年农业工程师 Karl Norris 才用光谱仪描绘了近红外光谱 [3]。1977 年 Frans F. Jobsis 展示了利用近红外光谱成像（near-infrared spectroscopy, NIRS）进行无创组织氧合监测，同时他也是利用 NIRS 技术评估细胞氧合和代谢先驱者 [4]。他的开创性工作开辟了一个全新的领域——利用 NIRS 在健康人和患者中监测组织氧合 [5-7]。NIRS 传感器置于体表，使用经校准的特定波长近红外光照射位于传感器下方的组织。

（一）技术注意事项

关于 NIRS 物理学基础的详细描述可以参考该领域的相关文献 [8, 9]。简而言之，NIRS 分析的基础在于使用不同波长的近红外光。通过分析不同波长近红外光的吸收和发散特征，可定性和定量地评估生物组织的成分。当光到达组织后，其后续传播路径取决于反射、散射和吸收。其中反射只取决于光入射的角度，而散射和吸收则取决于光的波长。波长较长的光在组织中散射较少，因为红外光波长更长，故更易于传播。光的吸收则取决于组织的分子性质。可见光（波长 < 700nm）可被血红蛋白和肌红蛋白完全吸收。此外，可见光还是高度散射的，限制了其组织穿透力。近红外光（波长介于 700 ~ 1300nm）具有优异的组织穿透能力，可以穿透皮肤到达皮下组织、深层的肌肉或其他任何组织。光接收器通常与发射器平行，因此从发射器发出的光束并非呈直线传播至接收器，其通过组织的路径（称为"光学路径长度"，optical path length 或缩写为 PF）呈曲线（"香蕉形"），其路程长于发射器与接收器的间距。光学路径长度对 NIRS 的定量测量至关重要，对于一台 NIRS 设备，该参数是其算法的主要参数之一。近红外光穿透量主要取决于红外光通过组织的光学路径。大多数传感器的 D 值介于 2.5 ~ 3cm 之间，从而具备 2.0 ~ 2.5cm 深的组织穿透能力（图 11-1）。这样近红外光能够穿过皮肤、皮下组织、肌肉和骨骼。基

于此，使用 NIRS 最易评估的组织是脑和肌肉组织。

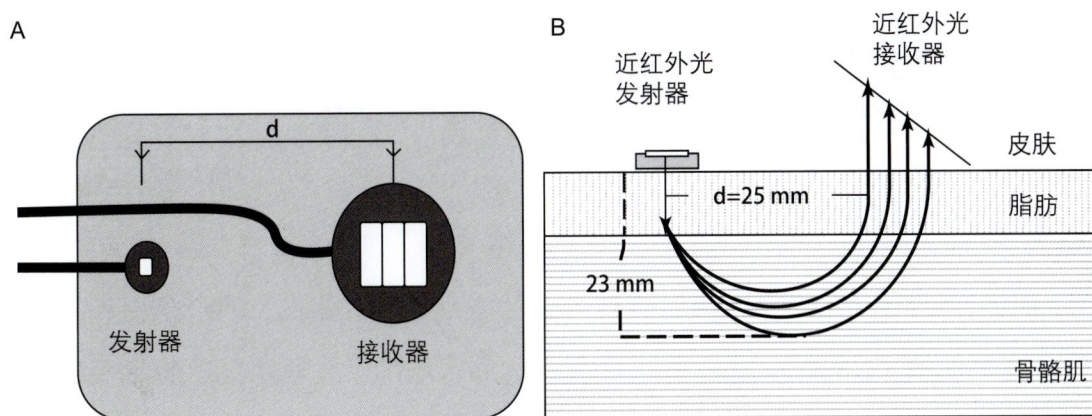

▲ 图 11-1　**NIRS 探头尖端示意图**

A. 发射和接收探头间距（d）为 25mm，接收到的信号中约 95% 来自于穿透 23mm 深处组织的近红外光；B. 光的路径呈曲线（香蕉形）

（二）方法学注意事项

由于 NIRS 信号量化困难，促成了不同测量方法的发展。目前，近红外分光光度计具有各自不同的复杂性、适用性、算法和波长。通常认为至少需要 4 种不同的近红外光波长来区分不同组织发色团的吸收谱。市售的 NIRS 设备中普遍采用连续波（continuous wave，CW）光谱仪。但这些仪器无法定量提供这些发色团浓度的绝对值，而是测定浓度相对于基线值的变化，从而反映组织氧合的变化。其局限性源于对准确获得各波长光的 PF 值，以及准确估计组织光散射的要求。相位调制或空间分辨光谱采用不同于 CW 的算法，可获取组织吸收系数，从而具备计算组织发色团绝对浓度的能力。此类设备还采用了多通道 NIRS 技术，即在同一个探头内具有多个可探测不同深度的传感器，可以对更大范围内的组织进行测量。虽然这些设备能够定量测量组织发色团浓度，还几乎没有研究对当前使用的不同测量方法进行比较。由于这些光谱仪使用了不同的算法，它们的量化结果也会有所不同，临床上直接比较不同设备得到的结果也因而变得更加困难[10]。

由于设计的目的是供床旁使用，有些制造商已经开发出了采用更简单的算法、更易操作的设备。虽然这些设备不能提供组织发色团的绝对浓度，其连续测量组织氧饱和度和其他变量的功能使床旁连续评估组织氧合成为可能。从技术层面而言，NIRS 的光谱仪由光检测微处理器和显示器构成。设备通过光纤连接光源，光源连接到光学探头。探头的光发射器与接收器间的距离为 12 ～ 25mm 不等，采集到的光学信号通过光学转换器导出，并以图形方式显示在显示器上。

（三）NIRS 测量的参数

与组织氧合相关的分子中吸收近红外光的主要是血红蛋白、肌红蛋白和线粒体细胞色素氧化酶（$Citaa_3$）。这三种组分在近红外区域的吸收峰不同，脱氧血红蛋白（Hb）和氧合血红蛋白（HbO_2）的吸收峰分别为 760nm 和 920nm（图 11-2）。虽然 Hb 和 HbO_2 都对可见光（500 ～ 600nm）具有更强的吸收能力，但该波长的光无法充分穿透组织。$Citaa_3$ 是线粒体内膜上电子传递链的最终受体，也是细胞有氧代谢的终点。它对近红外光的吸收峰介于 800 ～ 865nm 之间。在低氧血症时，$Citaa_3$ 处于还原状态，其对红外光的吸收特征将发生变化。

NIRS 测量的参数可通过直接或间接的计算得出（表 11-1）。使用的设备决定了能获得哪些直接测量指标，例如，使用相位调制或空间分辨光谱仪能够获得 HbO_2

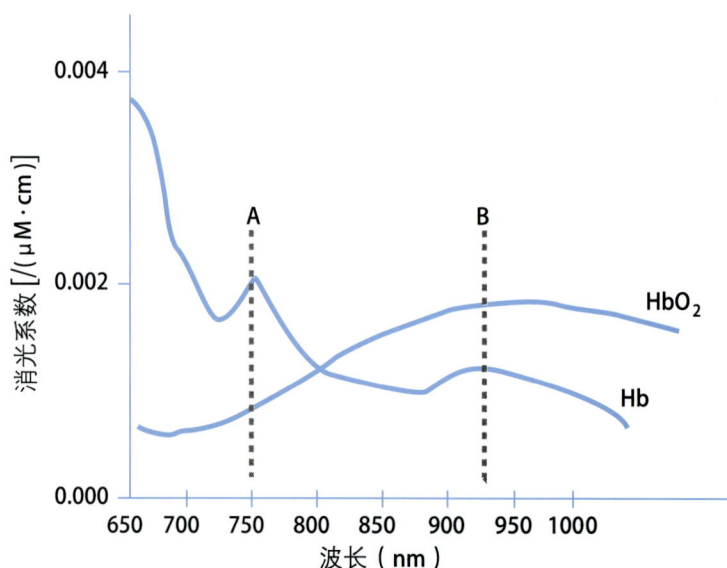

▲ 图 11-2　**氧合血红蛋白（HbO_2）和脱氧血红蛋白（Hb）的近红外吸收光谱**
图中虚线分别代表了 Hb（A）和 HbO_2（B）的吸收峰值 [79]

和 Hb 浓度的绝对值。大多数 NIRS 设备能够提供物质浓度相对于其基线值的变化情况，其单位为任意单位❶。此外还能提供与临床最有关系的直接测量指标——组织氧饱和度。间接指标的测量通常是通过一些生理干预来改变评估区域的循环状态，最常用的方法是阻断动脉，有时还会在此基础上进行静脉的阻断[5, 11]。该方法能够提供有关血流量和局部耗氧量的一定信息。

表 11-1　NIRS 直接测量的参数

参　数	单　位	形　式	获得参数所需的生理干预
外周组织氧饱和度（StO₂）	%	直接	无
ΔHbO₂ 和 ΔHb	任意单位，μM	直接（使用 PMS 或 SRS）或间接	AO，VO
Citaa₃	μM	直接	无
外周氧消耗	mlO₂/（min·100g）	间接	AO，VO
外周血流	mlO₂/（min·100g）	间接	VO
去氧合速率	%/min	直接	AO
再氧合速率	%/min	直接	AO

PMS. 相位调制光谱仪（phase modulation spectroscopy）；SRS. 空间分辨光谱仪（spatially resolved spectroscopy）；AO. 动脉阻断；VO. 静脉阻断

1. 组织肌肉氧饱和度（S_tO_2）

根据 Hb 和 HbO_2 的浓度比，NIRS 能够计算组织氧饱和度（tissue oxygen saturation，S_tO_2），有时也表示为组织氧合指数。S_tO_2 定义为一种功能性的饱和度百分比，计算公式为 $[HbO_2/（HbO_2+Hb）]×100\%$。S_tO_2 是光谱仪测量区域组织血液氧饱和度的度量。根据组织的血液分布，小动脉、毛细血管和静脉血成分对 NIRS 信号的贡献大小分别约为 10%、20% 和 70%。因此正常情况下，静息状态的 S_tO_2 值主要反映静脉成分的情况，但不同成分对 S_tO_2 的贡献大小受诸多因素的影响。在低血容量时，由于静脉明显收缩以使血液重新分布至循环池，静脉有效循环容量的减少多于动脉。此时相对于静脉成分，动脉成分对 S_tO_2 的贡献增加，因而即使心输出量、组织灌注和静脉血氧饱和度降低，S_tO_2 仍可以在相当长的一段时间内保持不变。反之，在存在静脉淤血的低心排状态下（心源性休克和梗阻性休克），由于小动脉收缩、严重的静脉去饱和以及静脉瘀滞的共同作用，S_tO_2 可迅速下降。脓毒症由于微血管分流的存在，S_tO_2 受各成分构成比的影响最小。此时它反映的是相对大的一片组织的平均

❶ 任意单位（arbitrary unit），用于比较在类似环境下执行的多个测量。测量值和参考值之间的比值是无量纲的数，故与实际使用的物理量单位无关。任意单位通常用于生理学等领域，以表示物质浓度，或用于光谱学来表达光谱强度。

饱和度，因此无法发现局部的缺氧[12]。基于上述原因，许多研究均提示在除了低心排的情况下，NIRS 得到的 S_tO_2 与实际静脉血氧饱和度没有相关性[13-17]。S_tO_2 另一方面的应用是评估外周组织灌注与局部代谢需求的平衡。运动时由于毛细血管动员和血流再分布，不同类型血管内的血液比例可发生改变。尽管不能具体确定静脉、动脉和毛细血管成分对 S_tO_2 的贡献大小，研究表明 S_tO_2 仍是评价氧供需平衡极好的指标[18]。

2. 肌肉耗氧量与局部血流

动脉和静脉阻断可用于估计肌肉耗氧量。通过阻断静脉和动脉，根据 HbO_2 和 Hb 的变化速率，NIRS 技术可以测量肌肉的氧消耗（muscle oxygen consumption, mVO_2）和局部血流量（blood flow, BF）。在静脉阻断法中，对传统袖带逐步加压，并在多个不同的压力水平进行测量，直至 50mmHg。选择一个能够阻断静脉血流而不影响动脉灌注的袖带压水平，由此造成静脉血容量和压力增加。NIRS 可感知 HbO_2、Hb 和总血红蛋白的升高来反映这一变化[19]。BF 的测量通过静脉阻断法实现：由于动脉血流存在而静脉回流受阻，肢体远端的血容量逐渐增加。根据 BF 和总血红蛋白（等于 HbO_2 + Hb）间的线性函数关系，即可以计算得出 BF 水平。HbO_2 和 Hb 绝对浓度的变化值（ΔHbO_2、ΔHb）单位为 μM/s，结合实验室检测的血红蛋白水平，可将 BF 的单位换算为 ml/(min·100g)。只有具备定量测量 HbO_2 和 Hb 浓度能力的 NIRS 设备才能进行上述测量，之后利用测得的流量和阻断前后 S_tO_2 的差值，就能够计算出肌肉的氧消耗。

动脉阻断法则简单得多，能够估计肌肉的氧消耗值和微血管反应性，但不能提供血流量的绝对值。应用动脉阻断法时，袖带的压力为高于收缩压约 30mmHg，从而阻断动静脉血流。由于总血红蛋白水平不变，通过 NIRS 监测 HbO_2 下降和 Hb 升高的程度，可以监测到局部可供消耗氧的耗竭。对于静脉阻断法，mVO_2 是根据 Hb 增加率计算的，理由是当静脉血流中断时，Hb 的增加主要是由于 HbO_2 转化为 Hb，从而反映 mVO_2。应用动脉阻断法计算 mVO_2 基于与静脉阻断法相同的原理，不同的是同时阻断动静脉血流造成局部恒定的血液容量，此时 HbO_2 水平下降是 mVO_2 的直接结果，即 HbO_2 中结合的氧被置换了出来（图 11-3）。HbO_2 和 Hb 绝对浓度

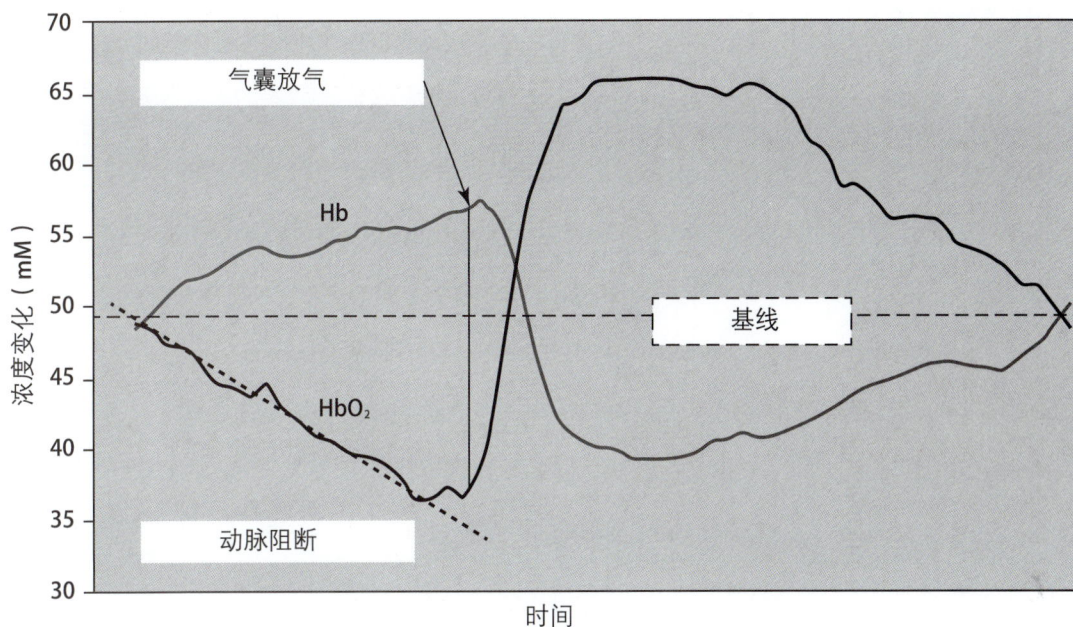

▲ 图 11-3 应用动脉阻断法进行 NIRS 的定量测量

松开袖带后，血容量迅速增加，造成 HbO_2 升高和 Hb 的快速洗出，伴有充血反应。根据 HbO_2 下降的速率（图中所示虚线的斜率）可以计算氧消耗

的变化值（ΔHbO_2、ΔHb）单位为 $\mu M/s$，根据氧与血红蛋白的分子比例关系（1 分子 HbO_2 结合 4 分子氧）和血红蛋白的分子量，可以间接计算出 mVO_2，并将单位换算为 $mlO_2/(min\cdot100g)$。松开阻断并计算 HbO_2 上升的斜率是反映微血管反应性很好的指标（见下文）。

3. S_tO_2 去氧合速率

还有另一种方法，可使用不提供浓度绝对值的设备来评估 mVO_2。该方法评估在缺血期间（通常为 3min 的动脉阻断）S_tO_2 的下降速率，以 %/min 为单位，称为 S_tO_2 变异率（图 11-4）。该参数才刚刚开始在重症医学领域使用，尚缺乏合理性评估。一般认为，在动脉阻断过程中，S_tO_2 下降反映了 NIRS 评估区域的局部氧摄取率，有可能评估氧的供需平衡[5]。

4. S_tO_2 再氧合速率

S_tO_2 再氧合速率等于反应性充血期间，从动脉阻断末（从袖带完全放气后开始计算）到再氧合达到最大值，这两个时间点间 S_tO_2 升高的速率。在松开袖带后，可以观察到充血反应（图 11-4），血容量迅速增加，引起 HbO_2 升高和 Hb 的快速洗出。

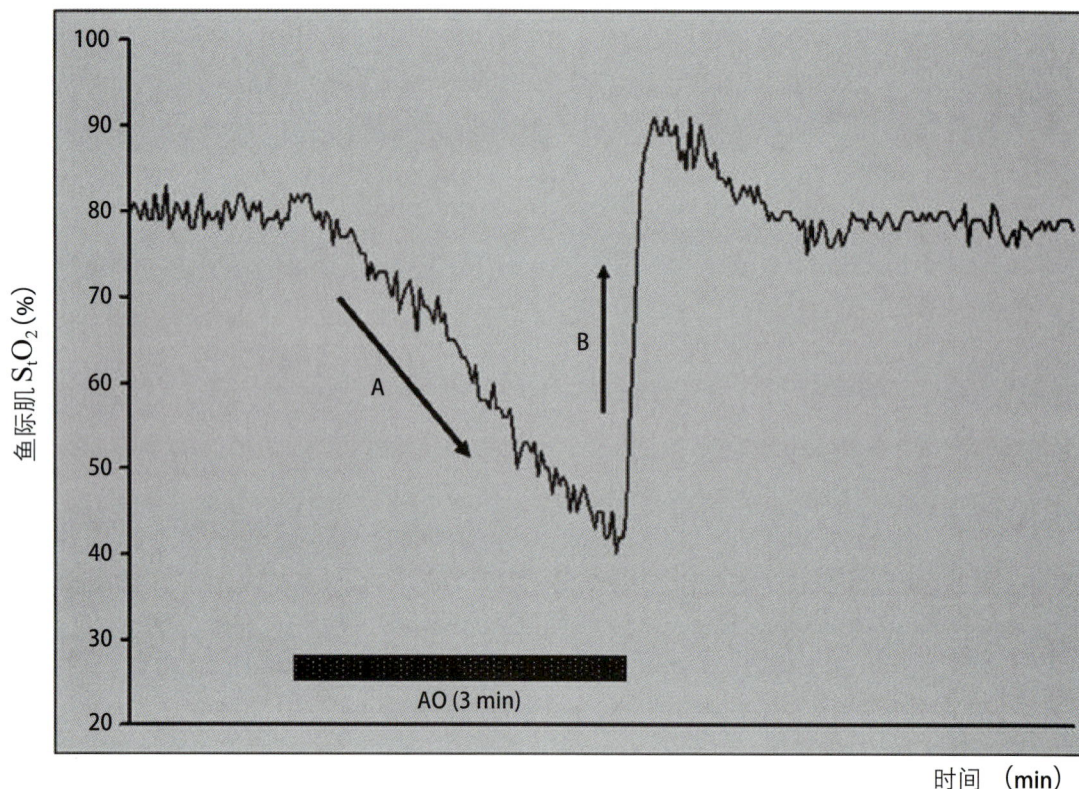

▲ 图 11-4 **3min 动脉阻断（AO）过程中的组织肌肉氧饱和度（S_tO_2）变化**

A. 为 S_tO_2 去氧合速率，即 AO 过程中 S_tO_2 的下降速率，以 %/min 表示。去氧合速率快提示高氧摄取率。B. 为 S_tO_2 再氧合速率，即反应性充血过程中，从松袖带到最大再氧合的 S_tO_2 上升速率，主要反映了微循环血管反应性

这一种 S_tO_2 超射反映的是动脉血流和 mVO_2 之间的平衡关系，主要取决于微循环的功能。再氧合速度延迟意味着微循环改变，就像严重脓毒症中发生的那样。值得注意的是，NIRS 评估的微血管反应性不同于微血管灌注。事实上，低氧负荷代表的是一种极端的刺激，可以做以下的类比：NIRS 的上升斜率表示汽车的最大加速能力，而微血管灌注则代表了这辆车在实际交通状况下的实际速度。

5. 线粒体细胞色素氧化酶（$Citaa_3$）

在缺氧状态下，$Citaa_3$ 处于还原态，其近红外光吸收消失。NIRS 能够在细胞内缺氧时检测到这一变化。但是，监测该参数在技术上仍很复杂，因为相对于血红蛋白，组织 $Citaa_3$ 浓度较低，并且其变化与缺血性损伤并不同步。同时监测 $Citta_3$ 和 S_tO_2 有助于发现继发于线粒体功能障碍的缺氧。在正常情况下，S_tO_2 和 $Citaa_3$ 的变化存在偶联，即当 S_tO_2 减少时，$Citaa_3$ 处于还原状态，而当 S_tO_2 水平升高时，还原

型 $Citaa_3$ 会减少。当 S_tO_2 和 $Citaa_3$ 变化出现分离，例如在 S_tO_2 水平正常或升高的情况下还原型 $Citaa_3$ 更多，则提示可能有微血管分流或线粒体功能障碍。

（四）NIRS 的临床应用

当前 NIRS 在一些临床情况下很有用。虽然可以应用于任何器官，NIRS 主要用于评估脑和肌肉组织的氧合。脑 NIRS 监测主要应用在存在高缺血风险的脑部手术，如颈动脉内膜切除术、颅内动脉瘤手术、体外循环中监测脑灌注及头部外伤等。脑 NIRS 的最新应用是动脉 – 静脉体外膜肺氧合（veno–arterial extracorporeal membrane oxygenation，V–A ECMO），尤其是当升主动脉血流有不饱和的风险时。除了上述场景的脑 NIRS 监测，在重症医学科和急诊科 NIRS 的应用主要集中于外周肌肉氧合 [20]。监测肌肉的氧合基于如下理由：①相对于脑组织，外周肌肉组织的监测很容易实现；②在休克时，脑氧合的维持是以血液从周围组织向重要脏器重新分布为代价的；③由于主要受交感神经调节，肌肉组织中的血管调控机制对全身灌注的改变更为敏感。监测外周灌注可以早期提示组织灌注不足 [21]，以上事实正是在危重患者中使用 NIRS 进行监测的生理基础。

1. 创伤

失血性休克模型的动物实验表明，S_tO_2 可作为复苏时的参数 [22-25]。这些研究证明，外周肌肉 S_tO_2 值达到 50% 反映全身供氧充足。此外还发现，即使全身复苏参数正常，肌肉 S_tO_2 值仍可偏低，这与常规血流动力学参数正常化并不代表所有组织血管氧合均恢复的想法不谋而合。

在创伤患者中应用 NIRS 进行外周监测有效性的研究主要关注于休克的复苏。这些研究间最重要的区别在于评估 S_tO_2 的身体部位，主要是三角肌和鱼际肌 [18, 26-30]。这些研究明确提示，三角肌的 S_tO_2 比鱼际肌低。这种差异可以用三角肌区域具有更多的皮下组织解释，更厚的皮下组织会使肌肉的信号减弱（见后）。一些对健康志愿者的研究表明，对于由下肢负压诱导的低血容量，鱼际肌 S_tO_2 监测对中心血容量的变化敏感性较低 [31, 32]。但评估鱼际肌 S_tO_2 的优势在于有利于实施动脉阻断试验，从而评估 mVO_2 和微循环功能，而这意味着对外周灌注更全面的评估。尽管存在差异，但无论在哪个部位监测，S_tO_2 对预后的判断价值都来自于复苏开始后 1h 内的重复监测，而非单个时间点的测量。

2. 严重脓毒症和脓毒性休克

虽然大量的临床试验研究了脓毒症患者的 S_tO_2，却几乎没有研究发现 S_tO_2 基线值具有任何预测价值。尽管在存活组和死亡组间存在差异，但两组间存在明显的重叠，使个体化预测无法进行。甚至有作者报告健康志愿者与脓毒症患者具有相似的 S_tO_2 水平，但也有其他作者报道与健康受试者相比，脓毒性休克患者 S_tO_2 水平较低。推测这种不一致性可能与复苏类型不同以及测量的时间有关。不过有一项前瞻性观察性研究证明了在收住 ICU 后第 1 小时内重复测量 S_tO_2 对脓毒症患者的不良结局具有预测价值 [33]。在这项研究中，S_tO_2 不能恢复正常——即在开始复苏后的 8h 内 S_tO_2 持续低于 70%——与器官和代谢功能障碍相关。

根据阻断试验中 S_tO_2 的变化情况，NIRS 可用于评估脓毒症微血管系统和 mVO_2 是否正常。应用这些方法的研究所得出的 mVO_2 结果存在差异，引发了对将 NIRS 作为无创评估局部氧合手段有效性的质疑 [34, 35]。然而，这些差异很可能与使用的设备型号不同有关，还与所采用的研究设计有关，比如说没有对干预治疗前后的 mVO_2 进行重复的测量。此外，还观察到 S_tO_2 去氧合速率与序贯器官衰竭（sequenₜial organ failure assessmenₜ，SOFA）评分显著相关（$r = 0.79$）。缺血过程中 S_tO_2 去氧合的病理生理学机制与微循环中氧弥散转运的变化相关 [16]。

研究表明，脓毒症患者 S_tO_2 再氧合速率与器官功能障碍严重程度和死亡率存在强烈的相关性，凸显了 NIRS 连续监测脓毒症患者微循环的能力 [36-39]。特别值得注意的是，这些研究应用了不同的血管阻断法。这一点特别令人感兴趣，因为对血管阻断试验的标准方法尚缺乏一致意见 [40, 41]。当在鱼际肌进行测量时，NIRS 得出的测量结果会受到外周循环状况的影响 [42]。无论如何，对于在休克各阶段采取的针对外周微循环的干预治疗，重复 S_tO_2 测量联合其他评估外周灌注的方法一起使用具有评价治疗有效性的潜力 [43-45]。

NIRS 在重症医学的其他临床应用包括诊断下肢间隔室综合征 [46-48] 以及评估脓毒症的脑血管反应性 [49]。有研究比较了脓毒症患者中心静脉血氧饱和度和鱼际肌

S_tO_2，但两者间没有发现很强的相关性[50]。可能合理的解释是相对于全身血流动力学变化，S_tO_2 与外周灌注状态的关系更大，凸显了微循环和宏观血流动力学测量之间不能直接画等号[42]。

（五）NIRS 的局限性

NIRS 的主要局限性包括：①脑部测量时受骨骼厚度及肌肉测量时受脂肪厚度的影响；②组织氧合评估中肌红蛋白的影响；③间质水肿对 NIRS 信号的影响；④缺乏标准的血管阻断试验。对于脑氧合监测，现代设备可以根据颅骨的厚度，适当修正近红外光发射器和接收器之间的距离，从而提高 NIRS 的灵敏度[51]。脂肪组织干扰的意义文献报道仍有争议，争议结果的来源主要是研究方法和设备的不同。不过组织氧合的变化主要来源还是肌肉，即便脂肪组织厚达 1.5cm 也是如此[52, 53]。血红蛋白和肌红蛋白的吸收光谱相互重叠，因为它们吸收光谱一致，NIRS 无法区分。实验研究表明，在吸收的光线中，肌红蛋白信号只占 10%，并且即使在细胞氧输送障碍的情况下，肌红蛋白氧饱和度也是稳定的[6, 54]。因此，可以认为大多数 NIRS 信号来自血红蛋白。对于存在由毛细血管渗漏综合征导致间质水肿的感染性休克患者，在引入 NIRS 评估外周氧合后，组织水肿对评估结果的影响引起了人们的注意。一项研究表明，间质水肿的程度可能会影响 NIRS 氧合的测量。不过当 NIRS 应用于肌肉，如鱼际肌时，这种影响显得不那么重要，因为肌肉受水肿的影响较小[55]。血管阻断试验的操作技术还没有标准化。当前有各种不同类型和程度的指标来提示松袖带（S_tO_2 为 10% 或 40%；或充气持续 3min 或 5min），但文献中没有证据来支持哪些方法评估来自于血管阻断试验的 S_tO_2 斜率更优越或更可靠。这也凸显了有必要进一步评估 NIRS 的临床应用价值，包括预测并发症和早期识别存在微循环衰竭风险患者。虽然它完全无创的特性很吸引人，但必须承认这项技术还不能达到临床常规应用的水准。主要原因是它相对不敏感，基线 S_tO_2 改变只有在已发生大量失血的情况下才会出现，而这么严重的患者往往已经被包括临床评估在内的传统手段所发现。

二、脉搏血氧仪体积描记信号

脉搏血氧仪体积描记信号或称外周灌注指数（peripheral perfusion index，PPI）用于评估外周血管运动张力的变化。脉搏血氧监测技术几乎用于每一个创伤、重症或手术患者。其原理是向手指或耳垂的皮肤血管床发射两种不同波长的光（660nm和940nm），Hb在660nm吸收更多的光而HbO_2则在940nm吸收更多。远端的探测器测量两种光传过来的强度，根据红光（640nm）和红外光（940nm）吸收的比例，便可获得氧饱和度。由于其他组织如结缔组织、骨和静脉血也吸收光，脉搏血氧仪区分了搏动性的动脉血成分与非搏动性的其他组织成分。通过使用双波长系统，可以剔除非搏动性成分，并使用搏动性成分来计算动脉血氧饱和度。800nm波长的光接近Hb和HbO_2两者的频谱，使用这第三种光可以确定总血红蛋白浓度。根据该波长光的强度变化还可以确定动脉血容量的变化（搏动性成分）。PPI就等于到达脉氧仪接收器的光线中搏动性成分（动脉成分）与非搏动性成分（其他组织）间的比值，它的计算不依赖于患者的氧饱和度（图11-5）。

脉搏血氧仪在组织灌注的评价中价值有限，而PPI却可以用于评估外周灌注。外周血管张力的变化伴随着搏动性成分的变化，而非搏动性成分不变，从而造成了两者比值的变化。因此，在外周血管舒张时监护仪显示的数值升高，反之在周围血管收缩时数值降低。这在腋丛诱导的血管舒张模型中首先得到了证明，对于接受手部手术的患者，PPI作为伴随神经阻滞出现的外周血管舒张的标志，可以通过它的增加在数分钟内预测神经阻滞的镇痛效果[56]。类似地，已经发现在皮肤疼痛刺激[57]、静脉注射肾上腺素[58]或去甲肾上腺素[59]后，随着交感反应介导的血管收缩，PPI会迅速降低。此外，在健康志愿者下半身负压模型中，其静脉回流逐步减少，随着交感神经兴奋PPI也迅速降低[60]。健康志愿者人群的PPI中位数为1.4%[61]。这一数值在重症患者中代表了评估外周血管运动非常敏感的截断值，以毛细血管充盈时间延长和皮肤温度梯度增加为血管收缩的定义，则PPI低于1.4%意味着外周血管收缩[61-63]。但截断值可能会因设备制造商的不同而有所不同。例如，一项纳入46名脓毒性休克患者的研究

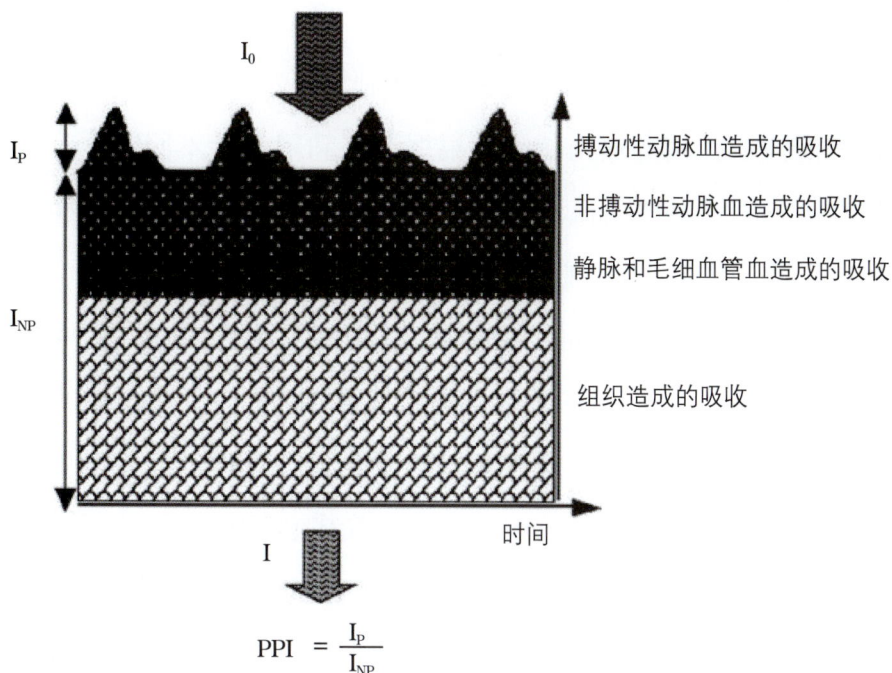

▲ 图 11-5　**动脉搏动引起的搏动性血容量变化**

PPI 等于动脉的搏动性成分（I_P）和非搏动性成分（I_{NP}）之间的比值。PPI. 外周灌注指数；I_0. 光源光强度；I. 传感器处的光强度

中，发现了不同的 PPI 截断值，PPI ＜ 0.2 与不良结局相关[64]。

　　PPI 测量的主要局限性之一是运动伪差对脉氧信号的影响。这可能是患者运动造成的，也可能由脉氧仪探头的纤维运动造成。但不管怎么说，将 PPI 整合到脉搏血氧监测是在临床监测方面取得的新进展，能在危重患者监测中很容易地获取，并用于周围血管张力的监测。

三、激光多普勒流量计

　　激光多普勒流量计（laser Doppler flowmetry，LDF）是一种无创、连续性微循环血流测量方法，已用于多种组织微循环血流的测量，包括神经、肌肉、皮肤、骨和肠道。其工作原理是测量多普勒频移——即被运动中的物体如红细胞反射时，光的频率所发生的变化。LDF 探头用单色激光照亮观察的组织，当组织被照亮时，只有 3% ～ 7% 的光被反射，剩余的 93% ～ 96% 被各种结构吸收或被散射。另一根光纤收集从组织中反射的光，并将其返回到监护仪（图 11-6），从而 LDF 可以产生与微血管灌注成比例的输出信号。根据设备和侵入性不同，它可以用来评估肌肉、胃、直肠和阴道黏膜的血流[66, 67]。但作为测量外周血流的一种非侵入性方法，其应用仅局限于皮肤[65]。LDF 已应用于多种情况下，如糖尿病、原发性高血压、动脉粥样硬化、体外循环和脓毒症时，获取在反应性充血过程中皮肤微循环功能状态的信息[67, 68]。该技术的主要局限在于 LDF 没有考虑血流的异质性，因为测得的流速代表了采样窗口内所有血管的平均血流速度。此外，皮肤血流信号随探头位置不同存在明显差异。目前也没有激光多普勒设备能够提供绝对灌注值 [ml/（min·100g）组织]，而是将"灌注单位"作为其测量值的单位，属于任意单位。

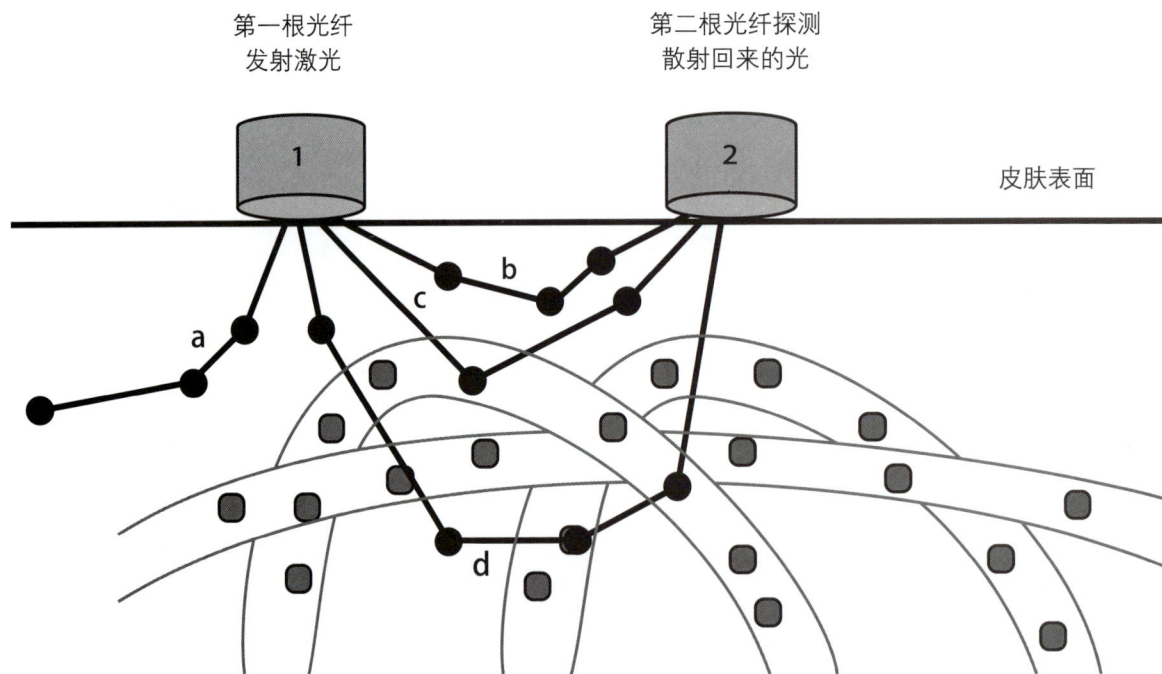

▲ 图 11-6 激光多普勒流量计的示意

当组织被光源(1)照亮时，有 93% ～ 96% 的光被组织吸收或散射(a 和 b)。剩余的 3% ～ 7% 被运动中的红细胞所反射(c 和 d)，并返回到第二根光纤处（2）。根据被探头照亮的组织区域内平均红细胞流速和平均红细胞浓度可以得出微血管的灌注

在反应性充血[68, 69]或局部无创性应用乙酰胆碱或硝普钠时[70-72]，LDF 对评估

皮肤微循环的内皮依赖性血管反应很有用。LDF 的这一特性被用于评估危重患者脓毒症内皮功能障碍。观察性研究表明，脓毒症患者的充血反应减弱，且血管张力改变与脓毒症严重程度之间的关系已有描述 [73-75]。更有甚者，LDF 评估发现脓毒症患者血管运动恢复似乎与良好转归有关 [74]。LDF 发现皮肤血流控制异常的能力也许可用于临床早期发现高危患者的微循环异常。

　　LDF 的新进展是基于散斑衬比的激光散斑衬比技术（laser speckle contrast technique），用于皮肤灌注情况的测量 [76]。通常散斑血流测定都是通过分析动态散斑序列随时间的变化获得，这一变化由运动产生，并由相机记录。随着时间的推移，粒子的运动不断改变散斑序列，这种动态改变主要由光的多普勒频移引起，来自于光与运动粒子的相互作用。激光散斑作为一种扫描技术，其临床研究应用主要在于需要非接触式测量的场合。胃和神经血管手术就是激光散斑成像临床应用的范例 [77, 78]。

四、结论

　　随着组织监测技术的进步，在重症监护领域中无创光学监测已经成为一种对休克组织监测具有相当价值的监测形式。有多种不同的光学技术可用于床旁组织灌注评估，这些技术主要提供了自发的或在阻断试验过程中的间接组织灌注信息，及其随时间发生的变化。

参 考 文 献

[1] Flewelling R. Noninvasive optical monitoring. In: Bronzino JD, editor. The biomedical engineering handbook. Boca Raton: Springer; 2000. p. 1–10.

[2] McClure W. 204 years of near infrared technology: 1800–2003. J Near Infrared Spectrosc. 2003;11:487.

[3] Ben-Gera I, Norris K. Direct spectrophotometric determination of fat and moisture in meat products. J Food Sci. 1968;33:64.

[4] Jobsis FF. Noninvasive, infrared monitoring of cerebral and myocardial oxygen sufficiency and circulatory parameters. Science. 1977;198(4323):1264–7.

[5] Boushel R, Langberg H, Olesen J, Gonzales-Alonzo J, Bulow J, Kjaer M. Monitoring tissue oxygen availability with near infrared spectroscopy (NIRS) in health and disease. Scand J Med Sci Sports. 2001;11(4):213–22.

[6] Boushel R, Piantadosi CA. Near-infrared spectroscopy for monitoring muscle oxygenation. Acta Physiol Scand. 2000;168(4):615–22.

[7] Mancini DM, Bolinger L, Li H, Kendrick K, Chance B, Wilson JR. Validation of near-infrared spectroscopy in humans. J Appl Physiol(1985). 1994;77(6):2740–7.

[8] Ferrari M, Mottola L, Quaresima V. Principles, techniques, and limitations of near infrared spectroscopy. Can J Appl Physiol. 2004;29(4):463–87.

[9] Myers DE, Anderson LD, Seifert RP, Ortner JP, Cooper CE, Beilman GJ, et al. Noninvasive method for measuring local hemoglobin oxygen saturation in tissue using wide gap second derivative near-infrared spectroscopy. J Biomed Opt. 2005;10(3):034017.

[10] Yoshitani K, Kawaguchi M, Tatsumi K, Kitaguchi K, Furuya H. A comparison of the INVOS 4100 and the NIRO 300 near-infrared spectrophotometers. Anesth Analg. 2002;94(3): 586–90.

[11] Casavola C, Paunescu LA, Fantini S, Gratton E. Blood flow and oxygen consumption with near-infrared spectroscopy and venous occlusion: spatial maps and the effect of time and pressure of inflation. J Biomed Opt. 2000;5(3):269–76.

[12] De Backer D, Creteur J, Preiser JC, Dubois MJ, Vincent JL. Microvascular blood flow is altered in patients with sepsis. Am J Respir Crit Care Med. 2002;166(1):98–104.

[13] Hicks A, McGill S, Hughson RL. Tissue oxygenation by near-infrared spectroscopy and muscle blood flow during isometric contractions of the forearm. Can J Appl Physiol. 1999; 24(3):216–30.

[14] MacDonald MJ, Tarnopolsky MA, Green HJ, Hughson RL. Comparison of femoral blood gases and muscle near-infrared spectroscopy at exercise onset in humans. J Appl Physiol. 1999;86(2):687–93.

[15] McCully KK, Hamaoka T. Near-infrared spectroscopy: what can it tell us about oxygen saturation in skeletal muscle? Exerc Sport Sci Rev. 2000;28(3):123–7.

[16] Pareznik R, Knezevic R, Voga G, Podbregar M. Changes in muscle tissue oxygenation during stagnant ischemia in septic patients. Intensive Care Med. 2006;32(1):87–92.

[17] Mozina H, Podbregar M. Near-infrared spectroscopy during stagnant ischemia estimates central venous oxygen saturation and mixed venous oxygen saturation discrepancy in patients with severe left heart failure and additional sepsis/septic shock. Crit Care. 2010;14(2):R42.

[18] Gomez H, Torres A, Polanco P, Kim HK, Zenker S, Puyana JC, et al. Use of non-invasive NIRS during a vascular occlusion test to assess dynamic tissue O(2) saturation response. Intensive Care Med. 2008;34(9):1600–7.

[19] Van Beekvelt MC, Colier WN, Wevers RA, Van Engelen BG. Performance of near-infrared spectroscopy in measuring local O(2) consumption and blood flow in skeletal muscle. J Appl Physiol. 2001;90(2):511–9.

[20] Ward KR, Ivatury RR, Barbee RW, Terner J, Pittman R, Filho IP, et al. Near infrared spectroscopy for evaluation of the trauma patient: a technology review. Resuscitation. 2006;68(1):27–44.

[21] Lima A, Bakker J. Noninvasive monitoring of peripheral perfusion. Intensive Care Med. 2005;31(10):1316–26.

[22] Beilman GJ, Myers D, Cerra FB, Lazaron V, Dahms RA, Conroy MJ, et al. Near-infrared and nuclear magnetic resonance spectroscopic assessment of tissue energetics in an isolated, perfused canine hind limb model of dysoxia. Shock. 2001;15(5):392–7.

[23] Crookes BA, Cohn SM, Burton EA, Nelson J, Proctor KG. Noninvasive muscle oxygenation to guide fluid resuscitation after traumatic shock. Surgery. 2004;135(6):662–70.

[24] Puyana JC, Soller BR, Zhang S, Heard SO. Continuous measurement of gut pH with nearinfrared spectroscopy during hemorrhagic shock. J Trauma. 1999;46(1):9–15.

[25] Rhee P, Langdale L, Mock C, Gentilello LM. Near-infrared spectroscopy: continuous measurement of cytochrome oxidation during hemorrhagic shock. Crit Care Med. 1997;25(1):166–70.

[26] Cairns CB, Moore FA, Haenel JB, Gallea BL, Ortner JP, Rose SJ, et al. Evidence for early supply independent mitochondrial dysfunction in patients developing multiple organ failure after trauma. J Trauma. 1997;42(3):532–6.

[27] McKinley BA, Marvin RG, Cocanour CS, Moore FA. Tissue hemoglobin O_2 saturation during resuscitation of traumatic shock monitored using near infrared spectrometry. J Trauma. 2000;48(4):637–42.

[28] Ikossi DG, Knudson MM, Morabito DJ, Cohen MJ, Wan JJ, Khaw L, et al. Continuous muscle tissue oxygenation in critically injured patients: a prospective observational study. J Trauma. 2006;61(4):780–8.

[29] Crookes BA, Cohn SM, Bloch S, Amortegui J, Manning R, Li P, et al. Can near-infrared spectroscopy identify the severity of shock in trauma patients? J Trauma. 2005;58(4): 806–13.

[30] Cohn SM, Nathens AB, Moore FA, Rhee P, Puyana JC, Moore EE, et al. Tissue oxygen saturation predicts the development of organ dysfunction during traumatic shock resuscitation. J Trauma. 2007;62(1):44–54.

[31] Soller BR, Ryan KL, Rickards CA, Cooke WH, Yang Y, Soyemi OO, et al. Oxygen saturation determined from deep muscle, not thenar tissue, is an early indicator of central hypovolemia in humans. Crit Care Med. 2008;36(1):176–82.

[32] Bartels SA, Bezemer R, de Vries FJ, Milstein DM, Lima A, Cherpanath TG, et al. Multi-site and multi-depth near-infrared spectroscopy in a model of simulated (central) hypovolemia: lower body negative pressure. Intensive Care Med. 2011;37:671.

[33] Lima A, van Bommel J, Jansen TC, Ince C, Bakker J. Low tissue oxygen saturation at the end of early goal-directed therapy is associated with worse outcome in critically ill patients. Crit Care. 2009;13(Suppl 5):S13.

[34] Girardis M, Rinaldi L, Busani S, Flore I, Mauro S, Pasetto A. Muscle perfusion and oxygen consumption by near-infrared spectroscopy in septic-shock and non-septic-shock patients.

Intensive Care Med. 2003;29(7):1173–6.

[35] De Blasi RA, Palmisani S, Alampi D, Mercieri M, Romano R, Collini S, et al. Microvascular dysfunction and skeletal muscle oxygenation assessed by phase-modulation near-infrared spectroscopy in patients with septic shock. Intensive Care Med. 2005;31(12):1661–8.

[36] Skarda DE, Mulier KE, Myers DE, Taylor JH, Beilman GJ. Dynamic near-infrared spectroscopy measurements in patients with severe sepsis. Shock. 2007;27(4):348–53.

[37] Doerschug KC, Delsing AS, Schmidt GA, Haynes WG. Impairments in microvascular reactivity are related to organ failure in human sepsis. Am J Physiol Heart Circ Physiol. 2007;293(2):H1065–H71.

[38] Shapiro NI, Arnold R, Sherwin R, O'Connor J, Najarro G, Singh S, et al. The association of near-infrared spectroscopy-derived tissue oxygenation measurements with sepsis syndromes, organ dysfunction and mortality in emergency department patients with sepsis. Crit Care. 2011;15(5):R223.

[39] Creteur J, Carollo T, Soldati G, Buchele G, De Backer D, Vincent JL. The prognostic value of muscle StO2 in septic patients. Intensive Care Med. 2007;33(9):1549–56.

[40] Mayeur C, Campard S, Richard C, Teboul JL. Comparison of four different vascular occlusion tests for assessing reactive hyperemia using near-infrared spectroscopy. Crit Care Med. 2011;39(4):695–701.

[41] Damoisel C, Payen D. Vascular occlusion tests: do we need another definition? Crit Care Med. 2011;39(11):2587–8.

[42] Lima A, van Bommel J, Sikorska K, van Genderen M, Klijn E, Lesaffre E, et al. The relation of near-infrared spectroscopy with changes in peripheral circulation in critically ill patients. Crit Care Med. 2011;39(7):1649–54.

[43] Colin G, Nardi O, Polito A, Aboab J, Maxime V, Clair B, et al. Masseter tissue oxygen saturation predicts normal central venous oxygen saturation during early goal-directed therapy and predicts mortality in patients with severe sepsis. Crit Care Med. 2012;40(2): 435–40.

[44] Conrad M, Perez P, Thivilier C, Levy B. Early prediction of norepinephrine dependency and refractory septic shock with a multimodal approach of vascular failure. J Crit Care.

2015;30(4):739–43.

[45] Damiani E, Adrario E, Luchetti MM, Scorcella C, Carsetti A, Mininno N, et al. Plasma free hemoglobin and microcirculatory response to fresh or old blood transfusions in sepsis. PLoS One. 2015;10(5):e0122655.

[46] Arbabi S, Brundage SI, Gentilello LM. Near-infrared spectroscopy: a potential method for continuous, transcutaneous monitoring for compartmental syndrome in critically injured patients. J Trauma. 1999;47(5):829–33.

[47] Garr JL, Gentilello LM, Cole PA, Mock CN, Matsen FA III. Monitoring for compartmental syndrome using near-infrared spectroscopy: a noninvasive, continuous, transcutaneous monitoring technique. J Trauma. 1999;46(4):613–6.

[48] Giannotti G, Cohn SM, Brown M, Varela JE, McKenney MG, Wiseberg JA. Utility of nearinfrared spectroscopy in the diagnosis of lower extremity compartment syndrome. J Trauma. 2000;48(3):396–9.

[49] Terborg C, Schummer W, Albrecht M, Reinhart K, Weiller C, Rother J. Dysfunction of vasomotor reactivity in severe sepsis and septic shock. Intensive Care Med. 2001;27(7): 1231–4.

[50] Consales G, De Gaudio AR. Sepsis associated encephalopathy. Minerva Anestesiol. 2005;71(1–2):39–52.

[51] Okada E, Delpy DT. Near-infrared light propagation in an adult head model. II. Effect of superficial tissue thickness on the sensitivity of the near-infrared spectroscopy signal. Appl Opt. 2003;42(16):2915–22.

[52] Van Beekvelt MC, Borghuis MS, Van Engelen BG, Wevers RA, Colier WN. Adipose tissue thickness affects in vivo quantitative near-IR spectroscopy in human skeletal muscle. Clin Sci (Lond). 2001;101(1):21–8.

[53] Wolf U, Wolf M, Choi JH, Paunescu LA, Safonova LP, Michalos A, et al. Mapping of hemodynamics on the human calf with near infrared spectroscopy and the influence of the adipose tissue thickness. Adv Exp Med Biol. 2003;510:225–30.

[54] Seiyama A, Hazeki O, Tamura M. Noninvasive quantitative analysis of blood oxygenation in rat skeletal muscle. J Biochem(Tokyo). 1988;103(3):419–24.

[55] Poeze M. Tissue-oxygenation assessment using near-infrared spectroscopy during severe sepsis: confounding effects of tissue edema on StO(2) values. Intensive Care Med. 2006;32(5):788–9.

[56] Galvin EM, Niehof S, Verbrugge SJ, Maissan I, Jahn A, Klein J, et al. Peripheral flow index is a reliable and early indicator of regional block success. Anesth Analg. 2006;103(1):239–43, table.

[57] Takeyama M, Matsunaga A, Kakihana Y, Masuda M, Kuniyoshi T, Kanmura Y. Impact of skin incision on the pleth variability index. J Clin Monit Comput. 2011;25(4):215–21.

[58] Mowafi HA, Ismail SA, Shafi MA, Al Ghamdi AA. The efficacy of perfusion index as an indicator for intravascular injection of epinephrine-containing epidural test dose in propofolanesthetized adults. Anesth Analg. 2009;108(2):549–53.

[59] Biais M, Cottenceau V, Petit L, Masson F, Cochard JF, Sztark F. Impact of norepinephrine on the relationship between pleth variability index and pulse pressure variations in ICU adult patients. Crit Care. 2011;15(4):R168.

[60] van Genderen ME, Bartels SA, Lima A, Bezemer R, Ince C, Bakker J, et al. Peripheral perfusion index as an early predictor for central hypovolemia in awake healthy volunteers. Anesth Analg. 2013;116(2):351–6.

[61] Lima AP, Beelen P, Bakker J. Use of a peripheral perfusion index derived from the pulse oximetry signal as a noninvasive indicator of perfusion. Crit Care Med. 2002;30(6):1210–3.

[62] Lima A, Jansen TC, van Bommel J, Ince C, Bakker J. The prognostic value of the subjective assessment of peripheral perfusion in critically ill patients. Crit Care Med. 2009;37(3):934–8.

[63] Lima A, van Genderen ME, Klijn E, Bakker J, van Bommel J. Peripheral vasoconstriction influences thenar oxygen saturation as measured by near-infrared spectroscopy. Intensive Care Med. 2012;38(4):606–11.

[64] He HW, Liu DW, Long Y, Wang XT. The peripheral perfusion index and transcutaneous oxygen challenge test are predictive of mortality in septic patients after resuscitation. Crit Care. 2013;17(3):R116.

[65] Schabauer AM, Rooke TW. Cutaneous laser Doppler flowmetry: applications and findings.

Mayo Clin Proc. 1994;69(6):564–74.

[66] Kiessling AH, Reyher C, Philipp M, Beiras-Fernandez A, Moritz A. Real-time measurement of rectal mucosal microcirculation during cardiopulmonary bypass. J Cardiothorac Vasc Anesth. 2015;29(1):89–94.

[67] Salgado MA, Salgado-Filho MF, Reis-Brito JO, Lessa MA, Tibirica E. Effectiveness of laser Doppler perfusion monitoring in the assessment of microvascular function in patients undergoing on-pump coronary artery bypass grafting. J Cardiothorac Vasc Anesth. 2014;28(5): 1211–6.

[68] Farkas K, Fabian E, Kolossvary E, Jarai Z, Farsang C. Noninvasive assessment of endothelial dysfunction in essential hypertension: comparison of the forearm microvascular reactivity with flow-mediated dilatation of the brachial artery. Int J Angiol. 2003;12: 224–8.

[69] Koller A, Kaley G. Role of endothelium in reactive dilation of skeletal muscle arterioles. Am J Physiol. 1990;259(5 Pt 2):H1313–H6.

[70] Morris SJ, Shore AC, Tooke JE. Responses of the skin microcirculation to acetylcholine and sodium nitroprusside in patients with NIDDM. Diabetologia. 1995;38(11):1337–44.

[71] Warren JB. Nitric oxide and human skin blood flow responses to acetylcholine and ultraviolet light. FASEB J. 1994;8(2):247–51.

[72] Blaauw J, Graaff R, van Pampus MG, van Doormaal JJ, Smit AJ, Rakhorst G, et al. Abnormal endothelium-dependent microvascular reactivity in recently preeclamptic women. Obstet Gynecol. 2005;105(3):626–32.

[73] Hartl WH, Gunther B, Inthorn D, Heberer G. Reactive hyperemia in patients with septic conditions. Surgery. 1988;103(4):440–4.

[74] Young JD, Cameron EM. Dynamics of skin blood flow in human sepsis. Intensive Care Med. 1995;21(8):669–74.

[75] Sair M, Etherington PJ, Peter WC, Evans TW. Tissue oxygenation and perfusion in patients with systemic sepsis. Crit Care Med. 2001;29(7):1343–9.

[76] Draijer M, Hondebrink E, van Leeuwen T, Steenbergen W. Review of laser speckle contrast techniques for visualizing tissue perfusion. Lasers Med Sci. 2009;24(4):639–51.

[77] Hecht N, Woitzik J, Konig S, Horn P, Vajkoczy P. Laser speckle imaging allows real-time intraoperative blood flow assessment during neurosurgical procedures. J Cereb Blood Flow Metab. 2013;33(7):1000–7.

[78] Boyle NH, Pearce A, Hunter D, Owen WJ, Mason RC. Intraoperative scanning laser Doppler flowmetry in the assessment of gastric tube perfusion during esophageal resection. J Am Coll Surg. 1999;188(5):498–502.

[79] Alexandre L, Jan B. Near-infrared spectroscopy for monitoring peripheral tissue perfusion in critically ill patients. Rev Bras Ter Intensiva. 2011;23(3):341–51.

12 Transcutaneous O$_2$ and CO$_2$ Monitoring
经皮氧及二氧化碳监测

Diego Orbegozo-Cortès，Daniel De Backer **著**

张颖蕊 **译**

陈 晗 **校**

最初开发经皮血气测量电极的目的是进行动脉血气的无创测量。1960 年由 Severinghaus 发明了第一台实验装置[1]。很快就有很多研究组投入了应用改良 Clark 电极来经皮测量 PO$_2$ 的研究工作，相关结果都发表在 20 世纪 70 年代的期刊上[2]。1978 年，应用相同方法改进 CO$_2$ 电极测量经皮 PCO$_2$ 的文章也发表了[3]。

考虑到皮肤 PO$_2$/PCO$_2$ 测量受灌注影响，该技术亦可用于评估组织灌注。

一、组织 PO$_2$ 和 PCO$_2$ 的决定因素

组织 PO$_2$ 代表着局部氧代谢和氧输送间的平衡关系。局部氧输送取决于动脉 PO$_2$、血红蛋白及局部组织灌注。局部组织灌注受心输出量和灌注压的影响，调节的是某个器官的整体灌注；而在组织水平则是微循环灌注扮演着关键作用。

组织 PCO$_2$ 也代表着局部代谢（CO$_2$ 生成）和灌注之间的平衡关系，但同时还受到动脉 PCO$_2$ 的影响。因此，CO$_2$ 分压差，即组织与动脉 PCO$_2$ 之间的差值，通常比单独组织 PCO$_2$ 更为有用。使用 CO$_2$ 分压差（组织 – 动脉 CO$_2$ 梯度，正常值≤ 6mmHg）可以很方便地消除 P$_a$CO$_2$ 对组织 PCO$_2$ 的影响。CO$_2$ 分压差明显升高是存在组织缺氧的证

明[4]，中度升高则可能代表着血流停滞或组织缺氧。值得注意的是，在贫血和低张性缺氧情况下，由于高灌注引起的洗脱现象可能使 CO_2 分压差保持不变。

表 12-1 总结了 PO_2 和 PCO_2 在不同生理病理情况下的变化。在正常情况下，组织代谢（即 VO_2 和 VCO_2）与组织灌注是相偶联的。当代谢增加时，所有产生的 CO_2 都会被排出，使 CO_2 分压差保持不变。与此不同的是，组织在氧摄取上有一定的储备，当代谢增加时为了保存心输出量的储备，组织 PO_2 会略微降低❶。同样的，当代谢减少时组织 PO_2 会升高。

结果最难解读的是存在灌注不均一的情况，如脓毒症[5, 6]。在这种病理状况下，灌注的不均一性与 PO_2 和 PCO_2 的不均一性相关。有趣的是，用于监测组织 PO_2/PCO_2 的电极对环境中的最高值较为敏感：其能敏锐感知分流血管区域的高 PO_2 值，却对缺氧区域的低 PO_2 值不敏感。另一方面，PCO_2 电极可感知血流停滞或无灌注区域的高 PCO_2 值，却对高度灌注区域的 PCO_2 不敏感。因此，监测组织 PCO_2，包括经皮 PCO_2[7] 以及静脉 PCO_2[8]，可以反映脓毒症等血流不均一的情况下微循环的改变。

表 12-1　组织 PO_2/PCO_2 变化情况

	组织 PO_2	组织 PCO_2	组织 CO_2 分压差
生理状态	40mmHg	45mmHg	< 7mmHg
代谢增强	↓	↔	↔
代谢减弱	↑	↔	↔
低血流量	↓↓	↑↑	↑
血流停滞性缺氧	↓↓↓	↑↑↑	↑↑↑
贫血	↓↓	↔	↔
贫血性缺氧	↓↓↓	↔	↔
低氧血症	↓↓	↔	↔
低张性缺氧	↓↓↓	↔	↔
高碳酸血症	↔	↑	↔
灌注不均一	↑	↑	↑
灌注不均一伴组织缺氧	↑	↑↑↑	↑↑

❶ 即氧摄取率增加了。

二、经皮 PO_2/PCO_2 测量的基本原理

测量经皮 CO_2 和 O_2 分压的主要问题在于室内空气会对测量结果造成潜在影响，故必须在选定皮肤区域建立起密闭的微环境，然后使用相关技术测量气体压力或浓度。市售的经皮 O_2 和 CO_2 测量仪所采用的技术原理与 Clark 电极测量 O_2 及 Stow-Severinghaus 电极测量 CO_2 的原理相同。顺便一提，这也与我们每天使用的血气分析仪原理完全相同。测量原理非常简单：起初，必须使血液中的气体通过皮肤弥散到一个充满液体的密闭腔室中，之后 CO_2 和 O_2 从这里通过特殊的半透膜弥散至放置 CO_2 和 O_2 电极的空间。Clark 电极产生的电流与氧分压成正比；而对于 Stow-Severinghaus 电极，溶解的 CO_2 改变了 H^+ 和 HCO_3^- 的浓度，产生与 CO_2 浓度成比例的 pH 值变化。

1972 年出现了初版的经皮 PO_2 电极[2]，初版的经皮 PCO_2 则是在 1978 年出现[3]。随后经皮监测探针被迅速改进为整合了两种电极及半透膜的形式[9]。

经皮 O_2 和 CO_2 监测的重要局限性在于这些气体的弥散受到了皮肤屏障（上皮）的影响。更重要的是，这个值反映的是混合了静脉、毛细血管和动脉血的 O_2 和 CO_2 水平。

将皮肤从 37℃加热到 45℃即可使其血流量增加 3 ～ 4 倍，故建议在测量时需加热皮肤[10]。而且温度升高使毛细血管前括约肌开放，大大增加了动脉血流所占比重。实际上，随着探头温度的增加，经皮 O_2 和 CO_2 值变得更接近动脉水平[9, 11-14]。

气体的弥散也受温度的影响，加热可使测量的响应时间缩短到 10s[9, 11, 12]。这就使得该技术能无创、连续地监测血气变化情况。

值得注意的是，所有经皮监测系统在得出 PO_2 和 PCO_2 测量结果之前都需要一段时间，首先是校准期（将探头暴露于已知 CO_2 和 O_2 浓度的环境内校正），随后是稳定期（使气体扩散到探头壳体中）[12]。校准时间因制造商不同略有差异，但一般只要几分钟，稳定期为 10 ～ 15min，但有时需要 22min[9]。

即使应用全新的经皮 O_2 和 CO_2 监测仪，探头温度也十分关键。更高的温度可以缩短最终测量前的稳定期时间，并且使经皮值在与血气分析值进行比较时具有更

高的精度和更小的偏倚[12]。

然而加热探头也存在若干潜在问题。首先，升温会增加局部代谢，从而影响局部 PCO_2 和 PO_2。在该技术的早期研究中，研究人员就注意到随电极温度升高，可见所测得 O_2 值下降[9]同时 CO_2 值升高的矛盾现象[3]。可能的原因是局部皮肤代谢增加导致氧消耗和 CO_2 生成增加[3, 9]。随后的实验表明，使用减少局部代谢的特殊液体（置于皮肤和电极膜之间的封闭液体腔室中）可提高测量的准确性[15, 16]。不过该效应对经皮 O_2 和 CO_2 测量的影响幅度有限，特殊液体也极少被使用。

其次，加热会导致皮肤烫伤。热损伤的概率与加热温度和暴露时间有关[17]。如果皮肤暴露于 44℃环境长达 5 ～ 6h 会导致一定程度的热损伤[17]。如果不长时间使用，加热探针的风险可能不是什么大问题，但实际应用中探针常常被长时间留置于同一位置。一些针对婴儿的研究显示在探针放置区域会出现一定程度的红肿[18, 19]。不过至今这项技术还尚未报告过严重不良事件。为预防潜在的热损伤，制造商建议每 6 小时需更换电极放置位置。

加热探针最主要的局限性是它将测量区域"动脉化"使得其主要反映的是动脉血气结果而非组织 PO_2/PCO_2。最近也有研究者提出使用探头能在正常皮肤温度（37℃）下工作的监测仪来评估区域组织 PO_2/PCO_2。这虽然减小了热损伤风险，但其校准时间和平衡时间仍然存在严重问题。

还存在一些除加热探针之外的局限性会影响组织 PO_2/PCO_2 测量。角质层及皮肤的厚度会限制血气弥散，并削弱经皮测量的灵敏性。放置探头前轻擦皮肤并去除局部角质可以增加经皮 O_2 测量值并减小经皮与动脉测量值之间的差异[10, 20, 21]。除此之外，组织水肿对测量结果的潜在影响尚未明确。

最后，长时间监测时可能发生漂移，有时经皮测量值会随着监测时间的延长逐渐增大或减少（即漂移）。不过 Janssens 的团队在 43℃情况下连续 8h 监测经皮 CO_2，并没有检测到信号的任何漂移[22]。类似地，Rodriguez 的团队使用加热探头连续测量了 50 例重症患者耳垂部位的经皮 CO_2，平均每例 17h，并未发现任何重复测量结果偏倚和一致性界限❶的改变[13]。而不加热探头是否也会如此则还需进一步研究。

❶　偏倚和一致性界限：bias and limits of agreement，用于描述重复测量结果的一致性，尤其是不同测量方法间的比较。请参见 Bland-Altman 一致性分析。

三、验证性研究

　　许多研究表明经皮测量值与血气分析之间具有良好的相关性，尤其是 CO_2，两者基本呈线性相关且偏倚微小[23-26]。一般来说，约为半数的经皮 CO_2 偏倚值在 ±5mmHg 范围内（与 P_ACO_2 相比），而几乎所有的偏倚值都不超过 ±10mmHg 范围（与 P_ACO_2 相比）[23, 25]。Bendjelid 等针对多病种的 ICU 患者监测了耳垂部位的经皮 CO_2，结果显示仍有 19% 的测量结果超过临床可容忍的偏倚阈值（±7.5mmHg），由此认为重症患者中经皮测量不能完全替代血气分析[23]。另一些研究人员则试图找出影响经皮 O_2 和 CO_2 测量一致性的原因[24, 27]。Hasibeder 等评估了一组重症患者，发现 P_aO_2 和平均动脉压仅能解释经皮 O_2 变异中的 40%。影响经皮 CO_2 的主要因素是 P_aCO_2 和心指数，但其对变异性的贡献也仅占 66%[28]。这说明其他未测量的因素（皮肤特征、水肿、局部血流等）亦会影响经皮测量值，在解读结果也要一并考虑其影响。

　　另一个有趣的发现是若在心脏骤停期间进行耳垂部位经皮 CO_2 监测，较低的经皮 CO_2 值与较早恢复自主循环之间存在相关关系，而经皮 CO_2 进行性升高与预后不良相关[29]。遗憾的是，该研究未同期监测 P_aCO_2，因此难以明确经皮 CO_2 升高是代表 P_aCO_2 升高还是组织灌注受损。

四、经皮 PO_2/PCO_2 测量间接评估组织灌注

　　研究者已经迅速认识到 PO_2/PCO_2 值与局部血流的相关性[11, 13, 30-33]。在一项出色的实验研究中，Tremper 等在不同心输出量水平下测量了麻醉状态下犬的经皮 CO_2[11]，结果显示尽管 P_aCO_2 保持不变，心输出量的减少伴随着经皮 CO_2 的增加。在探头温度较低时（不加热），这种影响更加明显。在临床试验中也观察到类似的结果：在 P_aCO_2 保持稳定的情况下，影响经皮 CO_2 的主要是血流动力学的巨大变化。在某些患者中，有时经皮 CO_2 增加预示着心搏骤停或低心排状

态 [30-33]。皮肤组织灌注不良的重症患者所测得的经皮 – 动脉 CO_2 分压差明显增大 [13]。

为了更加规范地评估重症患者的组织灌注，有两套备选方案：①不加热探头并在现有皮肤温度条件下收集数据；②进行功能性试验。

探头在皮温下使用将导致经皮 CO_2 偏高、经皮 O_2 偏低，经皮测量值与 P_aCO_2 或 P_aO_2 间的差值增大及探头的响应时间延长 [9, 11, 12]。在标准 37℃ 温度时进行测量，动脉闭塞性疾病患者的经皮 PO_2 低于健康志愿者，而糖尿病患者的经皮 PCO_2 高于健康志愿者或非糖尿病患者 [34]。

作为评估组织血流量的替代指标，Vallée 等在 37℃ 的条件下测量了脓毒症和非脓毒症患者耳垂部位的经皮 CO_2 并计算了经皮 PCO_2 与 P_aCO_2 的差值。结果表明脓毒症患者经皮 CO_2 及经皮 – 动脉 CO_2 分压差均高于对照组，而死亡患者的经皮 – 动脉 CO_2 分压差与存活患者相比明显增高，且随着时间进行性升高 [7]。而在一项近期的研究中，Neuschwander 等针对一组接受体外循环心脏手术患者，在 37℃ 条件下测量耳垂部位经皮 CO_2，结果显示其在一定程度上受到 P_aCO_2、平均动脉压和温度的影响，但经皮 CO_2 或经皮 – 动脉 CO_2 分压差与术后转归无关 [27]。

第二个方案是在连续监测经皮 O_2 或 CO_2 的同时实施功能性或激发试验。最初报道的功能性试验是血管阻断试验（vascular occlusion test，VOT），即使用袖带充气超过动脉收缩压一段时间并同时监测经皮 O_2 [34-38]。结果显示在缺血期之后可观察到经皮 O_2 一过性增高，并具有良好的可重复性。

另一种功能性试验是增加 FiO_2 并使用加热电极监测经皮 O_2 的变化 [39-41]。这种方法在评估动脉闭塞性疾病方面已经进行了大量研究，并被推荐用于血管疾病领域：给予动脉闭塞性疾病患者 10min 高 FiO_2 环境，若经皮 O_2 增加超过 10mmHg，一般不需要截肢。相比于经皮 O_2 基础值或其他常用临床指标，该指标可作为更好的截肢预测因子 [39]。已有不同团队使用类似方法对脓毒症患者进行评估 [40, 41]。虽然经皮 CO_2 或经皮 O_2 的基线值在存活组与死亡组之间没有差异，但 FiO_2 升至 100%，10min 后经皮 O_2 所升高的水平存活组显著高于死亡组 [40, 42]。但值得一提的是，Mari 等 [43] 注意到对于肺功能异常的患者，应审慎解读氧负荷试验的结果，因为呼吸功能的损害可直接影响试验结果，而不依赖任何血流动力学改变。

五、结论

经过近几十年的发展，经皮 O_2 和 CO_2 监测已经成为一种十分简单且有前景的无创技术。在 43 ~ 45℃的皮肤温度下进行监测时，测量值受动脉 P_ACO_2 和 PO_2 的显著影响，而在 37℃情况下测量可间接评估组织血流。现有研究提示在血管阻断试验或氧负荷试验等功能性试验中，该项技术具有良好的应用前景。

参 考 文 献

[1] Severinghaus JW. Methods of measurement of blood and gas carbon dioxide during anesthesia. Anesthesiology. 1960;21:717–26.

[2] Eberhard P, Mindt W, Schafer R. Cutaneous blood gas monitoring in the adult. Crit Care Med. 1981;9(10):702–5.

[3] Severinghaus JW, Stafford M, Bradley AF. tcPCO2 electrode design, calibration and temperature gradient problems. Acta Anaesthesiol Scand Suppl. 1978;68:118–22.

[4] Schlichtig R, Bowles SA. Distinguishing between aerobic and anaerobic appearance of dissolved CO2 in intestine during low flow. J Appl Physiol (1985). 1994;76:2443–51.

[5] De Backer D, Creteur J, Preiser JC, Dubois MJ, Vincent JL. Microvascular blood flow is altered in patients with sepsis. Am J Respir Crit Care Med. 2002;166(1):98–104.

[6] De Backer D, Donadello K, Sakr Y, Ospina-Tascon GA, Salgado DR, Scolletta S, et al. Microcirculatory alterations in patients with severe sepsis: impact of time of assessment and relationship with outcome. Crit Care Med. 2013;41(3):791–9.

[7] Vallee F, Mateo J, Dubreuil G, Poussant T, Tachon G, Ouanounou I, et al. Cutaneous ear lobe PCO₂ at 37°C to evaluate micro perfusion in septic patients. Chest. 2010;138(5): 1062–70.

[8] Ospina-Tascon GA, Umana M, Bermudez WF, Bautista-Rincon DF, Valencia JD, Madrinan

HJ, et al. Can venous-to-arterial carbon dioxide differences reflect microcirculatory alterations in patients with septic shock? Intensive Care Med. 2016;42(2):211–21.

[9] Wimberley PD, Gronlund PK, Olsson J, Siggaard-Andersen O. Transcutaneous carbon dioxide and oxygen tension measured at different temperatures in healthy adults. Clin Chem. 1985;31(10):1611–5.

[10] Jaszczak P. Skin oxygen tension, skin oxygen consumption, and skin blood flow measured by a tc-pO$_2$ electrode. Acta Physiol Scand Suppl. 1991;603:53–7.

[11] Tremper KK, Mentelos RA, Shoemaker WC. Effect of hypercarbia and shock on transcutaneous carbon dioxide at different electrode temperatures. Crit Care Med. 1980;8(11): 608–12.

[12] Nishiyama T, Nakamura S, Yamashita K. Effects of the electrode temperature of a new monitor, TCM4, on the measurement of transcutaneous oxygen and carbon dioxide tension. J Anesth. 2006;20(4):331–4.

[13] Rodriguez P, Lellouche F, Aboab J, Buisson CB, Brochard L. Transcutaneous arterial carbon dioxide pressure monitoring in critically ill adult patients. Intensive Care Med. 2006;32(2):309–12.

[14] Rithalia SV, Farrow P, Doran BR. Comparison of transcutaneous oxygen and carbon dioxide monitors in normal adults and critically ill patients. Intensive Crit Care Nurs. 1992;8(1): 40–6.

[15] Patel BT, Delpy DT, Hillson PJ, Parker D. A topical metabolic inhibitor to improve transcutaneous estimation of arterial oxygen tension in adults. J Biomed Eng. 1989;11(5): 381–3.

[16] Fanconi S, Tschupp A, Molinari L. Long-term transcutaneous monitoring of oxygen tension and carbon dioxide at 42 degrees C in critically ill neonates: improved performance of the tcpo2 monitor with topical metabolic inhibition. Eur J Pediatr. 1996;155(12):1043–6.

[17] Moritz AR, Henriques FC. Studies of thermal injury: II. The relative importance of time and surface temperature in the causation of cutaneous burns. Am J Pathol. 1947;23(5): 695–720.

[18] Golden SM. Skin craters—a complication of transcutaneous oxygen monitoring. Pediatrics. 1981;67(4):514–6.

[19] Boyle RJ, Oh W. Erythema following transcutaneous PO$_2$ monitoring. Pediatrics.

1980;65(2):333–4.

[20] Jaszczak P, Sejrsen P. Oxygen tension and consumption measured by a tc-PO_2 electrode on heated skin before and after epidermal stripping. Acta Anaesthesiol Scand. 1987;31(5):362–9.

[21] Takiwaki H, Nakanishi H, Shono Y, Arase S. The influence of cutaneous factors on the transcutaneous pO_2 and pCO_2 at various body sites. Br J Dermatol. 1991;125(3):243–7.

[22] Janssens JP, Perrin E, Bennani I, de Muralt B, Titelion V, Picaud C. Is continuous transcutaneous monitoring of PCO_2 ($TcPCO_2$) over 8 h reliable in adults? Respir Med. 2001;95(5):331–5.

[23] Bendjelid K, Schutz N, Stotz M, Gerard I, Suter PM, Romand JA. Transcutaneous PCO_2 monitoring in critically ill adults: clinical evaluation of a new sensor. Crit Care Med. 2005;33(10):2203–6.

[24] Kim JY, Yoon YH, Lee SW, Choi SH, Cho YD, Park SM. Accuracy of transcutaneous carbon dioxide monitoring in hypotensive patients. Emerg Med J. 2014;31(4):323–6.

[25] Bolliger D, Steiner LA, Kasper J, Aziz OA, Filipovic M, Seeberger MD. The accuracy of non-invasive carbon dioxide monitoring: a clinical evaluation of two transcutaneous systems. Anaesthesia. 2007;62(4):394–9.

[26] Delerme S, Montout V, Goulet H, Arhan A, Le SF, Devilliers C, et al. Concordance between transcutaneous and arterial measurements of carbon dioxide in an ED. Am J Emerg Med. 2012;30(9):1872–6.

[27] Neuschwander A, Couffin S, Huynh TM, Cholley B, de Villechenon GP, Achouh P, et al. Determinants of transcutaneous ear lobe CO_2 tension ($PtCO_2$) at 37°C during on-pump cardiac surgery. J Cardiothorac Vasc Anesth. 2015;29(4):917–23.

[28] Hasibeder W, Haisjackl M, Sparr H, Klaunzer S, Horman C, Salak N, et al. Factors influencing transcutaneous oxygen and carbon dioxide measurements in adult intensive care patients. Intensive Care Med. 1991;17(5):272–5.

[29] Choi SH, Kim JY, Yoon YH, Park SJ, Moon SW, Cho YD. The use of transcutaneous CO_2 monitoring in cardiac arrest patients: a feasibility study. Scand J Trauma Resusc Emerg Med. 2014;22:70.

[30] Steinacker JM, Spittelmeister W, Wodick R. Examinations on the blood flow dependence of tcPO$_2$ using the model of the "circulatory hyperbola". Adv Exp Med Biol. 1987; 220:263–8.

[31] Nikki P, Tahvanainen J, Rasanen J, Makelainen A. Ventilatory pattern in respiratory failure arising from acute myocardial infarction. II. PtcO$_2$ and PtcCO$_2$ compared to Pao2 and PaCO$_2$ during IMV4 vs IPPV12 and PEEP0 vs PEEP10. Crit Care Med. 1982;10(2):79–81.

[32] Tremper KK, Shoemaker WC. Transcutaneous oxygen monitoring of critically ill adults, with and without low flow shock. Crit Care Med. 1981;9(10):706–9.

[33] Tremper KK, Waxman K, Bowman R, Shoemaker WC. Continuous transcutaneous oxygen monitoring during respiratory failure, cardiac decompensation, cardiac arrest, and CPR. Transcutaneous oxygen monitoring during arrest and CPR. Crit Care Med. 1980;8(7): 377–81.

[34] Creutzig A, Dau D, Caspary L, Alexander K. Transcutaneous oxygen pressure measured at two different electrode core temperatures in healthy volunteers and patients with arterial occlusive disease. Int J Microcirc Clin Exp. 1987;5(4):373–80.

[35] Gruber EM, Schwarz B, Germann R, Breuss M, Bonatti J, Hasibeder W. Reactive hyperemia in skin after cardiopulmonary bypass. J Cardiothorac Vasc Anesth. 2000;14(2):161–5.

[36] Ewald U. Evaluation of the transcutaneous oxygen method used at 37°C for measurement of reactive hyperaemia in the skin. Clin Physiol. 1984;4(5):413–23.

[37] Ewald U, Rooth G, Tuvemo T. Postischaemic hyperaemia studied with a transcutaneous oxygen electrode used at 33–37 degrees C. Scand J Clin Lab Invest. 1981;41(7):641–5.

[38] Ewald U, Huch A, Huch R, Rooth G. Skin reactive hyperemia recorded by a combined TcPO2 and laser Doppler sensor. Adv Exp Med Biol. 1987;220:231–4.

[39] Harward TR, Volny J, Golbranson F, Bernstein EF, Fronek A. Oxygen inhalation—induced transcutaneous PO$_2$ changes as a predictor of amputation level. J Vasc Surg. 1985;2(1): 220–7.

[40] Yu M, Morita SY, Daniel SR, Chapital A, Waxman K, Severino R. Transcutaneous pressure of oxygen: a noninvasive and early detector of peripheral shock and outcome. Shock. 2006;26(5):450–6.

[41] He HW, Liu DW, Long Y, Wang XT, Chai WZ, Zhou X. The transcutaneous oxygen

challenge test: a noninvasive method for detecting low cardiac output in septic patients. Shock. 2012;37(2):152–5.

[42] He HW, Liu DW, Long Y, Wang XT. The peripheral perfusion index and transcutaneous oxygen challenge test are predictive of mortality in septic patients after resuscitation. Crit Care. 2013;17(3):R116.

[43] Mari A, Vallee F, Bedel J, Riu B, Ruiz J, Sanchez-Verlaan P, et al. Oxygen challenge test in septic shock patients: prognostic value and influence of respiratory status. Shock. 2014;41(6):504–9.

Regional Capnography
局部二氧化碳图

13

Jihad Mallat，Benoit Vallet 著

陈　晗 译

于荣国 校

在危重患者休克治疗中，早期识别并充分纠正组织灌注不足具有举足轻重的意义，能够避免多器官功能障碍的发生并改善预后[1, 2]。在休克的治疗中，以宏观循环参数为目标的早期积极复苏策略已得到推荐[3, 4]。但即使实现了宏观循环参数的最优化，氧供给不足和组织灌注受损仍可持续，并导致器官衰竭[5, 6]。事实上，即使存在组织缺氧的证据，全身血流动力学和氧代谢衍生参数仍可正常，因而不能反映氧供给 / 氧需求间的不平衡和微循环障碍，在脓毒症时尤为明显[7]。这就给解读反映组织缺氧的氧衍生参数造成了困难：氧消耗低可能是因为氧需求减少而非缺氧[8]，也可以是任何引起组织缺氧的进程（如脓毒症、低血容量）所引起——这时氧消耗低可能是微循环分流和（或）组织氧利用障碍（细胞病性缺氧）的结果[9–11]。因此，全身氧代谢衍生变量是非特异性的，不能发现局部的低灌注。

虽然在危重患者中普遍使用，血乳酸升高并非组织缺氧和低灌注的敏感指标[12–18]。非无氧代谢机制如脓毒症炎症反应引起的有氧糖酵解增多[19]、丙酮酸脱氢酶抑制[20]和乳酸清除障碍[21]都对脓毒症患者血乳酸水平升高有影响。内毒素血症时，缺氧和有氧代谢的乳酸水平没有显示出差异[22]。此外，由于乳酸升高的非特异性，仅依靠高乳酸血症无法鉴别循环衰竭的性质。

长时间心肺复苏的低流量状态下可以观察到组织二氧化碳分压（partial pressure of carbon dioxide，PCO_2）升高[23, 24]。已经证明在休克和心搏骤停的低流量状态期间，心脏、肝实质、肾脏和大脑皮层的 PCO_2 升高[25-27]。虽然可能的机制还存在争议，但相对于全身代谢指标，组织 PCO_2 升高被认为是早期反映组织缺氧更好的标志物[28-30]。这些发现凸显了监测组织 PCO_2 的重要性，可能有助于发现微循环灌注不足的早期迹象。通过不同的技术可以对不同部位（胃、舌下和皮肤）的组织 PCO_2 进行测量，从而满足临床实践的需求。

在本章中，我们将首先讨论休克时组织 PCO_2 的影响因素，然后回顾关于现有可用于组织 PCO_2 测量的区域二氧化碳图的相关知识，及其用于评估危重患者器官灌注的适用性和局限性。经皮 PCO_2 测定将在本书其他章节介绍，本章不作讨论。

一、组织 PCO_2 增加的生理学背景

组织 PCO_2 主要用于检测组织缺氧，即氧供应（oxygen supply，DO_2）不再能维持氧消耗（oxygen consumption，VO_2）的情况[31]。但是解读组织 PCO_2 相对复杂，并且取决于三个变量：区域血流量、动脉 CO_2 含量和组织 CO_2 生成。稳定呼吸的情况下动脉 CO_2 含量不变，此时组织 CO_2 含量主要反映组织血流量与局部 CO_2 生成间的平衡。理论上，组织 PCO_2 可通过两种机制增加[32]。首先，有氧代谢增加与细胞产生更多的 CO_2 有关，由于组织氧需求的调节作用，通常也伴有血流相应地增多，因此组织 PCO_2 不变（洗脱现象）。与之相反，在低血流量的情况下，由于 CO_2 生成和 CO_2 清除减少之间的不平衡，即使没有组织缺氧，组织 CO_2 含量也会升高[33]。事实上，由于交换时间的缩短，通过外周流出微血管的每单位血液中 CO_2 增加多于正常水平，结果是静脉和组织高碳酸症（CO_2 瘀滞现象）。其次，在组织缺氧的条件下，由于糖无氧酵解和高能磷酸盐水解增加，乳酸生成过多并导致 H^+ 离子产生增加[34]。这些 H^+ 离子被细胞内的碳酸氢盐缓冲生成 CO_2，导致 PCO_2 升高，此时 PCO_2 升高反映了组织缺氧。实验研究提供的证据表明，黏膜内 PCO_2 可以作为低血流量模型中 VO_2 降低

时组织缺氧的指标[32, 35]。Schlichtig 和 Bowles 等[32] 在犬心脏压塞的模型中发现，低于临界氧供应阈值时，由于无氧性 CO_2 的生成黏膜 PCO_2 增加。类似的，在失血性休克模型中，Dubin 等[35] 确定了胃肠黏膜内存在 CO_2 生成的无氧代谢来源，并伴有黏膜 PCO_2 升高。

但是，所有通过分析组织 PCO_2 来发现组织缺氧的研究都采用了减少血流量的实验方案来减少 VO_2，但该实验方案不可能区分组织缺氧与低灌注，因此可能成为潜在的混杂因素[36]。此外，缺氧组织中的无氧性 CO_2 生成不易识别。事实上，在组织缺氧的情况下，随着 VO_2 的降低，需氧性的 CO_2 生成减少，与无氧性 CO_2 的生成相互抵消，净结果是 CO_2 生成总量下降。结果就是，最终对组织 PCO_2 造成的影响主要取决于血流量。基于此，当组织缺氧伴随着血流得以维持的情况下，组织 PCO_2 应保持相对不变——因为产生的 CO_2 数量较少，可以很容易地被正常血流清除。与之相反，在停滞性缺氧时血流减少，由于清除的下降可以观察到组织 PCO_2 升高。

Vallet 等[36] 在犬孤立后肢模型中探讨了这一问题。他们很好地展示了通过减少血流将氧输送降低到临界值以下（缺血性缺氧）时，血流和氧输送减少与肢体静脉 – 动脉 CO_2 分压差升高相关，这是 CO_2 瘀滞现象所致，即使总 CO_2 生成减少亦然。相反，当维持血流而降低给予的氧浓度以减少动脉氧分压（低张性缺氧）时，尽管 DO_2 和 VO_2 也有类似幅度的下降——意味着组织缺氧程度与缺血性缺氧类似——静脉 – 动脉 CO_2 分压差却没有升高。这是因为血流得以维持，足以清除额外产生的 CO_2（无氧性 CO_2）（图 13-1）。Nevière 等[37] 和 Dubin 等[38, 39] 在他们的实验研究中都证实了黏膜 – 动脉 CO_2 分压差主要与血流减少有关，因为黏膜 – 动脉 CO_2 分压差在缺血性缺氧时升高，而低张性缺氧时却没有。有趣的是，Creteur 等[40] 发现，脓毒性休克患者舌下组织 PCO_2 水平与舌下毛细血管存在灌注的比例（使用正交偏振光谱仪评估）存在相关关系，而受累微循环的再灌注与舌下组织 PCO_2 正常化有关（图 13-2）。

总之，综合以上发现可以支持这样一个概念，即组织 – 动脉 CO_2 分压差的增大只反映微循环停滞，而非组织缺氧。组织 PCO_2 对于缺氧是一个不敏感的指标，只纯粹是组织灌注不足的标志，这些结果也被数学模型所证实[41]。

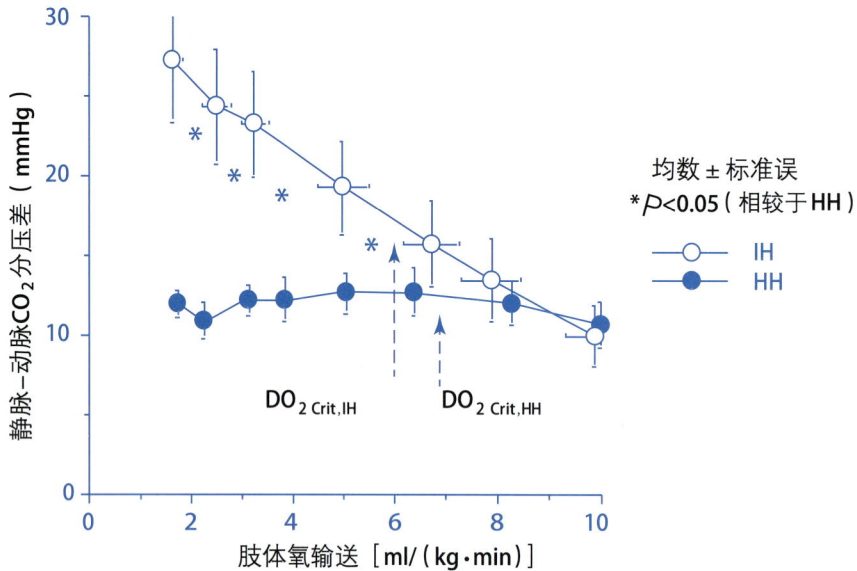

▲ 图 13-1　后肢静脉 - 动脉 CO_2 分压差与氧输送（DO_2）间的函数关系

在缺血性缺氧（ischemic hypoxia，IH）和低张性缺氧（hypoxic hypoxia，HH）时，后肢静脉 - 动脉 CO_2 分压差是氧输送（DO_2）的函数。IH 和 HH 间 DO_2 的临界阈值（$DO_{2\,Crit}$）没有差别。经许可引自参考文献 [36]

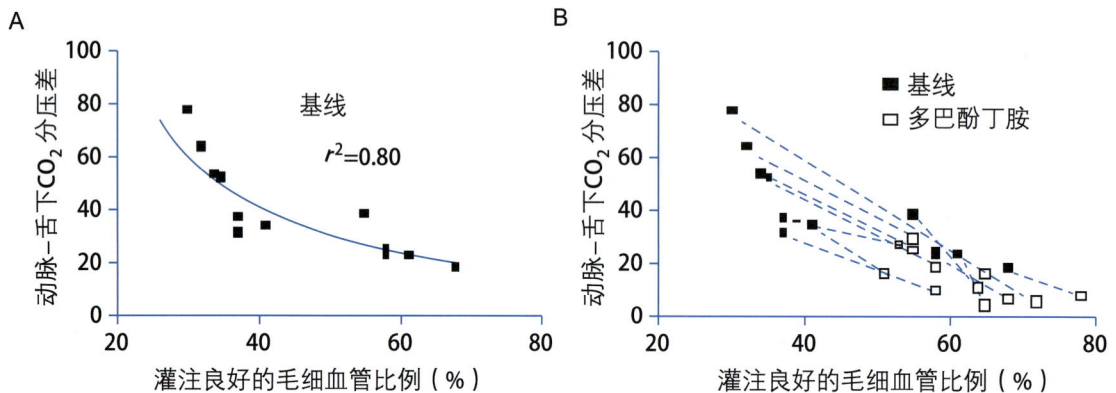

▲ 图 13-2　舌下 - 动脉 CO_2 分压差

A. 舌下 - 动脉 CO_2 分压差与灌注良好毛细血管比例间的关系；B. 多巴酚丁胺对各受试者舌下 - 动脉 CO_2 分压差及关注良好毛细血管比例的影响（经许可引自参考文献 [40]）

二、胃 CO_2 张力监测

胃 CO_2 张力监测是一种旨在测量胃腔内 PCO_2 的技术，通过插入远端带有硅胶球囊的鼻胃管实施。在黏膜细胞中产生的 CO_2 可以自由地扩散到胃腔中，穿过球囊的半透膜与其内容物（盐水或气体）达到平衡，并通过以下两种方法测量球囊内容物的 PCO_2：①生理盐水测量法，球囊充满生理盐水，经过一段平衡时间后取出并使用血气分析仪测定液体的 PCO_2；②空气测量法，气体被球囊吸入并由红外分析仪半连续地测量 PCO_2。空气张力计的优点在于能更快达到充分的平衡，并且能自动采样及测量，从而避免了生理盐水测量可能引起的误差。

胃肠黏膜对组织灌注减少高度敏感，这是因为其微循环的特殊逆流结构及其黏膜细胞氧需求的临界值高于其他重要器官[42]。内脏灌注不足可导致炎性细胞因子释放和胃肠黏膜结构变化，引起通透性增加和细菌移位，这与重症患者多器官功能衰竭和死亡密切相关[43-45]。有学者提出，胃肠道可谓是"身体里的金丝雀"，而胃肠道缺血则是"即将发生危险的早期警示"[46]。胃是一个相对容易到达的器官，可以提供其他内脏的关键信息。使用胃 CO_2 张力监测内脏灌注有助于减少或避免肠系膜缺血事件并改善危重患者的转归。实际上，一过性正常血压的血容量不足也可导致内脏血管收缩[47]，而胃 CO_2 张力监测可以发现这种早期改变[48]。

（一）胃 CO_2 张力监测判断预后的能力

起初胃黏膜 PCO_2（gastric intramucosal PCO_2，P_gCO_2）和胃黏膜 pH（intramucosal pH，pHi）监测是用来评估内脏缺氧的。已证实胃黏膜内高碳酸血症和酸中毒是胃黏膜缺氧的指标，也是危重患者并发症和死亡的预测指标[15, 17]，对判断预后具有很高价值[49, 50]。但是 pHi 测定需要假定动脉碳酸氢盐水平等于胃黏膜碳酸氢盐水平，而这可能是不正确的。实际上，模拟内脏缺血的研究表明，使用动脉碳酸氢盐计算pHi 会导致错误[51]。此外，酸碱失衡可导致低 pHi 而不伴胃 CO_2 过量堆积[52]。因此，pHi 的计算被放弃了，人们的兴趣转向 P_gCO_2 增加[53]。由于 P_gCO_2 与 P_aCO_2 直接相关，实际上应该认为 P_gCO_2 和 P_aCO_2 间的差值（胃黏膜 – 动脉 CO_2 分压差）反映胃的灌注，因为它更准确地反映了胃黏膜血流是否充足[54]。

Levy 等[30] 使用自动空气胃 CO_2 张力仪测量了 95 名重症患者入 ICU 即刻和 24h 后的胃黏膜 – 动脉 CO_2 分压差。有趣的是，作者发现入院后 24h 的胃黏膜 – 动

脉 CO_2 分压差和器官衰竭评分是 28 天死亡率的独立预测因素，其预测 28 天死亡率的最佳阈值为 20mmHg[30]。该研究提示入 ICU 后 24h 内持续内脏低灌注与预后不良相关。

在术中监测胃 CO_2 张力监测的衍生指标对于预测术后并发症也具有价值[55, 56]。已经证实食管切除术患者术中内脏低灌注与肠道通透性增加、过度的急性时相反应及术后严重感染性并发症的发生有关[57]。Lebuffe 等[58] 在一项欧洲多中心观察性研究中发现，术中 P_gCO_2 与呼气末 PCO_2（作为动脉 PCO_2 的替代指标）之间的差值可作为预测高风险大手术患者术后并发症的预测指标。在多发伤患者中，已经证明胃二氧化碳图预测多器官功能障碍和死亡优于其他临床变量[59]。

（二）胃 CO_2 张力测量用于指导治疗

有研究测试了胃 CO_2 张力测量作为治疗指导手段的有效性，采用 pHi 作为复苏的目标[28, 60-64]。遗憾的是，这些研究间得出了相互矛盾的结果，主要是因为所使用的部分复苏策略未能有效改变 pHi[62]。

在一项大型多中心研究中，Gutierrez 等[28] 将 260 名重症患者随机分配到标准复苏方案组或试验组，其中试验组的复苏以维持 pHi ≥ 7.35 为导向。对于初始 pHi ≥ 7.35 的患者和依据 pHi 来滴定复苏策略者较标准治疗方案具有更高的 28 天存活率。该研究进一步支持了早期发现和治疗内脏组织低灌注可影响危重患者预后的观点。但另五项随机对照研究[60-64] 未能证明患者能从这种治疗策略中获益。对于多病因的重症患者，Gomersall 等[62] 的研究没有发现以 pHi > 7.35 为复苏目标组与标准复苏治疗组之间存在着差异。类似地，迈阿密创伤临床研究组（Miami Trauma Clinical Trials Group）是一项前瞻性随机对照研究，纳入了 151 例收住 ICU 的创伤患者，比较了以胃 CO_2 张力测量为导向治疗低灌注与以常规低灌注指标为导向的标准治疗[63]。两种方法间死亡率、机械通气天数和住 ICU 时间没有统计学差异。而在一项 130 例脓毒性休克患者的随机对照研究中，Palizas 等[64] 比较了胃黏膜 pHi 指导的复苏方案（以 pHi ≥ 7.32 为目标）和标准治疗方法（以心指数正常为目标），未能证明与心指数相比用 pHi 作为脓毒性休克患者的复苏目标具备任何生存获益。

尽管如此，复苏 24h 内的 pHi 正常化强烈提示治疗成功；相反，经治疗 pHi 持续偏低与预后不良相关。

遗憾的是，这些研究大多没有足够的统计学检验效能，用以证明不同复苏方法间的显著性差异。但无论如何，在所有这些报告中都一致发现 pHi 值降低与预后相关。最近，Zhang 等 [65] 对这六项研究进行了系统评价和 meta 分析，研究胃 CO_2 张力测量指导治疗是否对重症患者有益。作者发现，与对照组相比，pHi 指导的复苏可降低重症患者的总死亡率（OR = 0.732；95% CI 0.536 ~ 0.999；P = 0.049），而 ICU 和住院死亡率以及 ICU 和总住院时间没有差异 ❶。

Silva 等 [66] 报道了对脓毒性休克患者，液体负荷试验对胃黏膜 - 动脉 CO_2 分压差以及全身血流动力学和组织氧合的影响。虽然液体负荷与心指数增加及 $PgCO_2$ 降低相关，但全身组织氧合保持不变。此外，无论是心指数的变化还是前负荷的基线指标，两者与胃黏膜 - 动脉 CO_2 分压差的变化值间都没有发现相关关系。不过胃黏膜 - 动脉 CO_2 分压差的变化值与基线 $PgCO_2$ 高度相关。这些发现为如下观点提供了进一步的证据：在重症患者在开始以及滴定复苏治疗时，应该使用提示局部组织灌注不足的指标（如胃黏膜 - 动脉 CO_2 分压差）而非全局性参数。

即使在自动空气胃 CO_2 张力测量法问世之后，胃 CO_2 张力测量仍有很多局限性 [67]，包括需要停止肠内营养和 H_2 受体阻滞剂。这些缺点妨碍了它作为一种实用组织 PCO_2 常规监测工具的广泛应用。

三、舌下二氧化碳图

舌下区域作为胃肠道的近端和易触及的部分，或许可以作为测量组织 PCO_2 的合适位置 [68]。舌下黏膜血管起自颈外动脉分支，因此舌下区域不属于内脏的一部分。但舌下黏膜与消化道黏膜具有相似胚胎起源，可能会呈现相同的改变。有趣的

---

❶ 也就是说，总死亡率存在显著性差异，而分别单做 ICU 和住院死亡率时，却得不到显著性差异了。这样一种看似矛盾的结果来自于 meta 分析自身的方法学缺陷，也提示我们需要谨慎解读相关结果。

是，实验研究表明 P_gCO_2 与舌下黏膜 PCO_2（sublingual mucosa PCO_2，$P_{sl}CO_2$）之间存在良好的相关性[68-70]。这些研究在不同动物模型中都观察到，在失血性和脓毒性休克期间，$P_{sl}CO_2$ 的变化与 P_gCO_2 的变化及低灌注的全身指标如动脉血乳酸浓度平行。舌下二氧化碳图较胃 CO_2 张力测量具有许多优点，该方法无创、易于实施、不需要操作前给药或中断肠内营养，并能得到实时的结果，因此，它是一项 ICU 中易用的床旁组织灌注监测技术。

已有两种不同的装置用于 $P_{sl}CO_2$ 的测量：MI-720 CO_2 电极（Microelectrodes，伦敦德里，新罕布什尔）和 CapnoProbe SL 监测系统（Nellcor，普莱森顿，加利福尼亚）。MI-720 属 CO_2 电极，需要在使用前在已知 CO_2 浓度值的标准气体中进行校准，主要用于动物实验的 $P_{sl}CO_2$ 测量[69, 70]。CapnoProbe 主要用于分析 $P_{sl}CO_2$，并已用于该领域的大多数临床研究[29, 40, 71, 72]。CapnoProbe 包括一个一次性 PCO_2 传感器（置于舌下），它实际上是一个 CO_2 感应光极。光极包含一个荧光指示器，它由光纤传导的光激发，然后将荧光传回仪器，在那里荧光被转换为 PCO_2 数值[73]。

已有五项在重症患者中使用舌下二氧化碳图的临床研究[29, 40, 71, 72, 74]。Weil 等[74] 发现急性循环衰竭患者的 $P_{sl}CO_2$ 值升高，还发现入院时的 $P_{sl}CO_2$ 值可预测住院生存率。初始 $P_{sl}CO_2$ 值与血乳酸水平相关性非常好，但在复苏期间下降得更快，这意味着 $P_{sl}CO_2$ 的降低比血乳酸浓度下降发生得更快。作者得出结论称，舌下二氧化碳图是一种值得信赖的技术，可用于诊断和评估重症患者急性循环衰竭的严重程度。

类似地，在一项血流动力学不稳定重症患者的前瞻性研究中，Marik 等[29, 71] 探讨了舌下 – 动脉 CO_2 分压差作为组织低灌注指标的临床应用价值。他们观察到舌下 – 动脉 CO_2 分压差是比传统组织缺氧指标（混合静脉血氧饱和度、心指数、氧输送和动脉乳酸水平）更好的预后预测因素，且对治疗干预反应更灵敏。

使用正交偏振光谱（orthogonal polarization spectral，OPS）成像技术，De Backer 等[10] 观察到舌下区域的微循环障碍在脓毒性休克患者中很常见。与对照组相比，休克患者毛细血管密度降低，有灌注的毛细血管百分比也降低。在脓毒性休克患者中还发现，存活者的微血管血流量迅速改善，而死亡者呈持续低灌注改变[5]。这些结果表明，脓毒症患者多器官衰竭和死亡的发生发展归因于微循环的持续损害。有趣的是，在一项对脓毒性休克患者的出色研究中，Creteur 等[40] 探讨了舌下微循环灌注损害（使用 OPS 评估）与舌下 – 动脉 CO_2 分压差之间的关系。他们发现受损舌下微循环的再灌注与舌下 – 动脉 CO_2 分压差正常化相关（图 13-2）。作者得出结论，舌下二氧化碳图作为一种简单的非侵入性工具，在脓毒性休克复苏期间可以用于监测脓毒症诱导的微循环障碍。然而，尚没有研究评估舌下 – 动脉 CO_2 分压差作为重症患者复苏终点目标的临床应用价值。而且不幸的是，市面上已不再有 CapnoProbe 出售。使用特殊盘绕硅胶管的新型舌下 CO_2 张力测量方法正在研究中[75]，但目前尚未上市。

四、结论

在重症患者中，组织低灌注是导致多器官功能障碍和死亡的重要原因，而且并非总能通过监测标准的全身血流动力学和氧代谢参数发现。实验室和临床研究表明，低流量状态始终与 PCO_2 升高相关，后者很重要，影响几乎所有组织。人们已经认识到，应用胃 CO_2 张力测量监测得到的局部 PCO_2 是预后预测因素和治疗干预的终点指标，具有很大的应用价值。然而该技术还存在诸多局限性，妨碍了其在临床实践中的应用。舌下二氧化碳图或许是评估休克严重程度和组织灌注是否充足的理想非侵入性监测工具。但舌下二氧化碳图的临床应用经验有限，需要进一步的研究来确定 $P_{sl}CO_2$ 监测的临床应用价值，尤其是作为指导复苏的终点指标。

参 考 文 献

[1] Rivers E, Nguyen B, Havstad S, Ressler J, Muzzin A, Knoblich B, et al. Early goaldirected therapy in the treatment of severe sepsis and septic shock. N Engl J Med. 2001;345(19):

1368–77.

[2] Vincent JL, De Backer D. Circulatory shock. N Engl J Med. 2013;369(18):1726–34. https://doi.org/10.1056/NEJMra1208943.

[3] Dellinger RP, Levy MM, Rhodes A, Annane D, Gerlach H, Opal SM, et al. Surviving Sepsis Campaign: international guidelines for management of severe sepsis and septic shock, 2012. Intensive Care Med. 2013;39(2):165–228. https://doi.org/10.1007/s00134- 012-2769-8.

[4] Cecconi M, De Backer D, Antonelli M, Beale R, Bakker J, Hofer C, et al. Consensus on circulatory shock and hemodynamic monitoring. Task force of the European Society of Intensive Care Medicine. Intensive Care Med. 2014;40(12):1795–815. https://doi.org/10.1007/s00134-014-3525-z.

[5] Sakr Y, Dubois MJ, De Backer D, Creteur J, Vincent JL. Persistent microcirculatory alterations are associated with organ failure and death in patients with septic shock. Crit Care Med. 2004;32(9):1825–31.

[6] Vincent JL, De Backer D. Microvascular dysfunction as a cause of organ dysfunction in severe sepsis. Crit Care. 2005;9(Suppl 4):S9–12.

[7] Trzeciak S, Cinel I, Phillip Dellinger R, Shapiro NI, Arnold RC, Parrillo JE, et al. Resuscitating the microcirculation in sepsis: the central role of nitric oxide, emerging concepts for novel therapies, and challenges for clinical trials. Acad Emerg Med. 2008;15(5):399–413. https://doi.org/10.1111/j.1553-2712.2008.00109.x.

[8] Mekontso-Dessap A, Castelain V, Anguel N, Bahloul M, Schauvliege F, Richard C, et al. Combination of venoarterial PCO_2 difference with arteriovenous O_2 content difference to detect anaerobic metabolism in patients. Intensive Care Med. 2002;28(3):272–7.

[9] Ince C, Sinaasappel M. Microcirculatory oxygenation and shunting in sepsis and shock. Crit Care Med. 1999;27(7):1369–77.

[10] De Backer D, Creteur J, Preiser JC, Dubois MJ, Vincent JL. Microvascular blood flow is altered in patients with sepsis. Am J Respir Crit Care Med. 2002;166(1):98–104.

[11] Fink MP. Bench-to-bedside review: cytopathic hypoxia. Crit Care. 2002;6(6):491–9.

[12] Hotchkiss RS, Karl IE. Reevaluation of the role of cellular hypoxia and bioenergetic failure in sepsis. JAMA. 1992;267(11):1503–10.

[13] James JH, Luchette FA, McCarter FD, Fischer JE. Lactate is an unreliable indicator of tissue hypoxia in injury or sepsis. Lancet. 1999;354(9177):505–8.

[14] Garcia-Alvarez M, Marik P, Bellomo R. Sepsis-associated hyperlactatemia. Crit Care. 2014;18(5):503. https://doi.org/10.1186/s13054-014-0503-3.

[15] Marik PE. Gastric intramucosal pH. A better predictor of multiorgan dysfunction syndrome and death than oxygen-derived variables in patients with sepsis. Chest. 1993;104(1): 225–9.

[16] De Backer D. Lactic acidosis. Intensive Care Med. 2003;29(5):699–702.

[17] Marik PE. Regional carbon dioxide monitoring to assess the adequacy of tissue perfusion. Curr Opin Crit Care. 2005;11(3):245–51.

[18] Rimachi R, Bruzzi de Carvahlo F, Orellano-Jimenez C, Cotton F, Vincent JL, De Backer D. Lactate/pyruvate ratio as a marker of tissue hypoxia in circulatory and septic shock. Anaesth Intensive Care. 2012;40(3):427–32.

[19] Gore DC, Jahoor F, Hibbert JM, DeMaria EJ. Lactic acidosis during sepsis is related to increased pyruvate production, not deficits in tissue oxygen availability. Ann Surg. 1996;224(1):97–102.

[20] Vary TC, Siegel JH, Nakatani T, Sato T, Aoyama H. Effect of sepsis on activity of pyruvate dehydrogenase complex in skeletal muscle and liver. Am J Phys. 1986;250(6 Pt 1): E634–40.

[21] Levraut J, Ciebiera JP, Chave S, Rabary O, Jambou P, Carles M, et al. Mild hyperlactatemia in stable septic patients is due to impaired lactate clearance rather than overproduction. Am J Respir Crit Care Med. 1998;157(4 Pt 1):1021–6.

[22] Curtis SE, Cain SM. Regional and systemic oxygen delivery/uptake relations and lactate flux in hyperdynamic, endotoxin-treated dogs. Am Rev Respir Dis. 1992;145(2 Pt 1): 348–54.

[23] Grundler W, Weil MH, Rackow EC. Arteriovenous carbon dioxide and pH gradients during cardiac arrest. Circulation. 1986;74(5):1071–4.

[24] Weil MH, Rackow EC, Trevino R, Grundler W, Falk JL, Griffel MI. Difference in acid-base state between venous and arterial blood during cardiopulmonary resuscitation. N Engl J

Med. 1986;315(3):153–6.

[25] Kette F, Weil MH, Gazmuri RJ, Bisera J, Rackow EC. Intramyocardial hypercarbic acidosis during cardiac arrest and resuscitation. Crit Care Med. 1993;21(6):901–6.

[26] Gudipati CV, Weil MH, Gazmuri RJ, Deshmukh HG, Bisera J, Rackow EC. Increases in coronary vein CO_2 during cardiac resuscitation. J Appl Physiol (1985). 1990;68(4): 1405–8.

[27] Desai VS, Weil MH, Tang W, Gazmuri R, Bisera J. Hepatic, renal, and cerebral tissue hypercarbia during sepsis and shock in rats. J Lab Clin Med. 1995;125(4):456–61.

[28] Gutierrez G, Palizas F, Doglio G, Wainsztein N, Gallesio A, Pacin J, et al. Gastric intramucosal pH as a therapeutic index of tissue oxygenation in critically ill patients. Lancet. 1992;339(8787):195–9.

[29] Marik PE, Bankov A. Sublingual capnometry versus traditional markers of tissue oxygenation in critically ill patients. Crit Care Med. 2003;31(3):818–22.

[30] Levy B, Gawalkiewicz P, Vallet B, Briancon S, Nace L, Bollaert PE. Gastric capnometry with air-automated tonometry predicts outcome in critically ill patients. Crit Care Med. 2003;31(2):474–80.

[31] Connett RJ, Honig CR, Gayeski TE, Brooks GA. Defining hypoxia: a systems view of VO_2, glycolysis, energetics, and intracellular PO_2. J Appl Physiol (1985). 1990;68(3): 833–42.

[32] Schlichtig R, Bowles SA. Distinguishing between aerobic and anaerobic appearance of dissolved CO_2 in intestine during low flow. J Appl Physiol (1985). 1994;76(6):2443–51.

[33] Teboul JL, Michard F, Richard C. Critical analysis of venoarterial CO_2 gradient as a marker of tissue hypoxia. In: Vincent JL, editor. Yearbook of intensive care and emergency medicine. Heidelberg: Springer; 1996. p. 296–307.

[34] Randall HM Jr, Cohen JJ. Anaerobic CO_2 production by dog kidney in vitro. Am J Phys. 1966;211(2):493–505.

[35] Dubin A, Estenssoro E, Murias G, Canales H, Sottile P, Badie J, et al. Effects of hemorrhage on gastrointestinal oxygenation. Intensive Care Med. 2001;27(12):1931–6.

[36] Vallet B, Teboul JL, Cain S, Curtis S. Venoarterial CO(2) difference during regional ischemic or hypoxic hypoxia. J Appl Physiol (1985). 2000;89(4):1317–21.

[37] Nevière R, Chagnon JL, Teboul JL, Vallet B, Wattel F. Small intestine intramucosal PCO(2) and microvascular blood flow during hypoxic and ischemic hypoxia. Crit Care Med. 2002;30(2):379–84.

[38] Dubin A, Estenssoro E, Murias G, Pozo MO, Sottile JP, Barán M, et al. Intramucosalarterial Pco2 gradient does not reflect intestinal dysoxia in anemic hypoxia. J Trauma. 2004;57(6):1211–7.

[39] Dubin A, Murias G, Estenssoro E, Canales H, Badie J, Pozo M, et al. Intramucosalarterial PCO_2 gap fails to reflect intestinal dysoxia in hypoxic hypoxia. Crit Care. 2002;6(6): 514–20.

[40] Creteur J, De Backer D, Sakr Y, Koch M, Vincent JL. Sublingual capnometry tracks microcirculatory changes in septic patients. Intensive Care Med. 2006;32(4):516–23.

[41] Gutierrez G. A mathematical model of tissue-blood carbon dioxide exchange during hypoxia. Am J Respir Crit Care Med. 2004;169(4):525–33.

[42] Nelson DP, Beyer C, Samsel RW, Wood LD, Schumacker PT. Pathological supply dependence of O_2 uptake during bacteremia in dogs. J Appl Physiol (1985). 1987;63(4): 1487–92.

[43] Pastores SM, Katz DP, Kvetan V. Splanchnic ischemia and gut mucosal injury in sepsis and the multiple organ dysfunction syndrome. Am J Gastroenterol. 1996;91(9):1697–710.

[44] Doig CJ, Sutherland LR, Sandham JD, Fick GH, Verhoef M, Meddings JB. Increased intestinal permeability is associated with the development of multiple organ dysfunction syndrome in critically ill ICU patients. Am J Respir Crit Care Med. 1998;158(2):444–51.

[45] Meakins JL, Marshall JC. The gastrointestinal tract: the motor of MOF. Arch Surg. 1986;121:197–201.

[46] Dantzker DR. The gastrointestinal tract. The canary of the body? JAMA. 1993;270(10): 1247–8.

[47] Edouard AR, Degrémont AC, Duranteau J, Pussard E, Berdeaux A, Samii K. Heterogeneous regional vascular responses to simulated transient hypovolemia in man. Intensive Care Med. 1994;20(6):414–20.

[48] Hamilton-Davies C, Mythen MG, Salmon JB, Jacobson D, Shukla A, Webb AR. Comparison

of commonly used clinical indicators of hypovolaemia with gastrointestinal tonometry. Intensive Care Med. 1997;23(3):276–81.

[49] Friedman G, Berlot G, Kahn RJ, Vincent JL. Combined measurements of blood lactate concentrations and gastric intramucosal pH in patients with severe sepsis. Crit Care Med. 1995;23(7):1184–93.

[50] Oud L, Haupt MT. Persistent gastric intramucosal ischemia in patients with sepsis following resuscitation from shock. Chest. 1999;115(5):1390–6.

[51] Morgan TJ, Venkatesh B, Endre ZH. Accuracy of intramucosal pH calculated from arterial bicarbonate and the Henderson-Hasselbalch equation: assessment using simulated ischemia. Crit Care Med. 1999;27(11):2495–9.

[52] Pernat A, Weil MH, Tang W, Yamaguchi H, Pernat AM, Sun S, et al. Effects of hyper- and hypoventilation on gastric and sublingual PCO(2). J Appl Physiol (1985). 1999;87(3):933–7.

[53] Vincent JL, Creteur J. Gastric mucosal pH is definitely obsolete—please tell us more about gastric mucosal PCO_2. Crit Care Med. 1998;26(9):1479–81.

[54] Schlichtig R, Mehta N, Gayowski TJ. Tissue-arterial PCO_2 difference is a better marker of ischemia than intramural pH (pHi) or arterial pH-pHi difference. J Crit Care. 1996;11(2):51–6.

[55] Bennett-Guerrero E, Panah MH, Bodian CA, Methikalam BJ, Alfarone JR, DePerio M, et al. Automated detection of gastric luminal partial pressure of carbon dioxide during cardiovascular surgery using the Tonocap. Anesthesiology. 2000;92(1):38–45.

[56] Lebuffe G, Decoene C, Pol A, Prat A, Vallet B. Regional capnometry with air-automated tonometry detects circulatory failure earlier than conventional hemodynamics after cardiac surgery. Anesth Analg. 1999;89(5):1084–90.

[57] Holland J, Carey M, Hughes N, Sweeney K, Byrne PJ, Healy M, et al. Intraoperative splanchnic hypoperfusion, increased intestinal permeability, down-regulation of monocyte class II major histocompatibility complex expression, exaggerated acute phase response, and sepsis. Am J Surg. 2005;190(3):393–400.

[58] Lebuffe G, Vallet B, Takala J, Hartstein G, Lamy M, Mythen M, et al. A european, multicenter, observational study to assess the value of gastric-to-end tidal PCO_2 difference

in predicting postoperative complications. Anesth Analg. 2004;99(1):166–72.

[59] Kirton OC, Windsor J, Wedderburn R, Hudson-Civetta J, Shatz DV, Mataragas NR, et al. Failure of splanchnic resuscitation in the acutely injured trauma patient correlates with multiple organ system failure and length of stay in the ICU. Chest. 1998;113(4):1064–9.

[60] Ivatury RR, Simon RJ, Islam S, Fueg A, Rohman M, Stahl WM. A prospective randomized study of end points of resuscitation after major trauma: global oxygen transport indices versus organ-specific gastric mucosal pH. J Am Coll Surg. 1996;183(2):145–54.

[61] Pargger H, Hampl KF, Christen P, Staender S, Scheidegger D. Gastric intramucosal pH-guided therapy in patients after elective repair of infrarenal abdominal aneurysms: is it beneficial? Intensive Care Med. 1998;24(8):769–76.

[62] Gomersall CD, Joynt GM, Freebairn RC, Hung V, Buckley TA, Oh TE. Resuscitation of critically ill patients based on the results of gastric tonometry: a prospective, randomized, controlled trial. Crit Care Med. 2000;28(3):607–14.

[63] Miami Trauma Clinical Trials Group. Splanchnic hypoperfusion-directed therapies in trauma: a prospective, randomized trial. Am Surg. 2005;71(3):252–60.

[64] Palizas F, Dubin A, Regueira T, Bruhn A, Knobel E, Lazzeri S, et al. Gastric tonometry versus cardiac index as resuscitation goals in septic shock: a multicenter, randomized, controlled trial. Crit Care. 2009;13(2):R44. https://doi.org/10.1186/cc7767.

[65] Zhang X, Xuan W, Yin P, Wang L, Wu X, Wu Q. Gastric tonometry guided therapy in critical care patients: a systematic review and meta-analysis. Crit Care. 2015;19:22. https://doi.org/10.1186/s13054-015-0739-6.

[66] Silva E, De Backer D, Creteur J, Vincent JL. Effects of fluid challenge on gastric mucosal PCO_2 in septic patients. Intensive Care Med. 2004;30(3):423–9.

[67] Creteur J. Gastric and sublingual capnometry. Curr Opin Crit Care. 2006 Jun;12(3): 272–7.

[68] Jin X, Weil MH, Sun S, Tang W, Bisera J, Mason EJ. Decreases in organ blood flows associated with increases in sublingual PCO_2 during hemorrhagic shock. J Appl Physiol (1985). 1998;85(6):2360–4.

[69] Nakagawa Y, Weil MH, Tang W, Sun S, Yamaguchi H, Jin X, et al. Sublingual capnometry for diagnosis and quantitation of circulatory shock. Am J Respir Crit Care Med. 1998;157

(6 Pt 1):1838–43.

[70] Povoas HP, Weil MH, Tang W, Moran B, Kamohara T, Bisera J. Comparisons between sublingual and gastric tonometry during hemorrhagic shock. Chest. 2000;118(4):1127–32.

[71] Marik PE. Sublingual capnography: a clinical validation study. Chest. 2001;120(3): 923–7.

[72] Rackow EC, O'Neil P, Astiz ME, Carpati CM. Sublingual capnometry and indexes of tissue perfusion in patients with circulatory failure. Chest. 2001;120(5):1633–8.

[73] Maciel AT, Creteur J, Vincent JL. Tissue capnometry: does the answer lie under the tongue? Intensive Care Med. 2004;30(12):2157–65.

[74] Weil MH, Nakagawa Y, Tang W, Sato Y, Ercoli F, Finegan R, et al. Sublingual capnometry: a new noninvasive measurement for diagnosis and quantitation of severity of circulatory shock. Crit Care Med. 1999;27(7):1225–9.

[75] Palágyi P, Kaszaki J, Rostás A, Érces D, Németh M, Boros M, et al. Monitoring microcirculatory blood flow with a new sublingual tonometer in a porcine model of hemorrhagic shock. Biomed Res Int. 2015;2015:847152. https://doi.org/10.1155/2015/ 847152.

Clinical Implications of Monitoring Tissue Perfusion in Cardiogenic Shock

心源性休克患者组织灌注监测的临床应用

14

John Moore，John F. Fraser 著

尚秀玲 译

陈 晗 校

心源性休克是一种心输出量下降不足以维持组织氧供和细胞代谢的急性循环衰竭状态。急性心肌梗死及心梗后左心室功能不全是引起心源性休克最常见的原因。心室壁破裂、急性二尖瓣反流、心脏瓣膜病、心律失常或心肌病等也都会引起心源性休克。

心源性休克患者的重症监护仍面临重大挑战，体现在合并急性心肌梗死的患者死亡率高达 50%[1]。通常用于提高心输出量、纠正组织灌注不足的药物会增加心肌氧耗，可能带来有害影响[2]。因此，需要采用一种既能增加心输出量满足组织灌注，又不会进一步加剧心衰时氧供需不匹配的治疗策略。要达到上述的平衡点仍十分困难，而目前技术和生物标志物的内在不足进一步加大了这种困难。因此从根本上要求我们发展以组织灌注为核心的技术和治疗策略。

一、微循环分析在诊断及监测中的应用

心源性休克的临床诊断标准如下[1]：①收缩压＜ 90mmHg，持续＞ 30min，或者

需要血管活性药物才能维持收缩压 ≥ 90mmHg；②肺淤血或者左室充盈压升高；③有精神状态改变、皮肤湿冷、少尿、血乳酸升高等组织灌注不足表现中的任意一种。虽然以上标准无可争议地反映了心功能不全时的临床表现，但仍缺乏反映组织水平灌注不足的标志物。血乳酸水平可以与不良预后有很好的相关性，但是高乳酸血症可以由休克状态下的许多临床情况和病理过程所引起，包括线粒体功能紊乱、肝脏清除率下降以及儿茶酚胺类药物的直接效应。考虑到这些复杂因素，血乳酸水平不能作为组织缺氧和灌注不足的标志物，而应作为评估休克严重程度的有效替代指标[3]。

目前已经有一些监测休克复杂病理生理状态的可靠方法，包括一些有创性方法，如肺动脉导管、指示剂稀释法及脉搏轮廓分析的心输出量监测，以及不同模式的超声心动图[4]。只有肺动脉导管和中心静脉导管（分别监测 S_vO_2 和 $S_{cv}O$）可以提供组织氧供及氧耗平衡的信息。虽然这些信息可以用于滴定治疗，但是这些指标不能直接或特异性地反映微循环状态，对预后的影响也仍存在争议[5, 6]。超声造影使用微球造影剂，配合专用的超声对比成像方式，可实现床旁冠状动脉微循环的评估。该技术采用具有血流动力学惰性及与红细胞具有相似血管内流变学的微球（直径 1 ～ 8μm）。使用高强度的超声波来破坏这些微球，从而分析心肌循环中这些微球的"漏出 - 返回率"（seep-back rate）。

疾病状态下，微循环灌注紊乱的重要意义，以及微循环与大循环的失偶联，首先由 Freedlander 在 1922 年提出[7]，并被一些心源性休克的研究所证实[8-12]。

从根本上来说，休克状态下大循环灌注指标正常并不能保证终末器官灌注是正常的。这一现象在所有休克类型及心脏疾病中皆是如此[3]。心房颤动患者进行电复律虽不提高收缩压但能改善微循环灌注[13]。在失代偿性心力衰竭但没有合并休克时，微循环灌注是受损的，但仍对治疗有反应性[11]。这反映的可能是一种休克前期状态，此时血压正常从而掩盖了血流的减少。如果能够识别并采取合适的干预措施，可以避免病情恶化或者进展为休克状态。该研究凸显了在处理休克时的根本切入点。虽然血压可以很容易、很频繁地测量，但即使在非休克状态，血压也既不能反映微循环灌注，也不是反映大循环流量状态的可靠指标。这些都强调了精确可靠地监测组织水平灌注的重要性。

二、预后评估

准确评估微循环灌注比单纯诊断休克状态重要得多。不论是床旁检查[14]还是更准确的微循环分析[8]，都已证实微循环灌注受损与不良结局有关。最近，Den Uil 等研究了 68 名心肌梗死合并休克的患者，在基线测量时，以灌注血管密度(perfused vessel density，PVD)描述的微循环灌注水平降低与心功能障碍和大循环血流动力学紊乱程度间仅有弱相关性。但重要的是，PVD 降低与死亡率的升高强烈相关[9]，PVD 水平高则预示着接下来 24h 内序贯器官功能障碍评分（SOFA 评分）的改善。在 24h 时再次测量，PVD 无改善与死亡风险明显升高具有强烈的相关性。相反，基线 PVD 水平低的患者，在 24h 内 PVD 逐渐改善则有明显更高的存活率[9]。在疾病谱最严重的一端，一项纳入了 24 名需要 VA-ECMO 支持的心源性休克患者的观察性研究发现，尽管有着相同的血压和心率，在进行 VA-ECMO 治疗初始阶段患者 PVD 低预示着死亡[15]。

这些数据不仅表明大循环血流动力学参数与组织灌注相关性差，还说明了微循环灌注与预后相关性强，以及组织微灌注改善本身就带来了生存率的提高。综上所述，这些数据支持这样一种观点，即改善微循环灌注有望成为心源性休克的治疗靶点。只有治疗策略真正实现了这一目标，患者的预后才会改善。

三、心源性休克微循环灌注不良的发病机制

在解释目前治疗对微循环的影响之前，需要先理解心源性休克微循环灌注不良的各种机制。

心源性休克与低血容量性休克、失血性休克有相似的代偿机制，只不过心源性休克时心脏本身灌注受的影响尤其明显。心肌组织的高代谢率及高氧摄取率使其在灌注不良时尤其脆弱，故缺血性心源性休克时容易出现冠脉缺血、心肌缺氧和功能

障碍的恶性循环。心输出量减少导致交感系统兴奋[16]，引起内脏和皮肤血流重新分布[17]。同时也激活肾素－血管紧张素－醛固酮系统，释放血管加压素促进血管收缩和水钠潴留[18]。

危重疾病的发病机制之一是中枢对传入信号的自主调节功能发生改变[19]。这在一定程度上是由于交感神经功能变化和对心血管功能的影响。在心源性休克中，可以观察到交感神经－迷走神经的不平衡，理论上，由此引起的动脉血管收缩导致了所观察到的微血管灌注不良[8, 20]。

有趣的是，心脏自主神经输出平衡的改变受到常规重症监护支持治疗的影响，包括缺乏身体活动、镇静、神经肌肉阻滞以及心理应激[19]。这为那些已经完善建立起来的重症治疗措施提供了理论支持，比如最小化镇静水平、增加身体活动以及减少疼痛的或令人不适的操作。更有甚者，这些干预措施可能会对休克状态起到积极的调节作用，甚至改善微循环灌注。

交感神经兴奋引起的缩血管介质释放增加可能也受一氧化氮合成减少的影响。这一机制在慢性左心衰竭中已有阐述[21]，可能是由于一氧化氮合酶内皮型（endothelial isoform of nitric oxide synthase，eNOS）转录减少或抑制引起[22, 23]，而这对心室、血管内皮功能以及微循环灌注都有不利影响。实际上，急性心力衰竭的研究已经证实提供一氧化氮能够逆转微血管灌注不良而不依赖于宏观血流动力学指标[24, 25]。一氧化氮在心源性休克中的作用更加复杂。SHOCK 研究[26] 的数据表明，心源性休克中也伴随着分布性休克的成分[27]，尤其是在心梗后心源性休克时。这些数据支持炎症反应和免疫活化也是患者临床表现一部分的观点。基于动物实验[28-30] 及临床研究[31-34]，有学者假设心肌梗死后过量释放的诱导型一氧化氮合酶（inducible nitric oxide synthase，iNOS）介导的一氧化氮释放是心源性休克时血管舒张的主要因素。然而，在 TRIUMPH 研究中，使用非选择性一氧化氮合酶抑制药 Tilarginine（L-N^G- 单甲基精氨酸，L-NMMA）抑制一氧化氮生成以改善死亡率的尝试失败了[35]。这项研究因无效而提前终止，但研究排除了那些心肌梗死后未进行血管再通的患者，而这些患者可能有一部分病情极为严重，因而可能从药物中获益最多。L-NMMA 对非诱导型 NOS 的阻断也可能是药物无效的原因之一。这些亚型在心源性休克中，对调节交感神经驱动的血管收缩并保持组织的氧供需匹配起到重要作用。到目前为止，还没有验证 iNOS 特异性抑制药作用的研究。

除了上述血管舒缩调节功能改变，心源性休克还伴有血液流变学改变。由于蛋白质和纤维蛋白原增加、红细胞聚集增加及红细胞变形性的下降，增加了血液黏滞度[36]。引起血管内皮和血液流变学改变的驱动因素还缺乏充分的研究，可能是循环中儿茶酚胺水平、再灌注损伤和全身炎症反应共同作用的结果[37-40]。最后，考虑到急性缺血是心源性休克大部分临床表现的基础[1]，而且大多数患者在疾病早期接受血管再通治疗、抗凝药和（或）抗血小板药物，目前认为灌注不良的发病机制不太可能包含微血管血栓形成。

四、微循环视角下的现有治疗手段

虽然监测液体治疗反应性以确保复苏充分很重要，但同样重要的是确保液体复苏不要过度。标准的监测可以有效提示我们心输出量、灌注压甚至氧供需平衡的恢复，但大量微循环相关的文献表明宏观血流动力学参数不能反映组织灌注水平。不直接监测微循环，而仅监测大循环参数进行治疗可能出现治疗过度，导致生理学参数达到没有额外益处的水平。这将会使患者暴露于不必要治疗（不论是机械的或是药物的）所带来的危险中[41]。

心源性休克的主要治疗手段是血管再通、抗血小板/抗血栓药物、变力性/变时性药物、硝酸酯类药物、液体复苏、机械辅助以及必要时输血。但如果仅从心源性休克，特别是微循环复苏的观点来看，尚缺乏支持使用上述任何技术的数据。

考虑到有证据表明微循环灌注与心功能和大循环参数并不匹配[13, 24, 25]，且已发生的休克可合并更复杂的分布性休克，因此尽早尝试干预是合理的。事实上，心肌梗死合并心源性休克早期血管再通与远期病死率的改善有关[26]。虽然没有进行专门的研究，但是冠状动脉血供重建和随后的心脏功能恢复应当能改善微循环灌注。这与心律不齐但大循环参数正常的患者恢复窦性心律有助于提高微循环灌注的发现是一致的[13]。虽然也缺少专门的研究，但在纠正心源性休克病理基础方面的任何干预措施都可以合理地期望类似的疗效。大部分心源性休克的确定性治疗措施的适应证不仅仅局限于急性期复苏，还包括缓解症状、改善生活质量和整体预后。对微循环复苏的影响被放在次要的位置，尚未有广泛的研究。相比之下，在 ICU 中采取的以复苏和预防进一步器官功能衰竭为目标的支持治疗为患者接受确定性治疗和康复提供了桥梁。遗憾的是，现有的治疗改善组织水平灌注的有效性也还缺乏证据支持 ❶。

五、药物治疗

在某些临床场景中，当前负荷通过简单的临床终点指标滴定至次优状态时，需要采用审慎的液体管理策略。虽然可能带来早期血流动力学和微循环灌注的改善[11, 42]，过多的液体可能加重微循环灌注不良[43, 44]。类似地，因为贫血可导致心肌氧供减少，输血似乎是合理的。但输血在休克中的效果，无论是从整体还是从微血管的角度看，仍然存在很大争议[3]，且与急性冠状动脉综合征的不良结局有关[45]。

儿茶酚胺是临床用于增加心输出量的主要药物，目前指南推荐多巴酚丁胺作为心肌缺血所致休克的首选[46]。

此外，令人吃惊的是，对于具体某一种血管活性药物疗效的数据很少[47]。总的来说儿茶酚胺在缺血条件下需要谨慎使用[48]，因为儿茶酚胺增加心肌氧耗并可能引起心律失常。与去甲肾上腺素相比，多巴胺与心律失常和不良预后风险增加的关系尤其密切[49]。

为了恢复灌注压，缩血管药经常与正性肌力药联合使用，然而自相矛盾的是，它们可能对微循环灌注产生不利影响[50, 51]。由于大剂量正性肌力药与不良预后相关，推荐使用保守剂量[2]。

---

❶　请注意，虽然缺少证据，但也仅仅是"暂无"，而不应理解为"无效"。

左西孟旦提供了标准强心治疗的另一种可能性。它的作用不依赖于 β 肾上腺素受体且不会增加心肌耗氧。在恢复宏观血流动力学和微循环灌注方面[52, 53]，它可能优于多巴酚丁胺，但尚未被证明能改善预后，因此它没有比传统的儿茶酚胺疗法更受推荐[47]。

由于临床或标准血流动力学指标不能确切提供终末器官灌注的数据，迫切需要开发监测技术，以提供准确可靠的代谢和微循环功能的测量。这些技术将允许真正的个体化管理，并允许使用保证充分组织灌注前提下的最低剂量正性肌力或缩血管药，而不是直接采取更激进的治疗策略以达到"正常"终点。这将减少不必要的液体、输血或强心药带来的损害。

六、机械辅助

心源性休克管理的一个主要现代组成部分是机械辅助。然而到目前为止，几乎没有临床转归数据来支持任何模式的使用。细致的病例选择是任何干预成功的基础，如果选择恰当，可能会提供比最佳药物治疗更好的结果[54, 55]。决策制定过程需要综合考虑多方面的因素，包括各项技术的并发症、原发病治疗的可能性、引起心功能不全的潜在因素、左右心室功能储备、是否存在瓣膜病、患者体型、预计恢复时间、疾病严重程度、疾病分期以及很重要的——有无呼吸衰竭及其严重程度。

目前可行的经皮治疗技术包括主动脉球囊反搏（intra-aortic balloon counterpulsation，IABP）、静脉 - 动脉体外膜肺氧合（veno-arterial extracorporeal membrane oxygenation，VA-ECMO）和心室辅助装置（ventricular assist device，VAD）：Impella 泵和 Tandemheart。VAD 在心源性休克中的应用导致了不良预后[56, 57]，故推荐在慢性代偿性心力衰竭患者中使用 VAD[58]。

（一）主动脉球囊反搏

心源性休克使用 IABP 仍然存在争议。IABP 通过增加舒张期血流并降低主动脉阻力和心脏后负荷，提高了冠状动脉和大脑灌注。有证据表明 IABP 能提高组织灌注 [51]。与之相反，在经历高风险经皮冠脉介入治疗（percutaneous coronary intervention，PCI）的非休克患者中，尽管体循环血压是正常的，IABP 仍会抑制正常的微循环血流 [59]。因此 IABP 仅对休克患者有预期获益，而微循环评估措施可能在病例选择中起到作用。此外，一旦原发的心脏疾病被纠正，IABP 治疗可能对微循环产生副作用。一项关于临床准备撤离 IABP 患者的研究表明，尽管撤除 IABP 时血压及 $S_{cv}O_2$ 没有改变，停止 IABP 后微血管灌注仍有明显提高（PVD 从 5.47 ± 1.76 升至 6.63 ± 1.90；$P = 0.039$）[60]。综上所述，这些证据表明如果没有对微循环进行诊断与监测，某些临床状态或阶段中 IABP 可能无效甚至有害，这是由矛盾性组织灌注不良造成的。有趣的是，最近的大型 IABP-Shock Ⅱ 研究未能证明 IABP 用于心肌梗死所致的心源性休克在生理终点、ICU 相关转归或总体及各亚组死亡率等方面的任何益处 [61]。该研究将确定 IABP 治疗时机的决定权留给了临床医师，而且没有进行微循环评估来协助确定治疗时机。因而从微循环的角度而言，很可能有某些亚组的患者接受 IABP 治疗的起始和终止时机都不合适，使他们不仅没有血流动力学获益，还可能遭受不必要的 IABP 并发症或影响组织灌注。

（二）经皮左室辅助装置：Imepella 和 TandemHeart

Imepella（2.5 和 5.0）是一组轴向血流泵，有不同的血流速率，跨主动脉瓣放置，用来减轻左心室负荷或者搭配 VA-ECMO 使用。尽管这些装置改善大循环参数，但是据观察性研究患者结局的改善有限 [62, 63]。因缺乏氧合支持作用、出血、肢体缺血和溶血的风险高，限制了 Imepella 泵的使用。它对微循环的作用尚未可知，但是联合使用 IABP 或在接受 PCI 术的 ST 段抬高型心梗患者中使用的可能可以改善灌注 [64, 65]。

TandemHeart ™通过连续血流离心泵将左心房血流引流至腹主动脉或者髂动脉以提供体外生命支持。与 Impella 家族相似，几乎没有支持患者结局改善的数据，也基本没有微循环灌注的数据。

（三）VA-ECMO

随着技术的发展，VA-ECMO 已经扩展到在心源性休克患者中使用 [66]，但是发现患者结局改善的临床数据尚局限于一项单中心的回顾性历史对照研究 [67]。因此只有 Ⅱ b/C 级证据推荐心源性休克使用 VA-ECMO [46]。尽管如此，由于其支持模式的灵活性和除心脏支持以外的广泛适应证，使 ECMO 仍成为一种实用而可行的选择。VA-ECMO 有许多配置方法，可以粗略地划分为中心和外周策略。对各种支持模式的具体阐述超出了本章节的讨论范围，其他文献已有非常详细的阐述 [68]。病例、时机以及支持模式的选择十分复杂，也对患者结局有巨大影响。

从微循环的角度来看，ECMO 治疗有许多非常重要的方面。通过增加心输出量，ECMO 确实可以改善微循环灌注 [69, 70]；然而，ECMO 治疗远比单纯恢复血流要复杂得多。由于 ECMO 与炎症反应的相互作用，它本身就被认为是多器官衰竭的独立因素。白细胞与非内膜化的设备管路表面相互作用会促进与放大促炎介质的释放，与缺血－再灌注损伤一起，破坏内皮细胞表面的多糖－蛋白复合物，进一步加重分布性休克状态及其所带来的微循环灌注不良。持续而严重的心源性休克本就促进了这些效应的发生，ECMO 可能只会恶化这种情况。

这种多因素间的相互联系可能会导致临床状态的多变性，以及微循环和大循环之间的解偶联。由于现有的评估全身血流的方法在评估微循环灌注方面的局限性，体外辅助装置输出量的滴定需要以血液和氧的过剩供应为目标。尽管当前的技术发展、凝血管理及临床经验的增加使得在病例选择方面更加明智，VA-ECMO 仍有许多不良反应，包括肢体缺血、骨筋膜室综合征、卒中、肾衰竭 [71]、感染以及严重的大出血 [72]。在机械辅助方面与药理学应用的原则类似，即在最短的时间内使用最小剂量支持。这种精细的滴定疗法可以通过与事件暗视野成像（incident dark field illumination，IDF）这类的微循环监测技术相结合来改进。已经发现 IDF 成像技术可以预测 VA-ECMO 的成功撤机。一项单中心观察性研究发现，当血流量降低至基线值的 50% 时微循环灌注仍能维持，可以预测 VA-ECMO 的成功脱机。这一发现表明微循环参数不仅可以用来评估撤机成功的可能性，也可以用来评估 VA-ECMO

流量的有效性[73]。

最近的单中心研究表明，床边护士可以定期、可靠地进行 IDF 成像操作，提示将微循环评估尤其是 IDF 成像纳入临床实践中是可行的[74]。任何将微循环分析整合进治疗流程的方法都在根本上依赖于频繁、可靠且可重复的测量。床边护士是承担这项任务的理想人选。

体外生命支持技术的开展必须仔细考虑技术选择、启动时机、疗效评估及撤机时机。如果不考虑这些问题，血流恢复只能认为是所选技术在技术层面成功的一个衡量标准，而不一定都能预防或逆转多器官功能障碍甚至提高生存率[75]。

七、结论

新的机械支持技术应用于心源性休克的治疗，对那些罹患心源性休克且往往临床预后不良的患者开创了一个新时代，然而病例的选择仍然面临重大的临床挑战。重要的不仅是要确定哪些患者将受益，也包括何时才是使用这样一种具有明显不良反应和巨大经济负担的复杂疗法的最佳治疗时机。只有当最佳的药物治疗失败或者高度可能失败时，才应考虑 ECMO 等措施。而前述数据表明，我们的药物治疗手段仍有很大的改进空间，我们可以根据与组织灌注有实际相关性的临床终点指标进行滴定。此外，这样的临床终点指标提供了使患者接受治疗的剂量或疗程最小化、进而减少并发症风险的可能性。对这些终点指标的开发仍在持续努力当中[74]，但它对心源性休克治疗的各个方面都是至关重要的。

参 考 文 献

[1] Thiele H, Ohman EM, Desch S, Eitel I, de Waha S. Management of cardiogenic shock. Eur Heart J. 2015;36(20):1223–30.

[2] Samuels LE, Kaufman MS, Thomas MP, Holmes EC, Brockman SK, Wechsler AS. Pharmacological criteria for ventricular assist device insertion following postcardiotomy shock: experience with the Abiomed BVS system. J Card Surg. 1999;14(4):288–93.

[3] Moore JP, Dyson A, Singer M, Fraser J. Microcirculatory dysfunction and resuscitation: the why, when and how. Br J Anaesth. 2014;11(3):366–75.

[4] Vincent JL, Rhodes A, Perel A, Martin GS, Della Rocca G, Vallet B, Pinsky MR, Hofer CK, Teboul JL, de Boode WP, Scolletta S, Vieillard-Baron A, De Backer D, Walley KR, Maggiorini M, Singer M. Clinical review: update on hemodynamic monitoring—a consensus of 16. Crit Care. 2011;15(4):229. https://doi.org/10.1186/cc10291.

[5] Connors AF Jr, Speroff T, Dawson NV, Thomas C, Harrell FE Jr, Wagner D, Desbiens N, Goldman L, Wu AW, Califf RM, Fulkerson WJ Jr, Vidaillet H, Broste S, Bellamy P, Lynn J, Knaus WA. The effectiveness of right heart catheterization in the initial care of critically ill patients. SUPPORT Investigators. JAMA. 1996;276(11):889–97.

[6] Vincent JL, Pinsky MR, Sprung CL, Levy M, Marini JJ, Payen D, Rhodes A, Takala J. The pulmonary artery catheter: in medio virtus. Crit Care Med. 2008;36(11):3093–6. https://doi. org/10.1097/CCM.0b013e31818c10c7.

[7] Freedlander SO, Lenhart CH. Clinical observations on the capillary circulation. Arch Intern Med. 1922;29:12–32. https://doi.org/10.1001/archinte.1922.00110010017002.

[8] De Backer D, Creteur J, Dubois MJ, Sakr Y, Vincent JL. Microvascular alterations in patients with acute severe heart failure and cardiogenic shock. Am Heart J. 2004;147(1): 91–9.

[9] den Uil CA, Lagrand WK, van der Ent M, Jewbali LS, Cheng JM, Spronk PE, Simoons ML. Impaired microcirculation predicts poor outcome of patients with acute myocardial infarction complicated by cardiogenic shock. Eur Heart J. 2010;31(24):3032–9. https://doi. org/10.1093/eurheartj/ehq324.

[10] Jung C, Ferrari M, Rodiger C, Fritzenwanger M, Goebel B, Lauten A, Pfeifer R, Figulla HR. Evaluation of the sublingual microcirculation in cardiogenic shock. Clin Hemorheol Microcirc. 2009;42:141–8.

[11] Lauten A, Ferrari M, Goebel B, Rademacher W, Schumm J, Uth O, Kiehntopf M, Figulla HR, Jung C. Microvascular tissue perfusion is impaired in acutely decompensated heart failure and improves following standard treatment. Eur J Heart Fail. 2011;13(7):711–7. https://doi.org/10.1093/eurjhf/hfr043.

[12] Wroblewski H, Kastrup J, Norgaard T, Mortensen SA, Haunso S. Evidence of increased microvascular resistance and arteriolar hyalinosis in skin in congestive heart failure secondary to idiopathic dilated cardiomyopathy. Am J Cardiol. 1992;69:769–74.

[13] Elbers PW, Prins WB, Plokker HW, van Dongen EP, van Iterson M, Ince C. Electrical cardioversion for atrial fibrillation improves microvascular flow independent of blood pressure changes. J Cardiothorac Vasc Anesth. 2012;26(5):799–803. https://doi.org/10.1053/j.jvca.2012.04.016.

[14] Hasdai D, Holmes DR Jr, Califf RM, Thompson TD, Hochman JS, Pfisterer M, Topol EJ. Cardiogenic shock complicating acute myocardial infarction: predictors of death. GUSTO Investigators. Global utilization of streptokinase and tissue-plasminogen activator for occluded coronary arteries. Am Heart J. 1999;138(1 Pt 1):21–31.

[15] Kara A, Akin S, dos Reis Miranda D, Struijs A, Caliskan K, van Thiel RJ, Dubois EA, de Wilde W, Zijlstra F, Gommers D, Ince C. Microcirculatory assessment of patients under VA-ECMO. Crit Care. 2016;20:344.

[16] Leimbach WN Jr, Wallin BG, Victor RG, Aylward PE, Sundlof G, Mark AL. Direct evidence from intraneural recordings for increased central sympathetic outflow in patients with heart failure. Circulation. 1986;73:913–9.

[17] Reilly PM, Wilkins KB, Fuh KC, Haglund U, Bulkley GB. The mesenteric hemodynamic response to circulatory shock: an overview. Shock. 2001;15(5):329–43.

[18] Schrier RW, Abraham WT. Hormones and hemodynamics in heart failure. N Engl J Med. 1999;341(8):577–85. https://doi.org/10.1056/NEJM199908193410806.

[19] Toner A, Whittle J, Ackland GL. Autonomic dysfunction is the motor of chronic critical illness.

In: Vincent J-L, editor. Annual update in intensive care and emergency medicine 2013. Berlin: Springer; 2013. p. 199–209. https://doi.org/10.1007/978-3-642-35109-9_16.

[20] Kirschenbaum LA, Astiz ME, Rackow EC, Saha DC, Lin R. Microvascular response in patients with cardiogenic shock. Crit Care Med. 2000;28(5):1290–4.

[21] Katz SD, Khan T, Zeballos GA, Mathew L, Potharlanka P, Knecht M, Whelan J. Decreased activity of the L-arginine-nitric oxide metabolic pathway in patients with congestive heart failure. Circulation. 1999;99(16):2113–7.

[22] Smith CJ, Sun D, Hoegler C, Roth BS, Zhang X, Zhao G, Xu XB, Kobari Y, Pritchard K Jr, Sessa WC, Hintze TH. Reduced gene expression of vascular endothelial NO synthase and cyclooxygenase-1 in heart failure. Circ Res. 1996;78(1):58–64.

[23] Wang J, Seyedi N, Xu XB, Wolin MS, Hintze TH. Defective endothelium-mediated control of coronary circulation in conscious dogs after heart failure. Am J Physiol. 1994;266:H670–80.

[24] den Uil CA, Caliskan K, Lagrand WK, van der Ent M, Jewbali LS, van Kuijk JP, Spronk PE, Simoons ML. Dose-dependent benefit of nitroglycerin on microcirculation of patients with severe heart failure. Intensive Care Med. 2009; 35(11):1893–9. https://doi.org/10.1007/s00134-009-1591-4.

[25] den Uil CA, Lagrand WK, Spronk PE, van der Ent M, Jewbali LS, Brugts JJ, Ince C, Simoons ML. Low-dose nitroglycerin improves microcirculation in hospitalized patients with acute heart failure. Eur J Heart Fail. 2009;11:386–90. https://doi.org/10.1093/eurjhf/hfp021.

[26] Hochman JS, Sleeper LA, Godfrey E, McKinlay SM, Sanborn T, Col J, LeJemtel T. SHould we emergently revascularize occluded coronaries for cardiogenic shocK: an international randomized trial of emergency PTCA/CABG-trial design. The SHOCK Trial Study Group. Am Heart J. 1999;137(2):313–21.

[27] Menon V, Slater JN, White HD, Sleeper LA, Cocke T, Hochman JS. Acute myocardial infarction complicated by systemic hypoperfusion without hypotension: report of the SHOCK trial registry. Am J Med. 2000;108(5):374–80.

[28] Feng Q, Lu X, Jones DL, Shen J, Arnold JMO. Increased inducible nitric oxide synthase expression contributes to myocardial dysfunction and higher mortality after myocardial infarction in mice. Circulation. 2001;104:700–4. https://doi.org/10.1161/hc3201.092284.

[29] Hare JM, Keaney JF Jr, Balligand JL, Loscalzo J, Smith TW, Colucci WS. Role of nitric oxide in parasympathetic modulation of beta-adrenergic myocardial contractility in normal dogs. J Clin Invest. 1995;95:360–6. https://doi.org/10.1172/JCI117664.

[30] Keaney JF Jr, Hare JM, Balligand JL, Loscalzo J, Smith TW, Colucci WS. Inhibition of nitric oxide synthase augments myocardial contractile responses to beta-adrenergic stimulation. Am J Phys. 1996;271:H2646–52.

[31] Cotter G, Kaluski E, Blatt A, Milovanov O, Moshkovitz Y, Zaidenstein R, Salah A, Alon D, Michovitz Y, Metzger M, Vered Z, Golik A. L-NMMA (a nitric oxide synthase inhibitor) is effective in the treatment of cardiogenic shock. Circulation. 2000;101:1358–61.

[32] Cotter G, Kaluski E, Milo O, Blatt A, Salah A, Hendler A, Krakover R, Golick A, Vered Z. LINCS: L-NAME (a NO synthase inhibitor) in the treatment of refractory cardiogenic shock: a prospective randomized study. Eur Heart J. 2003;24:1287–95.

[33] Dzavik V, Cotter G, Reynolds HR, Alexander JH, Ramanathan K, Stebbins AL, Hathaway D, Farkouh ME, Ohman EM, Baran DA, Prondzinsky R, Panza JA, Cantor WJ, Vered Z, Buller CE, Kleiman NS, Webb JG, Holmes DR, Parrillo JE, Hazen SL, Gross SS, Harrington RA, Hochman JS, SHould We Inhibit Nitric Oxide Synthase in Cardiogenic shocK 2 (SHOCK-2) Investigators. Effect of nitric oxide synthase inhibition on haemodynamics and outcome of patients with persistent cardiogenic shock complicating acute myocardial infarction: a phase II dose-ranging study. Eur Heart J. 2007;28(9):1109–16. https://doi.org/10.1093/eurheartj/ehm075.

[34] Sánchez de Miguel L, Arriero MM, Montón M, López-Farré A, Farré J, Cabestrero F, Martín E, Romero J, Jiménez P, García-Méndez A, de Frutos T, Jiménez A, García R, Gómez J, de Andrés R, De la Calle-Lombana LM, Rico L. Nitric oxide production by neutrophils obtained from patients during acute coronary syndromes: expression of the nitric oxide synthase isoforms. J Am Coll Cardiol. 2002;39:818–25. https://doi.org/10.1016/s0735-1097(01)01828-9.

[35] TRIUMPH Investigators, Alexander JH, Reynolds HR, Stebbins AL, Dzavik V, Harrington RA, Van de Werf F, Hochman JS. Effect of tilarginine acetate in patients with acute myocardial infarction and cardiogenic shock: the TRIUMPH randomized controlled trial.

JAMA. 2007;297(15):1657–66. https://doi.org/10.1001/jama.297.15.joc70035.

[36] Dormandy J, Ernst E, Matrai A, Flute PT. Hemorrheologic changes following acute myocardial infarction. Am Heart J. 1982;104(6):1364–7.

[37] Geppert A, Steiner A, Zorn G, Delle-Karth G, Koreny M, Haumer M, Siostrzonek P, Huber K, Heinz G. Multiple organ failure in patients with cardiogenic shock is associated with high plasma levels of interleukin-6. Crit Care Med. 2002;30:1987–94. https://doi.org/10.1097/01. CCM.0000026730.19872.33.

[38] Kohsaka S, Menon V, Lowe AM, Lange M, Dzavik V, Sleeper LA, Hochman JS, SHOCK Investigators. Systemic inflammatory response syndrome after acute myocardial infarction complicated by cardiogenic shock. Arch Intern Med. 2005;165(14):1643–50. https://doi.org/10.1001/archinte.165.14.1643.

[39] Neumann FJ, Ott I, Gawaz M, Richardt G, Holzapfel H, Jochum M, Schomig A. Cardiac release of cytokines and inflammatory responses in acute myocardial infarction. Circulation. 1995;92:748–55.

[40] Ott I, Neumann FJ, Kenngott S, Gawaz M, Schomig A. Procoagulant inflammatory responses of monocytes after direct balloon angioplasty in acute myocardial infarction. Am J Cardiol. 1998;82:938–42.

[41] Hayes MA, Timmins AC, Yau EH, Palazzo M, Hinds CJ, Watson D. Elevation of systemic oxygen delivery in the treatment of critically ill patients. N Engl J Med. 1994;330: 1717–22. https://doi.org/10.1056/NEJM199406163302404.

[42] Hogan CJ, Ward KR, Franzen DS, Rajendran B, Thacker LR. Sublingual tissue perfusion improves during emergency treatment of acute decompensated heart failure. Am J Emerg Med. 2012;30(6):872–80. https://doi.org/10.1016/j.ajem.2011.06.005.

[43] Harrois A, Dupic L, Duranteau J. Targeting the microcirculation in resuscitation of acutely unwell patients. Curr Opin Crit Care. 2011;17:303–7. https://doi.org/10.1097/MCC.0b013e3283466ba0.

[44] Vincent JL, De Backer D. ICU nephrology: the implications of cardiovascular alterations in the acutely ill. Kidney Int. 2012;81(11):1060–6. https://doi.org/10.1038/ki.2011.389.

[45] Rao SV, Jollis JG, Harrington RA, Granger CB, Newby LK, Armstrong PW, Moliterno DJ, Lindblad L, Pieper K, Topol EJ, Stamler JS, Califf RM. Relationship of blood transfusion

and clinical outcomes in patients with acute coronary syndromes. JAMA. 2004;292 (13):1555–62. https://doi.org/10.1001/jama.292.13.1555.

[46] Task Force on the Management of ST-segment Elevation Acute Myocardial Infarction of the European Society of Cardiology (ESC), Steg PG, James SK, Atar D, Badano LP, Blömstrom-Lundqvist C, Borger MA, Di Mario C, Dickstein K, Ducrocq G, Fernandez-Aviles F, Gershlick AH, Giannuzzi P, Halvorsen S, Huber K, Juni P, Kastrati A, Knuuti J, Lenzen MJ, Mahaffey KW, Valgimigli M, van't Hof A, Widimsky P, Zahger D. ESC guidelines for the management of acute myocardial infarction in patients presenting with ST-segment elevation. Eur Heart J. 2012;33(20):2569–619. https://doi.org/10.1093/eurheartj/ehs215.

[47] Unverzagt S, Wachsmuth L, Hirsch K, Thiele H, Buerke M, Haerting J, Werdan K, Prondzinsky R. Inotropic agents and vasodilator strategies for acute myocardial infarction complicated by cardiogenic shock or low cardiac output syndrome. Cochrane Database Syst Rev. 2014;1:CD009669. https://doi.org/10.1002/14651858.CD009669.pub2.

[48] Thackray S, Easthaugh J, Freemantle N, Cleland JG. The effectiveness and relative effectiveness of intravenous inotropic drugs acting through the adrenergic pathway in patients with heart failure-a meta-regression analysis. Eur J Heart Fail. 2002;4(4):515–29.

[49] De Backer D, Biston P, Devriendt J, Madl C, Chochrad D, Aldecoa C, Brasseur A, Defrance P, Gottignies P, Vincent JL. Comparison of dopamine and norepinephrine in the treatment of shock. N Engl J Med. 2010;362:779–89. https://doi.org/10.1056/NEJMoa0907118.

[50] Fries M, Weil MH, Chang YT, Castillo C, Tang W. Microcirculation during cardiac arrest and resuscitation. Crit Care Med. 2006;34:S454–7. https://doi.org/10.1097/01. CCM.0000247717.81480.B2.

[51] Jung C, Rodiger C, Fritzenwanger M, Schumm J, Lauten A, Figulla HR, Ferrari M. Acute microflow changes after stop and restart of intra-aortic balloon pump in cardiogenic shock. Clin Res Cardiol. 2009;98(8):469–75. https://doi.org/10.1007/s00392-009-0018-0.

[52] Garcia-Gonzalez MJ, Dominguez-Rodriguez A, Ferrer-Hita JJ, Abreu-Gonzalez P, Munoz MB. Cardiogenic shock after primary percutaneous coronary intervention: effects of

levosimendan compared with dobutamine on haemodynamics. Eur J Heart Fail. 2006;8(7):723–8. https://doi.org/10.1016/j.ejheart.2006.01.007.

[53] Wimmer R. Effects of levosimendan on microcirculation in patients with cardiogenic shock. Circulation. 2008;118:s664–5.

[54] Rose EA, Gelijns AC, Moskowitz AJ, Heitjan DF, Stevenson LW, Dembitsky W, Long JW, Ascheim DD, Tierney AR, Levitan RG, Watson JT, Meier P, Ronan NS, Shapiro PA, Lazar RM, Miller LW, Gupta L, Frazier OH, Desvigne-Nickens P, Oz MC, Poirier VL, Randomized Evaluation of Mechanical Assistance for the Treatment of Congestive Heart Failure Study Group. Long-term use of a left ventricular assist device for end-stage heart failure. N Engl J Med. 2001;345(20):1435–43. https://doi.org/10.1056/NEJMoa012175.

[55] Slaughter MS, Rogers JG, Milano CA, Russell SD, Conte JV, Feldman D, Sun B, Tatooles AJ, Delgado RM 3rd, Long JW, Wozniak TC, Ghumman W, Farrar DJ, Frazier OH, HeartMate II Investigators. Advanced heart failure treated with continuous-flow left ventricular assist device. N Engl J Med. 2009;361(23):2241–51. https://doi.org/10.1056/NEJMoa0909938.

[56] Holman WL, Kormos RL, Naftel DC, Miller MA, Pagani FD, Blume E, Cleeton T, Koenig SC, Edwards L, Kirklin JK. Predictors of death and transplant in patients with a mechanical circulatory support device: a multi-institutional study. J Heart Lung Transplant. 2009;28(1):44–50. https://doi.org/10.1016/j.healun.2008.10.011.

[57] Kirklin JK, Naftel DC, Pagani FD, Kormos RL, Stevenson LW, Blume ED, Myers SL, Miller MA, Baldwin JT, Young JB. Seventh INTERMACS annual report: 15,000 patients and counting. J Heart Lung Transplant. 2015;34(12):1495–504. https://doi.org/10.1016/j.healun.2015.10.003.

[58] Feldman D, Pamboukian SV, Teuteberg JJ, Birks E, Lietz K, Moore SA, Morgan JA, Arabia F, Bauman ME, Buchholz HW, Deng M, Dickstein ML, El-Banayosy A, Elliot T, Goldstein DJ, Grady KL, Jones K, Hryniewicz K, John R, Kaan A, Kusne S, Loebe M, Massicotte MP, Moazami N, Mohacsi P, Mooney M, Nelson T, Pagani F, Perry W, Potapov EV, Eduardo Rame J, Russell SD, Sorensen EN, Sun B, Strueber M, Mangi AA, Petty MG, Rogers J, International Society for Heart and Lung Transplantation. The 2013 International

Society for Heart and Lung Transplantation guidelines for mechanical circulatory support: executive summary. J Heart Lung Transpl. 2013;32(2):157–87. https://doi.org/10.1016/j. healun.2012.09.013.

[59] Jung C, Lauten A, Rodiger C, Krizanic F, Figulla HR, Ferrari M. Effect of intra-aortic balloon pump support on microcirculation during high-risk percutaneous intervention. Perfusion. 2009;24(6):417–21. https://doi.org/10.1177/0267659109358208.

[60] Munsterman LD, Elbers PW, Ozdemir A, van Dongen EP, van Iterson M, Ince C. Withdrawing intra-aortic balloon pump support paradoxically improves microvascular flow. Crit Care. 2010;14(4):R161. https://doi.org/10.1186/cc9242.

[61] Thiele H, Zeymer U, Neumann FJ, Ferenc M, Olbrich HG, Hausleiter J, Richardt G, Hennersdorf M, Empen K, Fuernau G, Desch S, Eitel I, Hambrecht R, Fuhrmann J, Bohm M, Ebelt H, Schneider S, Schuler G, Werdan K, IABP-SHOCK II Trial Investigators. Intraaortic balloon support for myocardial infarction with cardiogenic shock. N Engl J Med. 2012;367(14):1287–96. https://doi.org/10.1056/NEJMoa1208410.

[62] Engstrom AE, Cocchieri R, Driessen AH, Sjauw KD, Vis MM, Baan J, de Jong M, Lagrand WK, van der Sloot JA, Tijssen JG, de Winter RJ, de Mol BA, Piek JJ, Henriques JP. The Impella 2.5 and 5.0 devices for ST-elevation myocardial infarction patients presenting with severe and profound cardiogenic shock: the Academic Medical Center intensive care unit experience. Crit Care Med. 2011;39(9):2072–9. https://doi.org/10.1097/CCM.0b013e31821e89b5.

[63] Engstrom AE, Granfeldt H, Seybold-Epting W, Dahm M, Cocchieri R, Driessen AH, Sjauw KD, Vis MM, Baan J, Koch KT, De Jong M, Lagrand WK, Van Der Sloot JA, Tijssen JG, De Winter RJ, De Mol BA, Piek JJ, Henriques JP. Mechanical circulatory support with the Impella 5.0 device for postcardiotomy cardiogenic shock: a three-center experience. Minerva Cardioangiol. 2013;61(5):539–46.

[64] Jung C, Ferrari M, Rodiger C, Fritzenwanger M, Figulla H-R. Combined Impella and intraaortic balloon pump support to improve macro- and microcirculation: a clinical case. Clin Res Cardiol. 2008;97:849–50.

[65] Lam K, Sjauw KD, Henriques JP, Ince C, de Mol BA. Improved microcirculation in patients with an acute ST-elevation myocardial infarction treated with the Impella LP2.5

percutaneous left ventricular assist device. Clin Res Cardiol. 2009;98(5):311–8. https://doi.org/10.1007/s00392-009-0006-4.

[66] Mullany D, Shekar K, Platts D, Fraser J. The rapidly evolving use of extracorporeal life support (ECLS) in adults. Heart Lung Circ. 2014;23(11):1091–2. https://doi.org/10.1016/j.hlc.2014.04.009.

[67] Sheu JJ, Tsai TH, Lee FY, Fang HY, Sun CK, Leu S, Yang CH, Chen SM, Hang CL, Hsieh YK, Chen CJ, Wu CJ, Yip HK. Early extracorporeal membrane oxygenator-assisted primary percutaneous coronary intervention improved 30-day clinical outcomes in patients with ST-segment elevation myocardial infarction complicated with profound cardiogenic shock. Crit Care Med. 2010;38(9):1810–7. https://doi.org/10.1097/CCM.0b013e3181e8acf7.

[68] Shekar K, Mullany DV, Thomson B, Ziegenfuss M, Platts DG, Fraser JF. Extracorporeal life support devices and strategies for management of acute cardiorespiratory failure in adult patients: a comprehensive review. Crit Care. 2014;18(3):219. https://doi.org/10.1186/cc13865.

[69] Jung C, Ferrari M, Gradinger R, Fritzenwanger M, Pfeifer R, Schlosser M, Poerner TC, Brehm BR, Figulla HR. Evaluation of the microcirculation during extracorporeal membraneoxygenation. Clin Hemorheol Microcirc. 2008;40(4):311–4.

[70] Jung C, Lauten A, Roediger C, Fritzenwanger M, Schumm J, Figulla HR, Ferrari M. In vivo evaluation of tissue microflow under combined therapy with extracorporeal life support and intra-aortic balloon counterpulsation. Anaesth Intensive Care. 2009;37(5): 833–5.

[71] Kilburn DJ, Shekar K, Fraser JF. The complex relationship of extracorporeal membrane oxygenation and acute kidney injury: causation or association? Biomed Res Int. 2016; 2016:1–14. https://doi.org/10.1155/2016/1094296.

[72] Cheng R, Hachamovitch R, Kittleson M, Patel J, Arabia F, Moriguchi J, Esmailian F, Azarbal B. Complications of extracorporeal membrane oxygenation for treatment of cardiogenic shock and cardiac arrest: a meta-analysis of 1,866 adult patients. Ann Thorac Surg. 2014;97(2):610–6. https://doi.org/10.1016/j.athoracsur.2013.09.008.

[73] Akin S, dos Reis Miranda D, Caliskan K, Soliman OI, Guven G, Struijs A, van Thiel RJ, Jewbali LS, Lima A, Gommers D, Zijlstra F, Ince C. Functional evaluation of sublingual

microcirculation indicates successful weaning from VA-ECMO in cardiogenic shock. Crit Care. 2017;21(1):265.

[74] Tanaka S, Harrois A, Nicolai C, Flores M, Hamada S, Vicaut E, Duranteau J. Qualitative real-time analysis by nurses of sublingual microcirculation in intensive care unit: the MICRONURSE study. Crit Care. 2015;19:388. https://doi.org/10.1186/s13054-015-1106-3.

[75] Werdan K, Gielen S, Ebelt H, Hochman JS. Mechanical circulatory support in cardiogenic shock. Eur Heart J. 2014;35(3):156–67.